Knaur.

Knaur.

Manuela Kuffner, geboren 1962, lebt mit ihren Söhnen Aljoscha und Joshua im Allgäu. Aljoscha leidet am Landau-Kleffner-Syndrom. Die seltene Krankheit führt innerhalb weniger Tage nach Ausbruch zu einer völligen Wesensveränderung des Kindes. Aljoscha ist heute vierzehn Jahre alt und besucht eine Förderschule.

Manuela Kuffner

mit Shirley Michaela Seul

Mogli

Der Kampf um
mein wunderbares Kind

KNAUR TASCHENBUCH VERLAG

Besuchen Sie uns im Internet:
www.knaur.de

FSC
www.fsc.org
MIX
Papier aus verantwortungsvollen Quellen
FSC® C083411

Vollständige Taschenbuchausgabe August 2012
Knaur Taschenbuch

Ein Unternehmen der Droemerschen Verlagsanstalt
Th. Knaur Nachf. GmbH & Co. KG, München

Umschlaggestaltung: ZERO Werbeagentur, München
Umschlagfoto: Monika Höfler
Fotos Bildteil: Monika Höfler S. 1, 4 oben, 8, 9, 10, 11, 12, 13, 14, 15, 16; privat S. 2, 3, 4 unten, 5, 6, 7
Druck und Bindung: CPI – Clausen & Bosse, Leck
Printed in Germany
ISBN 978-3-426-78385-6

2 4 5 3 1

PROLOG

Aljoscha. Wir nennen dich Mogli. Du hast wunderschöne schwarze Augen, eine Haut wie Milch und Honig, und dein Lachen kommt aus tiefster Seele. Ob es wohl Menschen gibt, die am falschen Platz geboren werden? Du scheinst manchmal eher in einen Urwald zu gehören, an einen Ort ohne Regeln und Gesetze; inmitten der Natur. Am liebsten läufst du barfuß und nackt, auch im Winter. Du verspürst wahrscheinlich wenig Schmerz. »Wahrscheinlich« ist ein Wort, das wir ständig gebrauchen, denn wir wissen es nicht. Wir wissen nur, dass du anders bist. Wir wissen aber nicht genau, wie anders. Da du eines Tages plötzlich aufgehört hast zu sprechen, können wir vieles nur vermuten. Und hoffen: dass du eines Tages wieder anfängst mit dem Sprechen.

Du entscheidest im Gehen, wohin du läufst, und am liebsten läufst du weg. Dabei verschwendest du keinen Gedanken daran, es könnte sich jemand um dich sorgen oder dich suchen. Du lebst in einer anderen Zeit. Außerhalb der Zeit. Vielleicht sogar im Jetzt. Und nur du kennst das Ziel. Mein Mogli springt über Bäche und Straßen und sieht keine Gefahr. Aus dem Nichts tauchst du auf und im Nichts verschwindest du. Man hört dich nicht auf deinen nackten Sohlen. Manchmal habe ich mich gefragt, ob du dich unsichtbar machen kannst.

Wenn ich dich in meinen Armen halte und du mich umschlingst mit deinem biegsamen, muskulösen schlanken Körper, könnte ich dich um die ganze Welt tragen. So viel Liebe empfinde ich für dich, du kleiner Mensch, mein großer, starker, tapferer und mutiger Sohn. Du hat mich geschlagen, gebissen, bespuckt. Du hast nach mir getreten und unser Haus verwüstet. Nichts hält mich davon ab, dich immer weiterzulieben. Ich habe jahrelang kaum geschlafen, weil du nicht geschlafen hast. Ich habe nicht gegessen, wenn du nicht gegessen hast. Wenn das Gewitter in deinem Kopf aufzog und deine schwarzen Haare in alle Richtungen abstanden, habe ich auch das gefühlt.

Helfen konnte ich dir nicht. Niemand konnte dir helfen. Nur lieben können wir dich.

Unsere Familie ist zerbrochen. Du hast deinem älteren Bruder die Aufmerksamkeit seiner Eltern genommen, und deine Eltern haben sich als Paar verloren und viele ihrer Freunde und manchmal deinen Bruder. Alle, die mit dir leben, sind erschöpft und verzweifelt und mussten sich verabschieden von ihren Vorstellungen und Wünschen. Manchmal haben wir dich gehasst für das, was du uns angetan hast. Und wir lieben dich und wünschen uns oft ein anderes Leben und möchten niemals: ohne dich sein, Mogli.

MAI 2001

Manchmal erscheint das Glück so groß, dass es weh tut. Später erinnert man sich an diese Momente und erkennt, dass das Glück deshalb so groß war, weil es sich dem Ende zuneigte, weil das Glück gleichzeitig den Abschied vom Glück bedeutete.
Es gab einige solcher Momente in diesem Urlaub in Italien. Ich war so glücklich, dass ich es kaum aushalten konnte. Dabei war gar nicht viel geschehen. Kein Supermann lud mich ein, mit ihm auf seiner Harley in den Himmel zu reiten. Ich hatte auch nicht im Lotto gewonnen oder das Geheimnis ewiger Schönheit und Schlankheit entdeckt. Ich saß an einem wackligen Campingtisch vor einem gemieteten Wohnmobil im Chaos. Zwei Kinder, drei und fünf Jahre alt, klebrige Münder, klebrige Gesichter, klebrige Finger. Meine Jungs. Die schönsten auf der ganzen Welt, klar. Und dann kam der ganz große Junge. Er joggte vom Bäcker zurück und winkte von weitem. Die Kinder sprangen auf, das Nutellaglas fiel auf den Boden, die Teetassen hinterher, wenigstens aus Plastik, Geschrei und Getobe. Natürlich bückte ich mich nach dem Geschirr, natürlich waren die drei Hunde schneller – nur mal schnuppern –, liefen wieder weg, ihre Ruten wie Propeller, gleich würden sie abheben. Wie die Jungs. Da ist er! Papa! Mein Supermann. Ich schaute ihm entgegen. Das war auch so ein Moment, als dieser George Clooney auf mich zukam. *Das ist meiner,* dachte ich, so wie ich es manchmal denke. Dieser drahtige tolle Typ da. Sieht aus wie ein Südländer. Ist auch einer, manchmal. Sonnenstrahlen in den Augenwinkeln. Er schwenkte die große braune Papiertüte mit den Riesen-

semmeln wie seine Beute. Die Hunde sprangen hoch. Aljoscha und Joshua natürlich auch. Alle lachten. Alle redeten gleichzeitig. So war das bei uns. Deshalb fühlten wir uns auch so wohl in Italien. Da fielen wir nicht auf. Da waren wir fast eine normale Familie, nun gut, drei Kampfhunde waren vielleicht nicht normal, aber Gina, Sandy und Arco waren total normal, auch wenn sie auf irgendwelchen Listen standen als Pitbull, Bullterrier-Mischung und American Stafford. Helmut hatte sie vor dem Tod gerettet – und das dankten sie uns jeden Tag mit ihrer Treue und Ergebenheit.

An diesem See irgendwo in der Toskana mussten wir keine anderen Urlauber beschwichtigen: »Wir lassen die Hunde an der Leine. Die tun nichts!« Wir waren ganz allein dort und ließen die Hunde frei. Von mir aus hätten wir unseren ganzen Urlaub hier verbringen können, doch Helmut, das war klar, wollte weiter. Er wollte immer weiter, obwohl er auch in seinem Alltag ständig unterwegs ist als Fahrlehrer. Das Unterwegssein liegt ihm einfach im Blut. Wenn wir dann weiterfuhren, gefiel es mir auch. Obwohl ich lieber mal eine Weile geblieben wäre, besonders an so einem traumhaften Platz. Aber Helmut meinte, man müsse doch alles sehen und dürfe nichts versäumen, und vielleicht gebe es irgendwo noch einen viel schöneren Platz. Ja, vielleicht. Vielleicht aber auch nicht. Und vielleicht spürte er es ja auch: Dies war unsere Abschiedsrunde. Besser, man plant sie größer, damit man später mehr zum Erinnern hat.

»Mama, Mama, kuck mal!« Aljoscha hatte sich eine der italienischen Riesensemmeln geangelt und fuchtelte damit vor meinem Gesicht herum, die Hunde bellten, Joshua sprang an seinem Vater auf und ab, als wäre er ein Hüpfball, während er erzählte, was er heute alles machen würde, und Helmut erzählte gleichzeitig, was er beim Bäcker erlebt hatte, und das war eine Menge, weil Helmut, egal wo er ist, immer viel erlebt. Ich nickte. Die Hunde wuselten durch Joshuas und Aljoschas Beine. Ich schaute Helmut an. Er küsste mich und redete währenddessen weiter. So was kann er. Aljoscha wusste jetzt auch, was er an diesem Tag machen wollte, und erzählte es mir. Joshua hatte mittlerweile seine Pläne geändert. Und alle wollten mir unbedingt erzählen, was sie dachten und wünschten. Gleichzeitig. Ich bin fürs Zuhören da. Und goss nebenbei noch Tee und Kaffee ein. Wir schafften es tatsächlich, alle Platz zu nehmen, ohne den Tisch umzuwerfen. Die Ruten der Hunde peitschten unsere Beine, Aljoscha und Joshua stopften sich die weiße Füllung der Semmeln um die Wette in den Mund, Helmut prostete mit seiner Kaffeetasse an meine. Aljoscha wollte Nutella und Joshua Marmelade, und Gina, Sandy und Arco wollten alles auf einmal – bis Helmut ein Machtwort sprach und sie sich ins Platz fallen ließen. Joshua und Aljoscha reimten wild um das Wort *Pa-ni-ni* herum. Dazwischen erzählte Helmut, was er sich für diesen Tag vorgenommen hatte, und natürlich war es ein Programm für drei Wochen, und da wusste ich, dass wir wahrscheinlich doch am See bleiben würden. Wieso sollten wir diesen traumhaften Platz verlassen. Er kam mir vor wie ein Wunder. Ein See ohne andere Menschen! Und das im Mai in Italien.

Die ersten Fliegen schwirrten um die scheußliche, wunderbare fettige Mortadella, die Helmut auch mitgebracht hatte, er kann so was essen ohne Folgen, ich darf eigentlich gar nicht richtig hinschauen: Der kleine Campingtisch quoll fast über, so beladen war er mit Käse, Marmelade, Mortadella und dem Geschirr, und hin und wieder flog ein Messer, ein Löffel auf den Boden. Gina, Sandy und Arco erboten sich zuvorkommend hechelnd, das Besteck aufzuheben, Aljoscha wollte jetzt Käse, Joshua Nutella, Helmut noch mal Kaffee, und sie redeten alle drei munter durcheinander. Wahrscheinlich verstanden sie sich auch noch. Ich verstand kein Wort und doch alles. Ich saß wie im Auge eines Hurrikans, mittendrin, und war einfach glücklich.

»Mama, der hat viel mehr Nutella drauf als ich!«
»Nein, das stimmt nicht.«
»Gina, Platz!«
»Ich spring heute von dem großen Felsen.«
»Nein, das traust du dich nicht.
»Doch, ganz bestimmt!«
»Papa, gell, das kann ich.«
»Ja, Aljoscha, klar kannst du das.«
»Siehst du!«
Aljoscha sprang gleich mal auf und riss sich das T-Shirt vom Leib. Sein kleiner, muskulöser, biegsamer Kinderkörper war braun gebrannt wie der von Joshua. Der war allerdings schon ein wenig kräftiger als Aljoscha. Joshua ist vierzehn Monate älter. Mit dem Eincremen der beiden Wildfange kam ich kaum hinterher.
»Erst fertig frühstücken!«, befahl Helmut.
»Bin satt«, behauptete Aljoscha und klaute sich noch eine Semmel.
»Hinsetzen!«
Gina warf sich vorsichtshalber ins Platz.
Aljoscha setzte sich und reichte mir die Semmel. »Mortadella-della-della, Morta-della-dulla-trulla-pulla!«
Joshua reimte sofort mit »Pella-mella-fella-kella ...«
»Keller, Keller, Keller!«, rief Aljoscha.
Helmut seufzte.
Mutter schmierte.
Aljoscha und Joshua sangen.
»Papa, kann man mit dem Floß zum Meer fahren?«, wollte Joshua wissen.
Aljoscha wollte das sofort ausprobieren.

Schon wieder war er aufgesprungen, rannte bereits Richtung See, die Hunde begeistert bellend hinter ihm her, und wieder zurück zu uns ging die wilde Jagd.
Helmut schaute mich an. Ich schaute ihn an. Für einen Moment war alles still. Wir waren beide mittendrin im Auge des Hurrikans.
So glücklich sah er aus. So entspannt. So wunderschön … mein Mann. Er lächelte mich an. Ich spürte, dass ich genauso glücklich aussah, und wusste, dass Helmut dasselbe fühlte wie ich. Wir hatten alles erreicht, was wir uns gewünscht hatten. Unsere Familie war perfekt mit diesen zwei wunderbaren Jungs. Zehn Jahre kannten wir uns nun. Und ich war noch immer verliebt in diesen verrückten Kerl, der heute, das war klar, ein Floß bauen würde, und wenn es aus irgendeinem Grund nicht klappen würde, dann würde er eins mit Worten bauen und seine Söhne damit sicher an das nächste Ufer bringen.

»Papa, du hast noch gar keine Zeitung gelesen!«, durchschnitt Joshua unseren Blick.
»Oh!« Helmut verzog sein Gesicht, als hätte er auf einmal an allen Zähnen gleichzeitig unerträgliche Schmerzen. Joshua klatschte vor Vergnügen in die Hände.
»Da, Papa.« Joshua reichte ihm die Zeitung.
Aljoscha kam zurückgespurtet. Aus der Zeitung vorgelesen zu bekommen liebten die Kinder. Papa las nämlich immer lustige Sachen vor, und auch wenn sie nicht alles verstanden, fielen sie vor Lachen fast vom Stuhl. Helmut konnte sogar die Ergebnisse einer Bundestagsdebatte vorlesen, als wäre das ein Slapstick. Dafür durfte er dann ein paar Minuten für sich lesen. Ich gönnte ihm das von ganzem Herzen. Wir waren schließlich im Urlaub.

Und dann war es plötzlich zwei, drei Minuten wirklich still. Nicht nur gefühlt, sondern tatsächlich. Ich schmierte mir nun endlich meine eigene Semmel und genoss die italienische Butter, das italienische Brot, das so knackig und resch im Mund krachte. Obwohl diese Marmelade gekauft war, schmeckte sie mir besser als die selbstgemachte zu Hause. Helmut ließ die Zeitung runterfahren. Schaute mich an.

»Papa, lies noch was vor!«

Helmut schaute in die Zeitung, schaute mich an. Brennend braune Augen. Sie lächelten. »Liebe ist«, las Helmut vor, »mit ihr an einem Campingtisch zu sitzen und ein Panini zu teilen.«

Aljoscha und Joshua kapierten sofort. Sie warfen Kusshände durch die Luft und sprangen johlend um uns herum wie Indianer. Und dann waren sie nicht mehr zu halten. Wir konnten ihnen nur noch nachrufen: »Hut! Badehose! Eincremen!«

Es war uns klar, dass das überflüssig war. Wir würden uns selbst gleich darum kümmern müssen. Nur noch ein bisschen sitzen bleiben. Genießen.

»Und nicht ins Wasser!«, rief ich.

Keine Antwort.

»Nicht ins Wasser!«, wiederholte ich.

»Ja, ja, ja, morta-della-trulla-pulla-nulla!«

»Versprochen?«, brüllte Helmut.

»Si, si, si, si!«

Helmut stand auf, stellte sich hinter meinen Stuhl und massierte mir den Nacken. Das war sehr angenehm! Von weiter weg hörten wir Aljoscha rufen: »Papa! Papa! Heute spring ich von ganz oben!«

»Im nächsten Jahr«, sagte Helmut, »musst du den Urlaub erst beantragen.«

»Ja«, lächelte ich. Daran hatte ich auch schon gedacht, und ich freute mich darauf. Seit fünf Jahren war ich nun zu Hause. Joshua war bereits im Kindergarten, Aljoscha sollte ihn ab September begleiten. Ich würde nun wieder halbtags ar-

beiten. Ich freute mich darauf. Gleich nach dem Urlaub würde ich Bewerbungen schreiben.
»Wie schnell diese fünf Jahre vergangen sind«, sagte ich zu Helmut.
»Vielleicht vergeht die Zeit ja langsamer, wenn du wieder arbeitest?«
»Wie soll denn das funktionieren?«
Helmut holte Luft.
Ich wollte nicht, dass er dafür eine Lösung erfand. Er sollte zu den Jungs. Ich war unruhig, wenn sie alleine am Wasser spielten, wenn das Ufer auch seicht war und sie das Verbot noch nie übertreten hatten, ohne einen von uns zu baden.
»Hoffentlich finde ich überhaupt einen Job«, sagte ich und stellte die Frühstücksteller aufeinander. Auf Aljoschas Teller bröselte Vorrat für ein bis zwei Ameisenvölker.
»Keine Massage mehr, bella donna?«
»Später gerne!«
»Ich würde dich übrigens sofort einstellen.«
»Klar! Und als was?«, wollte ich neugierig wissen.
»Als tollste Frau der Welt.«
Ich musste lachen und vergaß meine Sorge, ob ich einen Job finden würde – am liebsten in der Modebranche als Verkäuferin oder im Kunstgewerbe. Zum Glück waren wir finanziell nicht darauf angewiesen. Helmuts Fahrschule, die er vor einem Jahr eröffnet hatte, lief sehr gut. Ich brauchte mir keinen Stress zu machen. Meine Zukunft lag wie eine mit Zuversicht gesäumte Allee vor mir. Die Kinder waren aus dem Gröbsten raus. Ich freute mich auf neue Herausforderungen. Ich wollte wieder unter Menschen. Arbeiten. Ich wollte nicht vorm Herd versauern. Nach fünf Jahren Hausfrau hatten sich Vorfreude und Tatendrang in mir angestaut.
»Ja, jetzt sind wir aus dem Gröbsten raus.« Helmut sagte wie so oft das, was ich dachte. Wir hatten ja keine Ahnung, dass wir noch gar nicht im Gröbsten gelandet waren, dass das

Gröbste unmittelbar vor unserer Tür stand und unser Leben in den nächsten Jahre überfluten und unter sich begraben würde mit Geröll und Matsch und Schlamm und Steinlawinen.
Deshalb denke ich im Nachhinein, dass ich in diesem Urlaub in Italien so wahnsinnig glücklich war. Unverschämt, unvernünftig, bis zum Platzen glücklich. Als hätte irgendetwas in mir gewusst, dass es die letzte Gelegenheit zu solch einem leichtsinnigen Glück war.

Helmut küsste meinen Nacken. »Jetzt muss ich aber wirklich mal nachsehen!«
»Vergiss bitte die Sonnencreme nicht!«
»Ja.«
»Und die Schwimmflügel.«
»Ja.«
»Und die Hüte.«
»Ja.« Weg war er. Ohne Hüte. Ich würde sie gleich hinterhertragen. Das war auch einer meiner Jobs, auf dessen Ende ich mich freute: hinterhertragen. Doch zuvor würde ich das Geschirr spülen. Mama hatte nie Urlaub.

Ich ließ mir Zeit, trank noch eine Tasse Kaffee und schlenderte dann mit einer Badetasche und den Hüten zum See. Das Wasser glitzerte flaschengrün in der Vormittagssonne, und ich konnte es wieder nicht glauben, dass wir hier ganz allein waren. Aljoscha stand auf Helmuts Schultern und sprang kreischend ab. Gina und Sandy wedelten um die Wette. Arco grub nach Mäusen.
»Die Hüte!«, rief ich und weckte damit natürlich nicht das geringste Interesse.
Ich setzte mich auf einen Stein am Ufer und schaute meinen drei Jungs zu. Joshua zeigte mir stolz, wie gut er schon schwimmen konnte. Im nächsten Jahr würde Aljoscha be-

stimmt auch schwimmen können – das wäre eine große Erleichterung für mich. Nun würde alles immer besser werden. Jeden Tag würde ich freier werden. Erst der Kindergarten, dann die Schule. Meine Kinder machten jeden Tag ihre Schritte in die Selbständigkeit und eroberten sich ihre Welt. Ich war so stolz auf sie. Auf meine ganze Familie war ich wahnsinnig stolz. Das sind meine, dachte ich. Die gehören zu mir.

Ich hatte ja keine Ahnung, dass mein geliebtes zweitgeborenes Kind dabei war, den Weg der steten Weiterentwicklung zu verlassen und sich zurückzuentwickeln. Dass mein geliebter Aljoscha die Sprache, die er eben erst gelernt hatte, bald verlieren würde. Ich hatte keine Ahnung, dass dies meine letzten unbeschwerten Augenblicke als Mutter zweier fröhlicher und gesunder Kinder waren. Dass sich eines dieser Kinder bald in einen wilden Urwaldjungen verwandeln würde, den wir nicht mehr Aljoscha, sondern Mogli nennen würden. Ich wusste nicht, dass unser altes Leben an diesem See in der Toskana endete. Gott sei Dank wusste ich das nicht. Doch vielleicht spürte ich etwas wie den Hauch einer Ahnung. Und deshalb tat das Glück auch so weh, weil es ein Abschied war.

»Kuffi, komm endlich!«, rief Helmut und breitete seine Arme aus.

Ich ließ die beiden Kinderhüte fallen und riss mir das bunte Strandtuch von der Taille. Und dann sprang ich einfach ins Wasser. Zu meinem Rudel.

JUNI 2001

Es war ein strahlender Junimorgen, und ich hatte viel vor an diesem Tag. Der Urlaub gehörte gewaschen und auf die Leine, damit bis abends alles trocken wäre. Nur schnell die Waschmaschine befüllen und dann eine Runde mit Aljoscha und den Hunden spazieren gehen. Joshua hatten wir zwei gerade in den Kindergarten nach Unterthingau gebracht, wo wir seit bald sechs Jahren wohnten. Nicht in der Ortschaft, sondern außerhalb in einem Weiler. Wir hatten lange nach einem Haus mit großem Grundstück gesucht, das wir wegen unserer drei allgemein gefürchteten Hunde brauchten, die wir nicht im Zwinger halten wollten, und fühlten uns sehr wohl hier.

Ich fuhr in die Einfahrt zu unserem Grundstück, parkte und drückte Aljoscha einen Kuss auf die Backe. Er strahlte mich an.

»Bald fährt Mama ohne dich nach Hause!«

Aljoscha reckte drei Finger in die Luft.

»Genau«, nickte ich. »In drei Monaten ist mein Aljoscha auch ein Kindergartenkind.«

»Jippi!«, machte Aljoscha und befreite sich selbst aus seinem Kindersitz.

Neben mir lief er zum Haus. Vom Carport bis zum Haus sind es zirka fünfzig Meter durch unseren teils verwilderten Garten. Aljoscha hüpfte von einer zur nächsten Steinplatte, die in Schlangenlinien zum Haus führen. Die Hunde hatten uns gehört und schlugen im Haus kurz an. Direkt über uns rief ein Kuckuck. Ich blieb stehen. Sehen konnte ich den Vogel nicht, nur hören.

»Aljoscha, horch mal«, sagte ich.
Er schaute zum Auto.
»Aljoscha!«
Jetzt schaute er mich an.
»Der Kuckuck!«, wiederholte ich.
Zögernd blieb er stehen. Schaute auf dem Boden hin und her. Große braune, fast schwarze Augen mit einer kleinen Unsicherheit.
»Hörst du den Kuckuck, Aljoscha?«
Keine Reaktion.
Ich deutete mit der Hand zum Himmel. Aljoscha folgte meinem Blick und schaute mich wieder an. Was willst du von mir, las ich in seinen Augen. Obwohl es an diesem strahlenden Junimorgen schon recht warm war, rieselte Gänsehaut meinen Rücken hinab. »Aljoscha, warum hörst du das nicht?« Meine Stimme zitterte. »Kuckuck, kuckuck, kuckuck«, wiederholte ich. Der seltsame Ausdruck verschwand nicht aus seinen Augen. »Aljoscha!« Ich rief seinen Namen. Es machte nicht den Anschein, als würde er sich gemeint fühlen. Er träumt einfach nur, versuchte ich mich zu beruhigen. Das ist völlig normal für ein Kind in seinem Alter.
Aljoscha lächelte.
Wieso war ich so nervös? Mein Sohn hatte eben mal wieder vor sich hingeträumt. Ich schob das Gefühl der Beunruhigung fort. Ich wollte schließlich keinen Automaten, der alles brav tut, was die Mama vorgibt. Bloß weil ich ihn auf einen Vogel aufmerksam machte, musste er ja nicht gleich kucken, oder?
Ich struwwelte durch Aljoschas dichtes, dunkles samtiges Haar. »Du kannst froh sein, dass du so einen schönen Namen hast! Fast hättest du Kurt geheißen.«
Jetzt grinste er. Er mochte diese Geschichte, die wir ihm schon oft erzählt hatten. Wir wussten nämlich lange nicht, wie wir unseren zweiten Sohn taufen sollten. In der Zeit, als wir stän-

dig Namen überlegten, wurden neue Verkehrsschilder an der B12 angebracht, die Autofahrer dazu animieren sollten, sich anzuschnallen: *Kurt trägt Gurt*. Eines Tages, wir waren auf dem Weg nach Kempten, sagte Helmut: »Wenn uns nichts Besseres einfällt, nennen wir ihn Kurt.«
Und so blieb es ein paar Wochen, obwohl uns beiden immer klar war, dass Kurt keine Lösung war, bloß ein Platzhalter. Dabei hatte ich eigentlich schon lange einen Namen im Kopf. Irgendwo hatte ich einmal gelesen, dass Nastassja Kinski ihren Sohn Aljoscha getauft hatte. Was für ein starker, toller Name! Er ließ mich nicht mehr los. Ich hatte mir den Namen über viele Jahre aufgehoben – und dann fehlte mir der Mut. Doch etwas Schöneres fiel uns nicht ein, und so entließen wir Kurt eines Tages zurück auf sein Plakat und gaben bekannt: Er wird Aljoscha heißen. Bei Joshua waren wir von Anfang an sicher gewesen. Da hatten wir überhaupt nicht nachdenken müssen wie bei Aljoscha, wo ich zögerte, weil mir der Name zu selten, zu ungewöhnlich vorkam. Seit einiger Zeit hieß Aljoscha bei uns nun auch nicht mehr Aljoscha, sondern meistens Brösel. Man brauchte nämlich nur den Bröseln zu folgen, dann wusste man, wo er sich aufhielt.

Einige Tage später rief ich Aljoscha zum Essen, und er kam nicht. Dabei aß er doch so gerne. Joshua und ich saßen am Tisch und warteten. Aljoscha war nun fast vier. Da konnte man wohl damit rechnen, dass er kam, wenn man ihn rief.
»Hol deinen Bruder«, bat ich Joshua.
Er zog ihn hinter sich her. Als Aljoscha die Spaghetti sah, grinste er bis zu den Ohren. Und nach dem Essen grinste ich, denn meine Jungs waren gesprenkelt mit roten Sommersprossen bis zum Haaransatz.
»Gesichter waschen«, ordnete ich an, obwohl wahrscheinlich eine Ganzkörperdusche sinnvoller gewesen wäre.
Kichernd folgten sie mir.

»Und dann wird aufgeräumt.«
»Aber Mama, ich hab doch …«, begann Joshua, brach ab, »okay.«
Ich streichelte ihm über den Kopf. Er war mein kleiner Sonnenschein. Von Anfang – na ja, fast von Anfang an, denn das erste halbe Jahr seines Lebens hatte er durchgeschrien – war Joshua ein sehr freundliches, liebes, hilfsbereites Kind. Aljoscha hatte auch ein halbes Jahr lang geschrien. Doch er war danach nicht so sanftmütig geworden. Aljoscha war wilder als Joshua, und wenn er seinen Willen nicht durchsetzen konnte, neigte er zu Jähzorn.

Ohne zu murren, verschwand Joshua in seinem Zimmer und begann es aufzuräumen. Aljoscha brauchte noch zwei, drei Aufforderungen, bis er sich trollte, um sich den etwa drei Millionen Bauklötzen anzunehmen, die in seinem Zimmer verstreut lagen und es in eine für die Fußsohlen Erwachsener gesperrte Zone verwandelten.
Der Nachmittag verging. Joshua hatte sein Zimmer längst aufgeräumt, ich war mit den Vorbreitungen für das Abendessen beschäftigt, da entdeckte ich, dass Aljoschas Bauklötze noch immer herumlagen.
»Aljoscha, aufräumen!«, rief ich im Vorbeigehen in sein Zimmer. Das Gleiche noch zweimal in Zehn-Minuten-Abständen.
Doch es passierte nichts. Nach der dritten Aufforderung hatte ich genug. Aljoscha räumte nicht auf. Er spielte.
»Aljoscha!«
Er bewegte sich nicht.
Ich kniete mich neben ihn.
»Aljoscha! Jetzt habe ich es dir oft genug gesagt! Du könntest jetzt mal wirklich in die Gänge kommen! Wir essen bald zu Abend.«
Er reagierte nicht.

»Herrschaftszeiten!«
Wieder keine Reaktion.
»Von wem hast du bloß diesen Dickschädel?«
Er schaute mich an mit seinen großen dunkelbraunen Augen. Ich wurde wütend. Was waren das für neue Sitten! Das hatte er sich doch bestimmt von Helmut abgeschaut. Der machte das auch manchmal: einfach weghören. Nein, darauf würde ich mich nicht einlassen. Das würden wir erst gar nicht einreißen lassen. Ich packte Aljoscha an der Schulter. Verwunderung in seinem Blick. Als käme er aus einer anderen Welt, als wüsste er nicht, was ich von ihm wollte, … als wäre ich … eine Fremde? Schlagartig wurde mir eiskalt.
»Brösel?«
Da lächelte er. Die Sonne ging wieder auf.

»Er hat mich nicht gehört!«, sagte ich am Abend, als die Kinder im Bett lagen und ich mit Helmut bei einem Glas Wein auf der Terrasse saß.
»Ja, mich hat er auch nicht gehört«, erwiderte Helmut. »Das musst du dir mal vorstellen. Es ist ganz klar rechts vor links. Wir sind diese Strecke mehr als ein Dutzend Mal gefahren. Und ich rufe noch. Rechts vor links, rufe ich – und er hat mich nicht gehört.«
Wider Willen musste ich lachen.
»Mir war gar nicht nach Lachen zumute«, sagte Helmut empört, und ich merkte deutlich, dass er gar nicht so empört war. Er spielte mir seinen Tag vor. Das machte er jeden Abend. Eigentlich hätte er Schauspieler werden sollen. Aber heute Abend konnte ich ihm kein aufmerksames Publikum sein, ich hatte eine Sorge auf der Seele, und so legte ich meine Hand auf Helmuts Unterarm.
»Kuffi?«, fragte er.
»Es ist wegen Brösel.«
»Ja?«

»Er hat mich nicht gehört.« Ich erzählte vom Kuckuck und davon, wie ich Aljoscha am Spätnachmittag in seinem Zimmer gefunden hatte.
Helmut schwieg eine Weile. Dann sagte er. »So was ist mir auch schon aufgefallen.«
»Aha! Das hast du mir gar nicht erzählt!«, staunte ich.
»Ich habe dem einfach keine Bedeutung zugemessen.«
»Und was war es bei dir?«
Helmut überlegte. »Mir fällt gerade kein Beispiel ein, aber manchmal ... also es ist so, als hätte er eine lange Leitung, er versteht einen nicht gleich ...«
»Ja! Genauso war es.«
»Vielleicht will er auch nicht?«
»Du meinst, er hat sich das von dir abgeschaut?«
Helmut hob die Hände. »Na, na, na! Jetzt aber mal langsam!«
»Doch, das machst du auch! Wenn du was nicht hören willst, dann hörst du nicht!«
»Ich höre immer alles!«
»Nein, du hörst nur, was du hören willst!«
»Das stimmt nicht!«
»Doch! Deshalb weißt du jetzt auch gar nicht, was ich meine, weil du das, was du hören sollst, ja nicht gehört hast.«
Helmut starrte mich an, und dann platzte er laut raus. Ich musste mitlachen. Helmut legte seinen Arm um mich. Ein lauer Wind fachte die Glut im Feuerkorb noch einmal an. Funkenstieben in Helmuts Augen. Er drückte mich eng an sich. Ich roch seinen Duft. Diese Mischung aus herbem Rasierwasser und heimeligem Helmut. Zum Reinschlüpfen gut.
»Du machst dir Sorgen, Kuffi?«
Ich nickte.
»Dann geh doch mal mit ihm zum Ohrenarzt. Vielleicht hat er in Italien Wasser ins Ohr bekommen. Da hört man schlecht. Das hatte ich als Kind auch mal.«

Ich seufzte.
»Kuffi?«, fragte Helmut. Er spürte genau, dass mich noch etwas bedrückte. Manchmal wusste er das sogar, bevor es mir selbst klar war.
»Es ist …«
»Ja?«
»Und wenn er ein Hörgerät braucht?«, sprach ich meine größte Sorge aus.
Helmut nahm meine Hände und schaute mich an. »Das ist überhaupt kein Thema. Die Dinger sind heutzutage so klein, die sieht man gar nicht. Ich habe eine Fahrschülerin, die hat mir das erst bei der Prüfung gesagt. Wenn die mir das nicht gesagt hätte, hätte ich das nie gemerkt.«
Ich lehnte mich zurück. Ach, wie tat das gut, einen Mann zu haben, der für jeden Fall der Fälle einen Fahrschüler aus dem Hut zaubern konnte.
»Und wie gesagt«, wiederholte Helmut, »vielleicht hat er nur Wasser im Ohr.«

Wasser im Ohr und ein Hörgerät – wenn ich heute manchmal daran zurückdenke, frage ich mich, ob wir blind und taub waren. Aber wie soll man auch etwas erkennen, was es gar nicht gibt. Außerdem sieht der Blick der Liebe immer die Möglichkeiten des Wachstums und das Gute, niemals das Manko. Ein Schatten war über unser Glück gefallen. Auch wenn er als Wasser im Ohr oder Hörgerät daherkam – so wie in Italien war es nun schon nicht mehr … und wir standen erst: am Anfang des totalen Zusammenbruchs.

JULI 2001

Im Wartezimmer des Ohrenarztes in Kempten gab es viel zu wenig Spielzeug für Aljoscha. Schnell hatte er alles untersucht und für langweilig befunden.

»Mama, wann gehen wir wieder?«

»Wenn wir mit dem Doktor gesprochen haben.«

»Mama, und wann kommt der?«

»Bald.«

Zuerst einmal kam eine Frau in meinem Alter mit einem blonden Mädchen herein. Wir grüßten uns. Aljoscha und das Mädchen musterten sich neugierig. Da sah ich es: einen roten Punkt an ihrem Ohr. Das war bestimmt ein Hörgerät. Nun, für ein Mädchen war das leicht zu verstecken, einfach die Haare über die Ohren wachsen lassen. Aber Aljoschas Haare reichten auch über die Ohren. Ich war nervös. Ich wollte nicht, dass er ein Hörgerät brauchte, auch wenn die Geräte heute nicht mehr so aussahen wie zu Zeiten meiner Oma. Das waren scheußliche beige Trümmer, die noch dazu laut quietschten, wenn sie falsch eingestellt waren, was ständig passierte. Ich glaube, man konnte sie gar nicht passend einstellen. Oma schaltete sie deshalb dauernd aus und verstand nichts. Sie schaltete ein, und es quietschte, und sie schaltete wieder aus, und dann schaltete sie gar nicht mehr ein, und wir schrien sie an, und sie schrie zurück.

Die Mutter des Mädchens lächelte mir zu. Ich spürte einen kurzen Impuls, sie zu fragen, ob ihre Tochter ein Hörgerät trage, unterließ es dann aber. Ich bin nicht der Typ, der sich um ungelegte Eier sorgt. Ich kümmere mich um Probleme, wenn sie da sind. Im Moment gab es kein Problem. Ich war bei einer Routineuntersuchung mit Aljoscha.

»Wahrscheinlich hat er Wasser im Ohr«, erklärte ich dem Arzt, als wir in seinem Sprechzimmer saßen.
Der Arzt untersuchte meinen Sohn und machte einige Tests mit ihm. Und dann schüttelte er den Kopf. »Nein, Wasser hat er nicht im Ohr.«
»Braucht er ein Hörgerät?«
»Nein, das ist … also ich denke … also ehrlich gesagt …«
»Ja?«
Warum schaute er mich auf einmal so komisch an? So mitfühlend. Und warum sagte er nicht einfach, was los war? Wieso gab er nicht zu, dass Aljoscha ein Hörgerät brauchte? Das war doch nichts Schlimmes. Das musste er doch wissen, gerade er! Vielleicht sollte ich mich doch mit der Frau aus dem Wartezimmer unterhalten? Man musste ja kein rotes nehmen, es gab bestimmt auch dunkle, ein dunkles wäre viel besser bei Aljoschas dunklen Haaren und Augen.
»Frau Kuffner, ich würde vorschlagen, dass Sie Ihren Sohn einmal in der Haunerschen Kinderklinik in München vorstellen.«
»In München?«
»Ja.«
»Aber warum?«
»Dort gibt es Spezialisten. Es ist einfach so, dass ich im Moment nicht genau weiß, woran es liegt, dass Ihr Sohn manchmal nichts hört.«
»Ja, aber wie gesagt, ich weiß doch gar nicht, ob er manchmal nichts hört oder ob ich mir das nur einbilde, also ob er nicht doch was hört und nur so tut, als würde er nichts hören, also nicht absichtlich, sondern eher, weil er dann so in Gedanken ist und …«

»Genau, Frau Kuffner. Um das herauszufinden, würde ich Ihnen eine Überweisung ausstellen.«
»Bis nach München.«
»Ja.«
Aljoscha bekam ein paar Bonbons. Er erbettelte eine zweite Handvoll für seinen Bruder. Die Hosentaschen voller Geschenke lief er neben mir her zum Auto. Immer wieder betrachtete ich ihn. Meinen Sohn. Mein schönes Kind. Wie er da so auf der Bordsteinkante balancierte. Wie er sich bückte nach einem Kronkorken, der doch kein Markstück war. Wie er mich enttäuscht anschaute und sich dann ganz fest an mich drückte. Und wie er lachte, als er seine Bonbons mit Joshua teilte, der auch sofort zum Ohrenarzt wollte: »Bitte, Mama, können wir nicht morgen früh zum Ohrenarzt?«
»Wir fahren in den Kindergarten.«
»Und danach?«
Ich kitzelte ihn, und im Lachen vergaß er die Bonbons.

Helmut und ich mieden das Thema Arzt beim Abendessen. Wir warteten damit, bis die Kinder im Bett lagen und wir auf der Terrasse saßen. Gina, Arco und Sandy schliefen fest zu unseren Füßen. Sie vertrauten wie immer darauf, dass wir sie bewachen würden. Manchmal zuckten ihre Pfoten im Schlaf.

»Und was hat der Arzt jetzt genau gesagt?«, wollte Helmut von mir wissen, nachdem ich ihm alles erzählt hatte.
»Das Gehör ist so weit in Ordnung«, wiederholte ich. »Man kann nichts feststellen. Aber der Arzt ist sich nicht sicher, ob Aljoscha nicht mitarbeiten wollte oder ob er die Geräusche nicht wahrgenommen hat.«
»Und das sollen die in München in der Klinik rausfinden?«
»Ja.« Meine Stimme zitterte.
»Jetzt mach dich nicht verrückt, Kuffi.«

»Nein, nein. Es ist nur …«
»Ihm fehlt schon nichts. Du wirst sehen, er hat einfach eine schwierige Phase. Ich habe als Kind auch manchmal einen Dickschädel gehabt.«
»Als Kind?«, ging ich auf Helmuts lockeren Tonfall ein.
»Ja, als Kind. Es war nur eine Phase.«
»Und wann ist die vorbei?«
Er grinste.
»Also wenn es mit Brösels Dickschädel so ist wie mit deinem«, scherzte ich, »dann sehe ich schwarz. Rabenschwarz.«
Ich hatte keine Ahnung, dass es so schwarz um unsere Familie werden würde, wie wir gar nicht wussten, dass Schwarz sein konnte. Heute bin ich dankbar dafür. Wir hatten die Chance, nach und nach hineinzuwachsen. Denn so wie wir die Hoffnung Stück für Stück verlieren sollten und sie Tablette für Tablette wiederzufinden hofften, um sie gleich darauf erneut zu verlieren, so eroberten wir uns auch immer wieder einen Fetzen Zuversicht.

Bis zu dem Termin in München vergingen fast vier Wochen. Helmut und ich versicherten uns jeden Abend, dass es Aljoscha schon viel bessergehe. Wir bestärkten uns gegenseitig in der Hoffnung, dass man in München überhaupt nichts herausfinden würde – und wenn, dann höchstens Wasser im Ohr. Wasser im Ohr konnte sehr hartnäckig sein, Helmut kannte eine Fahrschülerin, die hatte das auch und wochenlang gar nichts gemerkt, bis …
Zum Glück kannte Helmut immer irgendwelche Fahrschüler, und wenn die nicht als Beispiele taugten, dann hatten sie dienliche Eltern, Freunde, Tanten, Omas und Opas – die übrigens Hörgeräte trugen, die so miniminiklein waren, dass man sie mit bloßem Auge praktisch nicht erkennen konnte.

Helmut und ich beobachteten Aljoscha, und manchmal beobachteten wir uns, während wir ihn beobachteten. Joshua fand uns komisch. »Warum kuckt ihr immer so?«
»Wir kucken gar nicht«, behaupteten wir.
Wenn Joshua vormittags im Kindergarten war, führte ich diverse Versuche mit Aljoscha durch. Das Verrückte war, dass ich mir diese Versuche nicht vornahm. Es fiel mir immer erst abends auf, dass ich ihn getestet hatte, wenn ich Helmut erzählte, dass ich ihn vom Bad aus gerufen hatte oder von der Küche aus und dass er sofort zu mir gekommen war. Ich sammelte Beweise, dass alles in Ordnung war.

Eine Woche vor dem Termin in München saß ich mit Aljoscha vormittags auf dem Sofa im Wohnzimmer Wir schauten Bilderbücher an. Brösel kuschelte sich bequem in meinen Schoß. Ich blätterte und sagte meinen Text: *Kuck mal hier, die Giraffe, und schau, wie lang ihr Hals ist, und schau mal da …* So wie immer eben. Aljoscha deutete auf die Tiere, die ich benannte, oder machte ihre Laute nach. Er liebte das. Und ich liebte es auch, und manchmal wurde mir ganz eng in der Brust, wenn ich mir vorstellte, dass diese Vormittage zu zweit bald ein Ende haben würden. Ab September wäre auch Aljoscha ein Kindergartenkind. Sosehr ich mich auf die neue Freiheit freute, so sehr schmerzte mich der Abschied. Aus meinen süßen Babys wurden allmählich große Jungs.
Ich fragte Aljoscha: »Was ist das?«
Aljoscha antwortete. Sagte Nashorn oder Hase oder Hund oder was auch immer. Und dann fragte er mich: »Mama, was ist das?«
Aber Mama war nicht so klug wie Aljoscha. Mama verwechselte manchmal etwas. Sagte Huhn zu dem Tiger und Ei zu dem Pferd, und Aljoscha kringelte sich vor Lachen.
Heute jedoch nicht. Er fragte mich nichts. So fragte ich ihn. »Brösel, was ist das?«

Schweigen.
Ich fragte erneut.
Er reagierte nicht.
»Aljoscha, ist das ein Hund?«
Nichts.
Behutsam hob ich ihn von meinem Schoß. Wo war er? Wo war sein Lachen, weil die Mama so dumm war, dass sie einen Elefanten nicht von einem Hasen unterscheiden konnte. Wo waren seine blitzenden Augen? Wo war sein Übermut?
»Was ist das?«, fragte ich noch mal.
Keine Reaktion. Ich wurde lauter.
Ich deutete auf den Fuchs, sein Lieblingstier. »Was ist das?«, brüllte ich nun fast.
Arco und Gina sprangen erschrocken auf und starrten uns an. Sandy wedelte unterwürfig. Wie immer glaubte sie, einen Fehler gemacht zu haben. Sandy nahm immer alle Schuld auf sich, die irgendwo herumwaberte.
Aljoscha schaute mich an. Lang. Dann schaute er die Hunde an, die ihn aufmerksam musterten. Gina jaulte. Aljoscha seufzte. Dann sagte er »Fuchs« und deutete auf den Fuchs.

Also doch ein Hörgerät?
»Weiß du, ein Hörgerät ist gar nicht so schlimm«, sagte ich abends zu Helmut. »Und es heißt ja nicht, dass er das für immer tragen muss. Es ist vielleicht nur eine Art Entwicklungsverzögerung.«
»Ja, genau«, nickte Helmut. »Der Bruder von einem Fahrschüler hat als Kind auch mal ein paar Wochen nichts gehört. Sie wussten nicht, woran das lag. So was kommt und geht.«
»Ja, so ist es«, sagte ich zu Helmut und hielt ihm mein Glas hin. Er schenkte uns beiden großzügig nach.

Am nächsten Tag traf es Helmut. Er nahm Aljoscha bei einer Fahrstunde im Wagen mit. Aljoscha liebte Fahrstunden, und Helmut erklärte seinen Schülerinnen und Schülern, die Aljoscha meistens super fanden, dass sie auf diese Art lernen würden, sich nicht ablenken zu lassen, denn Aljoscha konnte großartig ablenken, eigentlich war er der Weltmeister im Ablenken.

»Kuffi, er hat mich nicht gehört«, sagte Helmut abends auf der Terrasse zu mir. Er klang erschüttert. »Er hat mich einfach nicht gehört.«

»Wie meinst du das?«

»Na, er hat mich nicht verstanden. Ich bin sicher, er hat mich nicht verstehen können, also er hat mich nicht gehört, verstehst du?«

Ich nickte.

»Und noch etwas war komisch.« Helmut klang jetzt sehr besorgt.

»Ja?«

»Er hat gestottert.«

»Gestottert?«, wiederholte ich. Es sollte überrascht klingen. Doch ich war nicht überrascht. Das war mir nämlich auch schon aufgefallen. Ich hatte es bislang Aljoschas Eile zugeschrieben. Er schien immer viel zu wenig Zeit für all das zu haben, was er tun wollte. Ich hatte gedacht, dass er so viel auf einmal loswerden wollte, dass er ins Stolpern, sprich Stottern geriet.

Wir schwiegen. Um uns zirpten die Grillen. Der Abend war lau, doch allmählich kroch die Feuchte aus den Wiesen zu uns auf die Terrasse. In der Ferne läuteten Kuhglocken. Plötzlich rasten die Hunde los. Der Fuchs sauste manchmal durch unseren Garten. Aljoscha liebte den Fuchs.

»Der Fuchs«, schluchzte ich.

Helmut legte den Arm um mich. Die Hunde kamen hechelnd zurück.

»Das wird schon wieder«, sagte Helmut.
»Bestimmt«, sagte ich und stand dann schnell auf, um eine Decke zu holen, denn da ganz bestimmt alles gut werden würde, brauchte ich doch auch nicht zu heulen, oder?

AUGUST 2001

Für Joshua war es überhaupt kein Problem, dass seine Mama eine Nacht fortbleiben würde, ganz im Gegenteil. Er würde seinen Papa alleine für sich haben. Großartige Aussichten! Joshua bringt so schnell nichts aus der Ruhe. Es ist, als hätte er mit dem ersten halben Jahr als Schreikind alles herausgebrüllt, was ihn in seinem Leben belastete – bis weit in die Zukunft hinein. Natürlich hatte ich mir meine erste Zeit mit dem niedlichen Säugling anders vorgestellt. Doch ich haderte nicht mit meinem Schreikind. Seit der Zeit, als ich mit Joshua schwanger war, wusste ich, dass mein freies Leben nun aufhören würde, und ich freute mich sehr auf ihn. Ich würde erst mal nicht mehr reisen und mich voll und ganz auf mein Kind einstellen. Ich war rundum einverstanden mit meiner Situation. Ich vermisste nichts. Alles zu seiner Zeit. Deshalb gab ich auch nichts auf. Ich wendete mich einfach einem neuen Lebensabschnitt zu. Ohne groß darüber nachzudenken.

Diese Einstellung half mir auch auf dem Weg ins Haunersche Kinderspital nach München. Trotzdem fiel mir der Abschied von daheim schwer – obwohl ich nur eine einzige Nacht wegbleiben sollte. Aber vielleicht ahnte ich bereits, dass es nicht bei dieser einen Nacht bleiben würde, dass diese erste Übernachtung vielmehr den Auftakt zu unzähligen Nächten in Krankenhäusern bildete. Wie schwarze Perlen warteten diese Nächte in Kliniken in meiner Zukunft auf mich, einer Zukunft, die so schwarz war, dass ich mich sicher darin verlaufen hätte, wenn ich auf einmal dort gelandet wäre. Doch das Schicksal ist gnädig. Es schleicht auf leisen Sohlen heran, ehe es die schwarze Decke über einen wirft. Wasser im Ohr? Hörgerät?

Beim Abendessen platzte Joshua fast vor Aufregung und erzählte Aljoscha ständig, was er alles Tolles mit dem Papa unternehmen würde.
Sie würden zur Rennbahn gehen und ein Lagerfeuer so groß wie ein Hochhaus machen, den Fuchs besuchen und Auto fahren, sie würden ein riesiges Loch im Garten graben und ein Baumhaus bauen. Sie würden …
»Hey, Moment mal!«, unterbrach Helmut. »Die Mama ist nicht ein Jahr fort, sondern eine Nacht. Und nachts wird geschlafen!«
Aljoscha streckte Joshua die Zunge raus.
Der gab so schnell nicht auf. »Aber zur Rennbahn! Das hat der Papa versprochen!«
»Ja, ja. Das machen wir.« Helmut musste sich nicht dazu zwingen. Er liebte die ferngesteuerten Autos genauso wie sein Sohn. Vielleicht noch mehr.
Jetzt schnellte Joshuas Zunge heraus. »Siehst du!«
Seltsamerweise ließ Brösel diese Provokation an sich abprallen. Normalerweise stieg er liebend gern auf so was ein. Aber vielleicht lag das auch an dem Traktor, den Helmut ihm mitgebracht hatte. Ein nigelnagelneuer Traktor in Grün und Rot. Aljoscha liebte Traktoren und hatte schon einige dieser Plastikwagen gesammelt. Den Traktor durfte er sogar ins Krankenhaus mitnehmen.
Nun hatte er Oberwasser: »Ätschbätsch, Sassa!«
So nannte Aljoscha seinen Bruder. Als kleines Kind konnte er nämlich nicht Joshua sagen und verkürzte auf Sassa. Helmut und ich nahmen den Namen sofort auf, denn Sassa, das war doch ein Tausendsassa, und so einer war unser Joshua allemal.

Als ich meine beiden Buben ins Bett brachte, zupfte Joshua mich am Ärmel und fragte. »Mama, was ist mit Aljoscha?«
Das hatte er mich schon zwei, drei Mal gefragt, doch damals hatte er nie eine richtige Antwort erwartet, nun, das sah ich an seinem konzentrierten Blick, wollte er etwas verstehen. Joshua hat genauso schöne große braune Augen wie Aljoscha, allerdings heller. Aljoschas Augen können manchmal schwarz sein, zum Beispiel, wenn er wütend wird. Die von Joshua sind dann dunkelbraun. Jetzt leuchteten sie wach und klar. Ich streichelte ihm über den Kopf. »Der Brösel versteht uns nicht mehr richtig. Wir müssen das abklären lassen. Deshalb fahren wir ins Krankenhaus. Da gibt es viele Ärzte, und die finden heraus, was dem Brösel fehlt.«
Joshua schaute zur Decke. Er schien meine Worte in sich aufzunehmen. Dann wendete er sich seinen eigenen Interessen zu. »Und ich darf zur Rennbahn?«
»Ja«, nickte ich. »Du wirst viel Spaß mit dem Papa haben.«
»Liest du mir jetzt was vor?«
»Natürlich, mein Großer.«
Ich zog das aktuelle Buch unter zwei Teddybären heraus. Joshua biss sich auf die Unterlippe. Ich ahnte, was in ihm vorging. Er vermisste seinen Bruder. So wie ich. Bis vor einem Monat hatte ich beiden Kindern abends vorgelesen. Wir wussten nicht, warum Aljoscha nicht mehr zu uns kam. Es war nichts vorgefallen, das ihn davon abhalten könnte, also nichts, von dem wir wussten. Bis vor einem Monat waren beide Jungs in Joshuas Bett gelegen, wenn ich zum Vorlesen und Gute-Nacht-Sagen kam, und oft kuschelte ich mit ihnen. Wunderbare Glücksmomente in dem großen weichen Bett zwischen meinen warmen, duftenden Buben. Helmut passte währenddessen auf, was im Fernsehen passierte, damit ich nichts versäumte. Aber ich konnte gar nichts versäumen zwischen Brösel und Sassa. Meistens sprang dann auch noch Arco ins

Bett, den wir mittlerweile nur noch Bimbam riefen. Helmut hieß manchmal Giovanni, und ich, ja, ich war Mama und: Kuffi.

»Kuffi, lass uns noch ein Glas Wein draußen trinken.« Helmut hatte schon zwei Gläser eingeschenkt. Im Sommer schauten wir wenig fern, da saßen wir abends am liebsten draußen und tranken jeder ein Glas Wein. Das war eine wunderschöne Angewohnheit, unser Ritual, den Tag abzuschließen. Die Kinder schliefen, die Hunde auch. Wir waren ganz für uns. Mit den Grillen und den Geräuschen der Nacht, manchmal raschelte es irgendwo, die Hunde schnarchten weiter, sie wurden ja gut bewacht. Normalerweise erzählte Helmut mir von seinen Erlebnissen, ich hörte zu und streute hin und wieder etwas ein. Heute schwiegen wir lange. Ich wäre gern ein Hund gewesen. Normalerweise war das Helmuts Text. Er sagte das manchmal: *Bei uns wäre ich gern Hund*. Ich stellte mir das schön vor. Abends auf den warmen Steinen der Terrasse liegen, die den ganzen Tag Sonne gespeichert hatten, und von den tollen Dingen träumen, die ich erlebt hatte. Nach Mäusen graben und im Traum vielleicht sogar mal eine fangen. Bällen hinterherrennen. Schwimmen. Mit den Jungs herumtoben. Gestreichelt werden. Was für ein schönes Leben!

Endlich räusperte Helmut sich. »Kuffi, mach dir nicht so viele Gedanken. Es wird schon alles gut werden. Du wirst sehen. Ich habe ein gutes Gefühl, weißt du.«
»Ja«, log ich. »Ich auch.«
»Ich habe da einen Fahrschüler«, begann Helmut, und ich lehnte mich zurück, »dessen Bruder hat als Kind Windpocken gehabt, und danach hat er eine Weile schlechter gehört. Windpocken sind ja ziemlich gefährlich, auch bei Schwangeren.«

Ich nickte.
»Die Windpocken hat der Brösel doch auch gehabt im Winter.«
Ich seufzte. Wasser in den Ohren, Hörgerät, Windpocken. War die Liste jetzt komplett? Oder würde er noch einen Fahrschüler aus dem Hut zaubern. Ich hatte heute keine Geduld für Vermutungen. Ich war nervös.
»Kuffi, das wird schon!«
»Ja«, sagte ich, »bestimmt.«

Niemand hatte uns gewarnt, wie anstrengend die Untersuchungen in München werden würden. Wir kamen an mit Gepäck für eine Nacht und Hoffnung für ein ganzes Leben. Ich wollte hören, dass Aljoscha kein Hörgerät brauchte, dass sich alles wieder zurechtwachsen würde. Ich wollte, dass man ihm die Ohren ausblies, und abends wollte ich bei Helmut auf der Terrasse sitzen und mit ihm ein Glas Wein trinken, um zu feiern: Es ist doch gar nichts gewesen. Alles in Ordnung. Alles wieder gut. Was haben wir uns aber auch verrückt machen lassen.

Ich stellte meinen Sohn dem ersten Arzt von vielen vor. Auch sie wie eine Perlenkette. Perlen in weißen Kitteln, die uns in unsere schwarze Zukunft geleiteten.
»Er ist ein total aufgewecktes. Kind. Mit zwei Jahren hat er schon gesprochen. Und wie! Wunderschöne Sätze hat er gesprochen«, begann ich unaufgefordert.
»Ach ja?« Der Arzt schaute kaum auf, studierte Aljoschas Akte.
»Ja. Er hat zum Beispiel gesagt: Papa, gehen wir Fahrschulfahren.«
Der Arzt betrachtete mich nachdenklich.
»Oder Theo muss noch Mubä ausfahren.«
»Bitte was?«

»Mubä. Also Mist.«
»Aha.«
»Ja, und ... Der Opa hat ein Krache für mich aufgehoben. Wir müssen zum Opa. Das hat er schon mit zwei Jahren gesagt.«
»Ja, hübsch, wirklich hübsch.«
Hitze stieg in mein Gesicht. Warum fielen mir keine von den wirklich tollen Sätzen ein, mit denen mich Aljoscha verzaubert hatte. Warum nur dieser Quatsch, den der Arzt nicht verstehen konnte, weil er nicht wusste, was ein Krache ist. Ich hatte keine Lust, es ihm zu erklären. Ich wollte Aljoscha erklären.
»Er ist auch ganz besonders aufmerksam. Er hat mir oft Blumen mitgebracht. Margeriten, Schlüsselblumen. Schöne große Sträuße. Mit Geschmack zusammengestellt. Also nicht bloß irgendwie irgendwo rausgerupft. Ansonsten ist er aber nicht außergewöhnlich lieb oder nett. Eher im Gegenteil. Aljoscha ist ein Wildfang. Er hat einen ziemlichen Dickkopf. Aber das verzeiht man ihm doch gleich, wenn man ihn anschaut, oder?«
Brösel blickte gelangweilt aus dem Fenster. Vielleicht sogar ein bisschen genervt. Jedenfalls fühlte er sich nicht wohl. Ich hätte dem jungen Arzt gern gezeigt, wie wunderbar mein Kind ist, wenn er es schon nicht bemerkte, warum sah er denn nicht wenigstens, wie hübsch mein Aljoscha war, mit seinem dichten dunklen Haar, den großen schwarzen Augen, den gleichmäßigen Zügen. Warum sah er das nicht, warum schaute er ihn überhaupt nicht an, warum las er immer nur in seinen blöden Zetteln? Und warum fiel mir keiner von Aljoschas schönen Sätzen ein? Ich hätte dem Arzt sagen können, dass es keine Zweiwort- oder Dreiwortsätze waren, sondern lange Sätze. Oft hatten auch andere, fremde Menschen gesagt, wie schön dieses Kind spricht, doch mir fiel nichts ein, überhaupt nichts, ich wurde immer kleiner unter dem

Blick des Arztes, der uns nur selten anschaute. Es war still. Sehr still. Das Fenster war gekippt. Ein leichter Wind wehte herein. Der Sommer lag breit und heiß über der Stadt. Die Schutzunterlage aus Papier auf der grünen Liege neben uns hob und senkte sich leicht im Wind. Heute war überhaupt kein Tag, um ihn im Krankenhaus zu verbringen. Heute war ein Tag, um zu spielen, um zu toben, um im See zu schwimmen und glücklich zu sein.

Der Arzt, er war viel jünger als ich und hatte kaum mehr Haare, räusperte sich. »Frau Kuffner, Sie sind doch nicht hier, um Ihren Sohn zu loben? Es gibt doch da noch etwas anders?« Er wies auf die Akte.

»Ja, schon«, sagte ich zögernd. »Also manchmal. In letzter Zeit.«

»Ja, deswegen hat der Kollege aus Kempten Sie überwiesen.«

»Ja.«

»Und?« Er beugte sich vor.

»Ich habe da so ein Gefühl.«

»Ein Gefühl?«

»Ja. Dass mein Sohn mich nicht versteht.«

»Aha?«

»Und … ja. Und dass er auch stottert. Also manchmal. Wahrscheinlich ist es gar nichts Ernstes. Es ist so, dass er eben so viel Energie hat und alles immer auf einmal rausmuss, und wenn man schnell läuft, dann stolpert man auch leicht.«

Der Arzt studierte die Unterlagen. Er musste sie doch längst auswendig können, so viel wussten sie doch noch gar nicht über uns.

»Sie haben gehört, Frau Kuffner, dass Sie eine Nacht hierbleiben?«

»Ja, ich habe alles Nötige dabei.«

»Sie bekommen jetzt ein Zimmer zugewiesen. Wir machen ein Schlaf-EEG. Wenn wir das ausgewertet haben, wissen wir mehr.«

Er sprang auf, schüttelte meine Hand und war weg. Von Aljoscha verabschiedete er sich nicht.

Unser Zimmer teilten wir mit drei anderen Kindern und zwei Müttern. »Nur eine Nacht«, flüsterte ich Aljoscha zu. Das Zimmer war eng und stickig und traurig. Das ganze Haus war traurig. Endlos lange Gänge. Linoleum. Abgrundtief traurige Menschen, verlorene Gestalten auf grauen Gängen. Mütter mit ihren Kindern an der Hand. Ein Ort der Trostlosigkeit und Verzweiflung. Ich wollte mit niemandem reden. Ich wollte nicht dazugehören zu den Insulanerinnen dieser Verlorenheit. Ich wollte nichts von ihnen wissen. Ich war ein Irrtum. Die anderen, denen ich in meiner Rastlosigkeit überall begegnete, hatten ihre eigenen Probleme. Viele redeten darüber. An allen Ecken standen die traurigen Mütter in Grüppchen zusammen und breiteten ihre Sorgen aus. Beim Vorübergehen, immer mit gesenktem Kopf und schnellen langen Schritten, hörte ich manche Wörter, Begriffe, Satzfetzen, die *Morbus* und *-itis* und *Patho* wie zerschlissene Fahnenreste vor sich her trugen. Ich wollte nichts davon wissen. Wir gehörten nicht hierher. Eine Nacht. Eine einzige Nacht, dann wäre der Irrtum aufgeklärt. Wir würden nach Hause fahren. Aljoscha war kerngesund, das sah man auf den ersten Blick. Er strotzte vor Kraft und Energie. Man müsste es doch an seinem Aussehen merken, wenn irgendetwas nicht stimmte. Und selbst wenn der schlimmste Fall einträte, an den ich mir zu denken erlaubte, dann würde er eben ein Hörgerät erhalten, aber nur für kurze Zeit. Vielleicht hing diese vorübergehende Schwerhörigkeit wirklich mit den Windpocken zusammen, wie Helmut gemeint hatte, oder mit dem Wachstum. Kinder wuchsen doch wahnsinnig schnell, und die Ohren waren empfindlich, das hatte ich schon oft gelesen. Alles würde sich aufklären. Ich würde nicht zu den Müttern mit den schweren Schritten und den

Kummergesichtern gehören, die in Ecken beieinanderstanden, atemlos oder schleppend sprachen, und alles um sie herum war schwarz und schwer und schlimm. Nein, bei uns war das anders. Es würde sich alles aufklären, alles würde gut werden, das hatte Helmut gesagt, und der hatte sich noch nie getäuscht, und wenn er sich doch einmal getäuscht haben sollte, dann wollte ich das jetzt sofort vergessen.

Mein Brösel wurde verkabelt, und mir brach fast das Herz. Eine gelbe Nylonmütze bekam er über den Kopf gezogen, auf der ein buntes Kabelgewirr stak. Wie ein Außerirdischer sah er aus. Unglücklich schaute er mich an. Sagte keinen Ton. Ließ alles mit sich geschehen. Fast apathisch. Es war ein langer, anstrengender Tag für ihn gewesen. Er war müde. Hoffentlich würde er schlafen können mit dieser straffen Mütze auf dem Kopf. Sie musste eng sitzen. Es dauerte ewig, bis die Ärztin zufrieden war. In jedes der Löcher musste Gel geträufelt werden, alles musste exakt sitzen, damit das Gerät die Gehirnströme aufzeichnen würde. Ich versuchte Aljoscha abzulenken, indem ich ein Bilderbuch mit ihm anschaute, doch ich musste ständig beiseiterücken, von rechts nach links, und er war zu müde.
Ich versuchte, den Monitor des EEG zu ignorieren, auf dem die Zacken wie verrückt auf und ab sprangen. Ich wusste, wie Hirnströme aussehen. Das, was den Monitor durchzuckte, sah anders aus. Wahrscheinlich war es auch etwas anderes. Denn dieses Durcheinander da, das konnte nichts Gutes bedeuten. Oder hatte ich damals in diesem Zeitungsartikel die Hirnströme von einem Erwachsenen gesehen und war dieses chaotische Auf und Ab bei Kindern normal? Ich traute mich nicht zu fragen.

»Es ist schrecklich hier«, sagte ich am Telefon zu Helmut.
»Halte durch, Kuffi!«

»Es ist so scheußlich und stickig, und alle sind total unfreundlich. Die Ärzte, die Krankenschwestern, alle.«
»Morgen seid ihr wieder da. Nur eine Nacht, Kuffi. Morgen ist das alles schon vergessen.«

Am nächsten Tag erfuhr ich, dass wir länger in der Klinik bleiben sollten. Das EEG sei nicht in Ordnung, man müsse weitere Untersuchungen durchführen. Ich solle mir Kleidung für zirka vierzehn Tage – die in meinen Ohren wie vierzig Wochen klangen – bringen lassen.
Helmut und Joshua allein zu Hause. Und die Hunde. Wer würde die Hunde nehmen? Helmut hatte keine Zeit, sich rund um die Uhr um Joshua zu kümmern. Er musste doch unterrichten! Wie sollte das gehen! Ich war völlig durcheinander und hilflos und verzweifelt.
»Und was ist nicht in Ordnung mit dem EEG?«, fragte ich.
Der Arzt, schon wieder ein anderer, legte einen Papierausdruck auf den Tisch.
»So sieht das EEG Ihres Sohnes aus.«
Ich beugte mich darüber. Wieder diese wilden Zacken.
»Und hier zum Vergleich«, der Arzt legte einen anderen Papierausdruck daneben, »das EEG eines gesunden Kindes.«
Mir wurde schlagartig schlecht. Lieblich und gleichmäßig plätscherten die Wellen im EEG des gesunden Kindes. Fast hörte ich Vöglein singen und ein Bächlein rauschen. Bei Aljoscha fuhren schwarze breite Balken auf und ab, auf und ab, hin und her. Ich hätte schreien mögen. Wenn es so in Brösels Gehirn aussah, dann war er krank, sehr krank, schwer krank. Wie musste er leiden unter diesen schwarzen unkontrollierten Zuckungen. Ich fasste mir an den Hals und schaute mich suchend um. Mir war übel.
»Frau Kuffner«, sagte der Arzt, und seine Stimme klang so ernst, dass ich kaum mehr Luft bekam, »wir müssen herausfinden, warum Aljoschas EEG so aussieht.«

»Ja. Bitte«, sagte ich und zog mein Kind eng an mich, das während des ganzen Gesprächs erschöpft geschlafen hatte.

So begann der Untersuchungsmarathon. Wir mussten uns durch eine Liste von Geräten und Ärzten arbeiten. Ohne Proviant und Wasser marschierten wir auf dem Riesengelände Richtung Ohrenklinik – eine Wanderung von zwanzig Minuten – und zurück und zu einer neuen Untersuchung, und alles war monströs. Riesige Hallen, riesige Treppenaufgänge, endlose Flure, treppauf, treppab und warten, warten, warten. Und weiter. Ohrenklinik, Augenklinik – überall das gleiche Spiel. *Name, geboren am, versichert bei, Hausarzt* und wieder zurück. So vergingen vier, fünf Stunden, und es war noch lang kein Ende in Sicht, dies war erst der Anfang. Immer neue Untersuchungen, neue Menschen in Weiß. *Kommen Sie bitte mit. Warten Sie bitte. Sie werden aufgerufen.*
Wir waren erschöpft und durstig und hungrig, und irgendwann konnte mein braver Brösel nicht mehr. Alles hatte er mit sich machen lassen mit einer Geduld, die mich erschütterte, denn so kannte ich ihn nicht, und diese Geduld schnitt mir tief ins Herz. Er sagte wenig, lief wie ein Lämmchen neben mir her. Zur Schlachtbank, dachte ich.
Und nun, nach fünf Stunden war er am Ende. Er hatte Durst, und er wollte nicht schon wieder ruhig sein müssen und verkabelt werden. Er wollte etwas trinken.
»Nein«, sagte die schwarzhaarige Frau im weißen Kittel.
»Durst«, sagte Aljoscha und machte sogar die Gebärde für trinken, hielt ein imaginäres Glas in beiden Händen. So als hätte ihn die Ärztin nicht verstanden. So als könnte er nicht verstehen, dass sie ihm kein Wasser geben wollte.
»Sei jetzt still, sonst klappt die Aufzeichnung nicht.«
Die Weißkittel standen um uns herum und waren so groß und hatten so viel Macht, und Aljoscha und ich waren auf einmal so klein, als wären wir auf dieser Wanderung von Un-

tersuchung zu Untersuchung geschrumpft, bald würden wir durch die Ritzen schlüpfen können wie Mäuslein in die Freiheit, ach wäre das schön. Draußen herumwuseln in diesem prallen Sommer.
Die Ärztin oder Helferin, ich hatte den Überblick längst verloren, schnauzte mich an. »Wenn Sie Ihren Sohn nicht im Griff haben, hat das hier keinen Sinn. Ich gehe jetzt. Sie können mich rufen, wenn Sie ihn beruhigt haben. Der hat ja überhaupt kein Benehmen. Ist es denn zu viel verlangt, dass er mal kurz still sitzen bleibt? So ist das jedenfalls kein Arbeiten!«
Und draußen war sie.
Sprachlos starrte ich ihr nach. Aljoscha schaute mich an. Seine Lippen waren spröde. Er hatte großen Durst. Tränen liefen mir übers Gesicht. Ich wollte heim. Heim! Ich nahm einen Plastikbecher, füllte ihn mit Wasser und gab Aljoscha zu trinken. Dann hielt ich seine kleine heiße Hand in meiner. Der weibliche Weißkittel kehrte nicht zurück. Aljoscha lehnte sein Gesicht an meine Brust und seufzte. Es klang wie aus dem tiefsten Inneren und passte nicht zu seinem jungen Gesicht und Körper, es war das erschöpfte Seufzen eines Greises.
»Wir gehen«, sagte ich zu meinem Kind, doch mein Kind war zu müde zum Gehen. Ich trug ihn auf meinen Armen zurück in unser Zimmer in die Kinderklinik, eine halbe Stunde lang trug ich ihn durch das Krankenhausgelände und treppauf, treppauf. Er wog damals zirka 15 kg, und als wir endlich unser Zimmer im dritten Stock erreichten, stellte sich heraus, dass wir umquartiert worden waren, unsere Betten standen auf dem Gang, wir sollten in ein anderes Zimmer, doch keiner wusste, in welches. Das passierte noch einige Male während unseres Aufenthalts im Haunerschen Kinderspital.

So wie dieser Tag verliefen auch die folgenden. Untersuchungen von morgens bis abends. Aljoscha wurde immer stiller.

Er wehrte sich nicht. Ließ alles mit sich geschehen, und ich fühlte mich entsetzlich, weil ich ihm das zumutete. Häufig verlor ich die Orientierung auf diesem gigantischen Klinikgelände, die Gebäude sahen alle gleich aus, und niemand kannte sich wirklich aus. *Tut mir leid, ich bin Patient.* Aljoschas Augen waren nur noch traurig. Keine Freude mehr. Seine kleine Hand in meiner. Schlaff.
Wohin bringst du mich, Mama?
Ich weiß es nicht, mein Sohn. Ich will dich beschützen, mein Sohn vor diesem ganzen großen namenlosen Grauen. Und ich habe selber so viel Angst. Halt durch, mein Kind. Halte durch.

Immer wieder zweifelte ich daran, dass ich alles richtig machte, denn Aljoschas Zustand verschlechterte sich im Krankenhaus Tag für Tag. Mein lebhafter lustiger Wildfang war nur noch ein Schatten seiner selbst. Er reagierte kaum mehr auf Geräusche. Unauffällig, wie ich glaubte, testete ich ihn. Ließ neben seinem Bett etwas zu Boden fallen. Er zeigte kein Interesse. Und er sprach fast nicht mehr. Ich trug ihn viel mit mir herum, denn die Untersuchungen machten ihn müde. Wenn er dann wie ein kleines Äffchen vorne an mir hing und ich seinen warmen Atem an meinem Hals spürte, wie er mir vertraute und sich niemals wehrte gegen all die Orte, wohin ich ihn brachte, fühlte ich mich innerlich wie flüssig vor Liebe zu diesem Kind, dem ich so gern alles erklärt hätte, das ich so gerne gefragt hätte, wie es ihm ging, was er dachte, was er spürte, ob er Schmerzen hatte oder Sorgen – doch ich konnte ja nicht mehr mit ihm sprechen, also nicht mit Worten, nur noch mit Gefühlen, und so waren sie flüssig geworden, weil ich meinen Sohn so am besten erreichte.

Vielleicht wäre es leichter gewesen, wenn man mir freundlicher begegnet wäre. Im Nachhinein denke ich, dass wahrscheinlich zu viele junge Ärzte in dieser Klinik arbeiteten, die die Kompetenz, um die sie rangen, mit Arroganz verwechselten. Ich habe nie wieder eine solch unfreundliche Stimmung erlebt wie in München – und ich sollte in Zukunft, was Krankenhäuser betrifft, eine steile Karriere hinlegen. Unsere Ausgangsposition war prädestiniert für diese Karriere. Aljoscha und ich gaben unser Bestes, die Ärzte in München zu beeindrucken. Wir präsentierten ihnen eine Krankheit, unter der weltweit keine zweihundert Menschen leiden. Eigentlich ist sie in unserem Familiennamen angelegt: das Landau-Kleffner-Syndrom.

Als die Ärzte es mir sagten, es waren drei, nicht einer, verstand ich überhaupt nichts. Ich verstand eigentlich nur Kläffen, und dann redeten sie auf mich ein, und ich starrte auf ihre Münder und in ihre Gesichter, und ich sah, dass es etwas Ernstes war, ich sah aber auch, dass es etwas Besonderes war, kein alltäglicher Fall, einer, der einen herausforderte, der vielleicht sogar Spaß machen konnte. Neugier las ich in einem der Gesichter, als wären wir eine Beute, und während ich dachte, *nein, das kann nicht sein,* zogen die Erklärungen an mir vorbei, und ich merkte mir nur ein paar Stichpunkte, den Rest verstand ich ohnehin nicht, denn er wurde mir in Medizinerlatein präsentiert, und ich bin nur eine Mutter, die fast verrückt war vor Sorge um ihr Kind.

Und Helmut rief ins Telefon: »Was genau bedeutet das? Sie haben es dir doch erklärt?«

»Ich habe es nicht verstanden«, schluchzte ich und kramte nach den Bruchstücken: »Man weiß wenig über die Krankheit. Sie wurde 1957 von zwei Ärzten entdeckt, die heißen Landau und Kleffner.«

»Ja, aber was bedeutet das für Aljoscha?«

Warum hatte ich mir nur das Unwichtige gemerkt?

»Jungen sind öfter betroffen als Mädchen, aber es gibt nur ganz wenig Menschen auf der Welt, die das haben.«

»Ist es heilbar?«
»Ja.«
»Kuffi! Das ist ja endlich mal eine gute Nachricht.«
»Ja, vielleicht.«
»Was heißt das?«
»Helmut, ich weiß es nicht! Wir müssen noch mal mit den Ärzten reden. Es kann sein, dass die Symptome in der Pubertät verschwinden.«
»In der Pubertät?«
»Ja.«
»Aber er ist doch gerade erst vier geworden!«
»Ich weiß«, schluchzte ich.
»Sag noch mal, wie diese Krankheit heißt, ich versuche selber was rauszukriegen.«
»Landau-Kleffner-Syndrom.«
»Mit ä wie Kläffen?«
»Nein, e.« Ich buchstabierte, und weil es wirklich so ähnlich wie Kuffner klingt, war es mir gar nicht fremd, und ich war gerührt, weil auch Helmut als Erstes an Kläffen gedacht hatte. »Eine Epilepsie im Sprachzentrum, die zu völligem Sprachverlust führen kann«, erinnerte ich mich schlussendlich doch noch an eine Erklärung der Ärzte.

Abends kam Helmut mit einem Ausdruck aus dem Internet. Wir starrten ratlos darauf.

Das seltene »Landau-Kleffner-Syndrom« (Aphasie-Epilepsie-Syndrom)

betrifft Kinder vom 3. bis 10. Lebensjahr, öfter Knaben als Mädchen. Es ist mit dem »ESES« eng verwandt. Sein besonderes Kennzeichen ist ein Verlust der Sprache nach meist zunächst unauffälliger Entwicklung. Zu Beginn können die Kinder die Sprache nicht mehr verstehen (»auditorische Agnosie«), dann folgt die Rückbildung des Sprechens mit zunächst Wortfindungsstörungen, manchmal bis zur Stummheit. Andere zeigen nur Mängel im Ausdrucksvermögen oder Sprachfluss und Aussprache, gelegentlich ohne Betonung. Die allgemeine Intelligenz bleibt jedoch weitgehend erhalten, und das Hörvermögen ist ungestört. Dabei treten Anfälle – wie beim ESES – meist selten auf oder fehlen in einem Drittel der Betroffenen ganz. Die Anfälle können dem Sprachverlust vorausgehen, diesem aber auch nachfolgen. Die Sprachrückbildung kann innerhalb von wenigen Wochen erfolgen, weniger häufig – bei etwa jedem 4. Kind – zieht sie sich schrittweise über einige Monate bis zu einem halben Jahr hin.

Der Ausschluss einer organischen Ursache, welche speziell das Sprachzentrum beeinträchtigen könnte, durch eine bildgebende Untersuchung (MRT) ist wichtig.

Das EEG zeigt die typischen → BEPK besonders im Schlaf und fast immer vor allem im Schläfenlappenbereich, dann nicht selten wie beim ESES im Schlaf fast ununterbrochene Spike-wave-Aktivität mit eingestreuten langsamen Wellen. Diese wird als Ursache der Entwicklungsrückschritte angesehen. Deswegen ist eine Behandlung oft dringlich.

Die Therapie ist meist schwierig und entspricht dem Vorgehen beim ESES (siehe dort).

Wie ist der Verlauf?

Anfälle und EEG-Veränderungen schwinden spätestens in der Pubertät. Sprachverständnis und Sprachvermögen werden jedoch oft – nach statist. Angaben bei etwa der Hälfte bis zwei Drittel der Fälle – nur unvollständig wieder erworben.

(www.anfallskind.de/108_.htm)

»Du musst doch mehr wissen«, drängte Helmut mich, »du hast doch mit den Ärzten geredet.«

»Ich habe sie nicht verstanden«, konnte ich nur erwidern. Da fiel mir auf, dass ich wie Aljoscha war. Aljoscha verstand mich

nicht, ich verstand die Ärzte nicht, ich verstand überhaupt nichts mehr, die Welt hatte Risse, überall Risse, die wurden immer breiter wie die Balken auf Brösels EEG, und wir waren dabei, durchzufallen, irgendwohin, durch die Risse in den Abgrund zu stürzen. Nach vierzehn Tagen Krankenhaus kam kaum mehr ein Wort über die Lippen meines Sohnes. Er verstand nicht, was ich ihm sagte. Ich konnte ihm nicht erklären, warum wir hier waren. Warum wir nicht daheim waren, bei seinem Bruder, Vater. Und warum seine Mama nur noch weinte, immer weinte, weinte ohne Unterlass.
Auch Helmuts Augen schimmerten feucht. »Ich rufe heute Nacht noch meine Fahrschüler für morgen an. Vielleicht kriege ich eine Vertretung. Ich will mit den Ärzten reden. Jetzt ist ja keiner mehr da.«
»Immer wenn du da bist, ist es zu spät.«
»Kuffi.«
»Zu spät für die Ärzte«, korrigierte ich mich.
»Kuffi, morgen bin ich bei dir, und wir reden gemeinsam mit ihnen.«
»Ja.«
Helmut drückte meine schlaffe Hand.
»Kuffi, das kriegen wir hin. Bestimmt. Dann versteht der Brösel uns eben eine Weile nicht – na und?«
Ich nickte. Ich wollte Helmut nicht noch mehr belasten, denn ich hatte bei den unzähligen Untersuchungen sehr wohl bemerkt, dass dieses Nicht-Verstehen mehr bedeutete als eine Schwerhörigkeit. Aljoscha lebte in einer Welt, die er nicht mehr einschätzen konnte. Er verstand die Welt nicht mehr. Alles, was er hörte, fand keinen Weg in sein Gehirn. Sobald ich mir vorzustellen versuchte, wie entsetzlich er sich fühlen musste, wurde mir schwindlig, und ich bekam kaum mehr Luft. Mein geliebter Brösel war einer Umwelt ausgesetzt, in der er nichts zuordnen konnte. Wie viel Angst musste ihm das machen!

Beim Arztgespräch mit Helmut zeigten sich die Ärzte etwas freundlicher. Immerhin erklärten sie ihm sehr detailliert, was sie wussten: wenig. Man wusste nicht, ob Aljoscha etwas hörte und die Geräusche nicht zuordnen konnte oder ob er die Geräusche nicht hörte. Die rapide Verschlechterung sei typisch für das Krankheitsbild. Man müsse weitere Untersuchungen durchführen.

»Und dann?«, fragte Helmut.

»Sehen wir weiter.«

»Aber wenn Sie sagen, dass Sie wenig über diese Krankheit wissen, dann können Sie doch auch nicht weitersehen!«

»Es gibt sicher Möglichkeiten, Herr Kuffner, aber lassen Sie uns erst mal die Diagnose von allen Seiten abklopfen, und zwar so schnell wie möglich, damit wir damit beginnen können, ihn einzudosieren.«

Eindosieren! Wir waren doch Menschen! Aljoscha war ein Kind, ein kleiner Junge von gerade mal vier Jahren. Warum erklärte uns niemand richtig, was hier vor sich ging? Was bedeutete das genau: eindosieren. Warum behandelten sie uns immer nur wie einen, wenn auch höchst interessanten Fall. Ich hätte schreien mögen und konnte es nicht. Ich weinte. Um Aljoscha. Um mich. Um unsere Familie. Um alles, und dann fing ich wieder von vorne an.

Helmut fuhr nach Hause. Aljoscha und ich blieben in Haft. So kam es mir vor. Alle Tage sahen gleich aus. Von morgens bis abends Untersuchungen und Warten. Dazwischen telefonierte ich. Helmut rief nach jeder Fahrstunde an, doch oft erreichten wir uns nicht, ich war bei Untersuchungen oder Arztgesprächen. Ständig neue Ärzte, neue Räume, neue Tests. Aljoscha war nur noch eine willenlose Puppe. Und ich heulte fast ununterbrochen. Ich hatte nicht gewusst, dass ein Mensch so viel heulen kann. Ich musste völlig ausgetrocknet sein, innerlich mürbe. Ich konnte mich nicht zusammenreißen, ich konnte es nicht kontrollieren, ich konnte einfach nur heulen, rund um die Uhr heulen, heulen, heulen. Gerade mal, dass ich die gewünschten Informationen hervorbrachte – *Name, Versicherung, Hausarzt* –, warum wollten sie das immer wieder wissen? Unsere Akte war mittlerweile fingerdick, und wer sie las, hatte viel zu blättern, vor und zurück, und brauchte einige Zeit dafür. Niemand konnte mir mehr sagen als das, was Helmut und ich dem Internet entnommen hatten. Wie auch – wenn diese Krankheit weltweit bei gerade mal zweihundert Menschen diagnostiziert worden war. Warum Aljoscha? Warum wir? Überall nur Fragen und nirgends Antworten.

In den folgenden Wochen wurden bestimmt dreißig EEGs geschrieben. Jedes davon war eine Katastrophe. Keine Millimeter trennten uns von dem normalen gleichmäßigen Fluss gesunder Hirnströme: Es fehlten Zentimeter. Aljoscha zog sich ganz in sich zurück. Er lachte nicht mehr, schaute nur noch mit Augen, die immer größer und schwärzer zu werden schienen und immer trauriger. Ich drückte ihn fest an mich und heulte, heulte, heulte. Er fragte mich nicht, was mit mir sei. Er war irgendwo anders. Das konnte ich ihm nicht verdenken. Ich wäre auch gern irgendwo anders gewesen. Und am liebsten bei ihm. Doch ich wusste nicht, wohin er verschwand, und schaffte es nicht einmal bei ihm, den ich unbedingt vor meiner Verzweiflung schützen wollte, mich zu beherrschen. Immer den Satz der Ärzte im Kopf: Ihr Kind verliert die Sprache.

Verliert die Sprache, verliert die Sprache, was bedeutete das? Man kann keine Sprache verlieren, einfach so, er hatte sie doch eben erst gelernt, und so ganz besonders schöne Sätze gesprochen, warum hatte ich mir die nicht aufgeschrieben, diese wunderschönen Brösel-Sätze, irgendwo musste ich … in einem Album … hatte ich das nicht meiner Mutter geschenkt, letztes Jahr zu Weihnachten? Der Akku an meinem

Handy war leer. Ich rannte zu der Telefonzelle im Erdgeschoss und tippte die Nummer meiner Mutter ein.

»Mama, die Sätze von Aljoscha.«

»Manuela!«

»Hallo, Mama!

»Manuela, warum rufsch du mi denn id aa?«

»I kann im Krankenhaus koi Handy einschalten. Zum Telefonieren muss i immer raus. Außerdem isch der Akku leer. Helmut hat des Kabel vergessen. Und er ruft dich doch immer an und erzählt dir alles.«

»Manuela! I ka scho gar nimma schlofa, wenn i nix von dir hear. Des regt mi ganz auf. Wie geht's eich, Meisle, wie geht's eich denn?«

»Es isch alles so furchtbar, Mama.«

»Wo isch dä Aljoscha, was macht'ä denn da ganze Dag?«

»Schläft gerade.«

»War da Helmut schon bei dir?«

»Ja. Er kommt jeden Tag.«

»I weiß schon, mei Meisle, er hat mir alles gsagt. Des isch ja furchtbar. Der arme Bua.«

»Ja, Mama.«

»Und was macht ma jetzt?«

»Er redet eigentlich nimma.«

»Waas? Der sagt jetzt gar nix mehr?«

»Es ka sein, dass er die Sprache jetzt verloren hat, Mama. Dass er nie mehr redet, und was noch viel schlimmer isch«, ich schluchzte, »er ka uns nimma verstehen, er ka die Welt nimma begreifen.«

»Ja, aber di wird er imma verstehn. Bischt doch sei Mutter!«, sagte meine Mutter, und ihr Ton ließ keinen Zweifel aufkommen.

»Aber i ka ihm id erklären, was hier passiert. Mama, wir müssen ständig zu Untersuchungen – wie soll i ihm des verständlich machen? Er isch wie ein gefangenes Tier. Er schaut mi an, er isch so traurig, es isch so furchtbar, und die Ärzte sagen, dass er vielleicht auch die Geräusche, die er wahrnimmt, nimma einordnen kann. Mama, des isch der blanke Horror, in welcher Welt er nun lebt …«

»Ach, mei Meisle.«

»Vielleicht versteht er den Sinn von Sprache gar nimmer, Mama. Vielleicht machen wir für ihn nur Geräusche oder Töne, und Sprache isch des Gleiche als ob die Bremsen von Autos quietschen würden. Er isch so allein. Ich erreich ihn nimma. Es isch, als … als ob er wegtreibt von mir auf einer Nussschale und …«

»Du muasch di jetzt zammareißa. Du muasch stark sei für dein Bua. Für beide Buaba. Wie gots'm Joshua? Schaut da Helmut au noch eam?«

»Ja, natürlich, Mama.«

»Was isch'n mit der Andrea, deiner Freindin? Ka da die id helfä?«

»Andrea? Die hat gerade ihr zweites Kind kriegt. Ihre Schwangerschaft war au id einfach, weisch. Jetzt hat sie erst mal genug zu tun mit Lukas und ihrem Baby – noi, Mama, der Helmut macht des scho, und außerdem darf er dir den Joshua doch wieder bringen, morgen, oder?«

»Da frei i mi, Manuela. Des weisch doch. Er ka so lang bleibe, wie er will. Und dann gemma jeden Dag um an Baggersee.«

»Dank dir, Mama. Und bitte erzähl auch Robert, wie es mir geht.«

»Ruf doch dein Bruda selba aa. Der will doch au wisse, was los isch.«

»Mama, i ka id. Bitte! I habe hier kaum Zeit, obwohl ich ständig warte, bitte ruf du ihn an.«

»Isch guad. Des mach i glei.«

»Danke, Mama.«

Ich hätte gern mit Robert gesprochen, ich hätte auch gern

mit Andrea gesprochen, doch das alles kostete mich zu viel Kraft. Sie würden Fragen stellen, die ich nicht beantworten konnte, und außerdem musste ich ständig heulen. Es fing ja jetzt schon wieder an. Mühsam riss ich mich zusammen.

»Da Robert däd sich wirklich freiä, wenn du di meldesch«, versuchte meine Mutter es noch mal.

»Mama, des isch schwierig hier, des isch mir alles zviel.«

»Ja, und wann kommsch wieda?«

»I weiß id, wann i rauskomme.«

»Ruf mi jedn Dag aa!«

»Ja, oder Helmut ruft dich an.«

»Brauchsch du waas?«

»Nein, i brauch nix. Du hilfst mir schon sehr, indem du Joshua nimmsch.«

»Du weisch doch, dass i dir helf, wenn i ka.«

»Danke.«

»Iss fei was!«

»Ja, ja.«

»Schmeckt's Essa im Krankenhaus?«

»Geht so.«

»Und der Aljoscha, isst der auch was Gscheits?«

»Ja.«

»Isch er draurig, mei Bua?«

»Ja«, sagte ich leise. Meine Stimme kippte wieder in das Weinen. »Sehr traurig, Mama.«

Sie weinte auch.

Wir weinten beide ins Telefon.

»Mama, ich muss jetzt aufheare.«

»Ja, mei Meisle, i denk ganz viel an di und bät für di.«

Wenn ich in den nächsten Tagen an dieser Telefonzelle vorbeiging, trösteten mich die Stimme meiner Mutter, die noch immer dort war, und das Weinen meiner Mutter, die mit mir fühlte. Und manchmal, wenn ich es gar nicht mehr aushielt, rannte ich zu der Telefonzelle und stellte mich eine Weile daneben, als wäre sie ein Akku, wo ich mich aufladen konnte. Einmal lehnte ich meine Wange an die kühle Scheibe der Zelle. Sie wurde schnell warm, und als ich zurück zu Brösel ging, hatte ich das Gefühl, meine rechte Backe würde glühen. Ich rief meine Mutter nicht so oft an, wie ich es nötig gehabt hätte. Ich wollte sie nicht belasten mit ihrem kranken Enkelkind. Meine Mutter hat genug gelitten unter dem viel zu frühen Tod meines Vaters. Er starb mit 43 Jahren an Krebs. Ich vermisste ihn schmerzlich. Er hatte immer Rat gewusst. *Papa, wenn du irgendwo bist, dann hilf mir! Bitte, Papa!*

Abends telefonierte ich dann doch mit meinem drei Jahre älteren Bruder Robert, der Joshua am nächsten Tag zu meiner Mutter bringen sollte, und er wollte auch von mir wissen, was das bedeuten würde, dass Aljoscha die Sprache verlieren würde, aber ich konnte ihm nichts erklären, ich verstand es doch selbst nicht. Jeder wollte Erklärungen von mir, deshalb hielt ich nur zu wenigen Menschen Kontakt. Vor allem zu meiner Mutter und meiner Freundin Lola. Hin und wieder telefonierte ich auch mit Andrea. Ich wollte sie kurz nach der Geburt von Jakob nicht belasten mit Brösels Krankheit. Die Telefonate mit Helmut beruhigten mich meistens. Er behauptete unbeirrbar, dass die Dinge niemals so schlimm wären, wie sie auf den ersten Blick aussehen würden. »Ja«, sagte ich tapfer und erfuhr in den nächsten Tagen in der Klinik, dass die Dinge manchmal noch viel schlimmer sind, als sie auf den ersten Blick aussehen. Die Untersuchungen brachten ständig neue Hiobsbotschaften und die Erkenntnis, dass ärztlicherseits keine klare Therapie vorgeschlagen werden konnte. Man musste testen, was helfen könnte, und das so schnell wie möglich. Alles kam jetzt darauf an, Aljoscha die richtigen Medikamente zu verabreichen.

»Und wie geht es dir heute?«, fragte Lola, meine Freundin aus Tübingen am Telefon.
Ich konnte die Frage nicht beantworten. Ich wusste es nicht. Ich war einfach nur verzweifelt. Abgrundtief verzweifelt.
»Ich komme gleich«, sagte Helmut. »Nur noch zwei Fahrschüler, dann komm ich.«
Ich legte auf und heulte weiter. Irgendwo in meinem Kopf gab es diese Stimme, die sagte, dass ich stark sein müsse. Für Aljoscha. Aber ich konnte nur heulen. Ununterbrochen. Ich konnte nicht stark sein. Und Aljoscha schaute mich an aus seinen großen braunen, traurigen Augen. Wir lagen beide wie niedergeschmettert am Boden und konnten uns nicht helfen, weil wir uns nicht mehr verstanden und ständig auseinandergerissen wurden durch Untersuchungen und Tests – und wir durften nichts Schönes erleben, denn wir sollten die Klinik nicht verlassen.
Aber es war doch Sommer! Irgendwo da draußen hinter den Mauern der Klinik. Es war heiß. Morgens sangen die Vögel und durch die gekippten Fenster drang das Stadtleben herein. Kavalierstarts an Ampeln, Lachen, Hupen, das Wummern von Discosound. Manchmal roch es nach Vanille und gebrannten Mandeln, dann wieder nach Grillkohle. Es war Sommer. Ohne uns. Es gab keinen Sommer für uns in dieser Klinik. Die Welt erschien mir wie zerfallen in die Welt im Krankenhaus und die Welt draußen. Alles, was schön war, gab es nicht mehr für uns. Ich war nicht mehr diejenige, die ich vor kurzem noch beschrieben hätte. Manuela, fast vierzig, glückliche Ehefrau und glückliche Mutter von zwei wundervollen Buben, Frauchen von drei friedlichen Kampfhunden, Hobbysportlerin im Fitnessstudio und beim Jogging mit den Hunden, Bekannte von einigen Frauen, mit denen sie gern beim Kaffee zusammensaß und auch mal shoppen ging und … ach ja … alles, was das Leben eben sonst noch schön machte … außerhalb der Mauern des Krankenhauses.

Sommer in der Stadt. Aus manchen Fenstern in meinem Gefängnis konnte ich Passanten sehen. Lachende Menschen, die etwas vorhatten, die sich auf ihren Feierabend freuten. Bunte Sommerklamotten und atemberaubende Schuhe, einmal saßen wir in einem Wartezimmer im Souterrain, und ich sah nur Sandalen, ständig Sandalen und Beine bis zu den Waden, und ich beneidete sie alle. Ich dachte darüber nach, dass es irgendwo da draußen Frauen gab, die sich Gedanken um Schuhe machten. Das kam mir völlig absurd vor. Ich versuchte mich daran zu erinnern, dass ich mir auch einmal Gedanken um so etwas gemacht hatte. Welche Schuhe wozu, und Schuhe kaufen war überhaupt ... ja was eigentlich? Ich starrte auf die fremden Knöchel und Sandaletten, und jeder Absatz bohrte sich in meine Vergangenheit, und nach einer Viertelstunde Warten war sie platt wie das Trottoir. Man hätte mich vom Boden kratzen können. Dann wieder fühlte ich nichts. Gar nichts. Ich schaute und sah nichts. Ich hatte keine Empfindung. Ich wollte heim. Zu meiner Familie. In meinen Garten. Heim. Zu Helmut und Joshua. Zu Sandy, Bimbam und Gina. Ich verlor mich, und ich verlor Aljoscha, jeden Tag ein Stück mehr. Er war apathisch.

»Dürfen wir wenigstens am Wochenende nach Hause«, bat ich die Ärzte.

»Nein, das geht nicht«, sagten sie.

Ich fragte nicht nach. Ich war viel zu schwach. So ist es und Punkt. Da kann man nichts machen. Wir waren wie Gefangene, und mein schönes, starkes, stolzes Kind wurde stumpfer Tag für Tag. Ich versuchte oft, meine Tränen vor Aljoscha zu verbergen, aber es gelang mir nicht, und wenn ich ihn betrachtete, wuchs meine Verzweiflung. Wie unglücklich er aussah, so entsetzlich unglücklich in dieser Tristesse. Und wie leicht machte er es mir. Das konnte ich in diesen Tagen nicht würdigen. Später würde ich mich daran erinnern, später in einem anderen Krankenhaus, wenn die Krankheit ihn in ihren Fängen hätte – oder die Medikamente, die man an ihm ausprobierte –, doch hier und heute fand ich es nur schrecklich; ich wusste noch nicht, wie es auch sein konnte: mit einem unzähmbaren, zornigen Kind, das schreiend durch die Gänge rast. Vielleicht hätte uns das aber auch geholfen in München, vielleicht hätten sie uns dann einfach rausgeworfen.

Wenn wir nicht in Wartezimmern saßen oder bei Untersuchungen, ging ich mit Aljoscha zu dem kleinen Klinik-Spielplatz, um wenigsten einen Zipfel Normalität zu retten. Er buddelte ein wenig im Sand herum, fast machte es den Anschein, er täte es mir zuliebe. Ich heulte und zerfloss in Selbstmitleid. Warum ich? Warum wir? Was haben wir verbrochen? Warum ist mein Glück verschwunden? Wir hatten doch noch so viel vor. Meine Familie! Mein ganzer Stolz! Ich dachte an unseren Urlaub in der Toskana.

»Weißt du noch?«, fragte ich Helmut, mit dem ich abends am Spielplatz saß.

»Jede einzelne verdammte Minute«, antwortete Helmut.

Ich wollte ihm erzählen, was die Ärzte gesagt hatten, doch ich konnte nicht reden, nur heulen.

Helmut sprach mit einem Arzt, der ihm dasselbe erzählte wie mir. Dass es sehr schnell gehen müsse. Man befürchtete, die Sprache würde total verlorengehen, deshalb müsse man so schnell wie möglich mit der Eindosierung der Medikamente beginnen, um etwas aufzuhalten.

»Was aufzuhalten?«

»Die Krankheit.«

»Was genau bedeutet das?«

Schulterzucken.

Wenn Helmut fort war, heulte ich erst recht, weil ich ihn so sehr vermisste, und ich war so dankbar, dass er an meiner Seite stand. Mit ihm zusammen würde ich es schaffen. Ich hatte ja noch keine Ahnung, wie sehr die Krankheit eines Kindes eine Ehe belastet: eine Prüfung, an der viele Beziehungen scheitern.

»Manuela! So geht das nicht weiter!« Plötzlich stand sie vor mir. Lola! Meine Freundin aus Tübingen. Aljoschas Patin. In unserem kleinen, engen, stickigen Krankenhauszimmer.
»Wo kommst du denn her?«, stammelte ich.
Sie antwortete nicht, sondern begrüßte Aljoscha, der sie freudestrahlend anlächelte. Brösel lächelte! Lolas erstes Kind Niklas war gerade erst auf die Welt gekommen, und sie hatte es bei ihrem Mann gelassen, um zu mir zu fahren. Sie hatte einen riesengroßen Geschenkkorb dabei, der überquoll. All das, was ich jetzt so dringend brauchte: Fröhlichkeit, Lachen, Freude. Und je mehr Freude ich herausnahm, desto mehr wuchs nach. Lolas Haare waren gut frisiert, sie duftete und sah wunderschön aus in ihrem luftigen zitronengelben Sommerkleid. Und ich?
»Sag mal, wie siehst du denn aus? Bist du in eine Schlägerei geraten? Du hattest doch früher mal Augen, oder?« Lola deutete auf ihre eigenen. »Hier ungefähr. Unterhalb der Stirn.«
Ich schaute kurz in den Spiegel, als wüsste ich nicht, was er mir zeigen würde. Eine verquollene Maske. Die jetzt auch noch grinste. Sah nicht gut aus. Gar nicht gut.
Als erste Maßnahme griff ich zum Kamm.
Lola lächelte. »Kommst du da überhaupt noch durch!«
Ich warf den Kamm nach ihr. Geschickt fing sie ihn auf. Aljoscha krähte und streckte seine Arme nach Lola aus. Sie umarmte ihn.
»Komm her!«, forderte Lola mich auf.
Zu dritt hielten wir uns fest. Lang.
»Und jetzt gehen wir Kaffee trinken.«
»Der Kaffee hier schmeckt nicht.«

»Wir gehen raus.«
»Wie raus?«
»Na, raus wie raus.«
»Das darf man nicht.«
»Wie bitte?« Lola starrte mich an. Ihre blaugrünen Augen blitzten. »Hä?«
»Man darf hier nicht raus«, wiederholte ich. »Das ist so. Versicherungstechnisch.«
Lola stemmte die Hände in die Seiten. »Bist du gehirngewaschen?« Sie fragte Aljoscha. »Brösel? Was ist mit deiner Mutter los? Spinnt die?«
Aljoscha krähte begeistert.
»Natürlich darf man raus«, beschloss Lola. »Du bist doch hier nicht im Knast.«
»Ach, nein?«, fragte ich verwundert.

Mit Lola klappte alles. Mit Lola klappte sogar rausgehen. Nur zwei Straßen weg vom Krankenhaus. In ein normales Café. Normale Menschen. Keine Weißkittel. Keine Mütter mit Kummergesichtern. Und nirgendwo Taschentücher. Bloß Servietten. Keine langen Flure und Neonlicht, sondern Sonne und Stöckelschuhe. Zigaretten. Lachen. Bunte Sommerkleider. Handys. Menschen. Echte Menschen! Es gab sie also noch, die andere Welt. Aljoscha bekam eine Limo und ein Eis und noch eine Limo. Und ich einen richtig guten Cappuccino. Und noch einen. Und dann verlangte Lola: »So. Und jetzt erzähl. Von ganz vorne.« Zur Bekräftigung steckte sie die Sonnenbrille, die ihre blonde Mähne bändigte, neu fest. Um sie herum flirrte es vor Energie. Sie steckte mich an damit. Meine Beine kribbelten schon. Gleich würde ich ein Rad schlagen zwischen den Tischen des Straßencafés. Ich war am Leben! Ich war eine Frau! Ich hatte eine Vergangenheit! Es gab mich! Ich konnte lachen! Ich spürte mich. Und ich wollte auch ein Eis. Mit Sahne! Lola winkte dem Kellner, der

nur auf ihren Arm mit den klirrenden Reifen gewartet zu haben schien.
»Prego?«
Genauso hatte sie früher unsere Kunden in dem Modegeschäft verzaubert, in dem wir als Kolleginnen gearbeitet hatten. Ich hatte oft den Verdacht, dass manche nicht wegen der Klamotten bei uns einkauften, sondern um ein paar von Lolas Funken abzukriegen. Lola versprühte gute Laune. Ach, war das eine schöne Zeit damals, als ich mit Helmut in Tübingen wohnte. Arbeiten war wie Freizeit, weil ich mich mit Lola so gut verstand, auch wenn sie zehn Jahre jünger ist als ich. Richtige Freundinnen wurden wir erst, als ich mit Helmut ins Allgäu zog und wir uns oft besuchten, denn in Tübingen trafen wir uns am Wochenende fast nie, da waren wir mit unseren Beziehungen beschäftigt. Lola! In ihrem prächtigen Geschenkkorb lagen viele bunt verpackte wunderbare glückliche Momente aus meiner Vergangenheit. Lola schenkte mir meine Erinnerungen. In ihrem vertrauten Gesicht entdeckte ich meine Vergangenheit. Ja, es gab mich noch, und ich war mehr als die heulende Mutter. Ich war Manuela, 39 Jahre alt und brauchte dringend eine Sonnenbrille, um die Schwellung zu kaschieren. Frech zog ich sie von Lolas Kopf. Das gefiel Aljoscha. Er lachte und klatschte in die Hände. Lola nahm mir die Brille wieder weg. »Wenn dein Eis kommt«, grinste sie, »löffelst du es dir am besten auf die Augen.«
»Lola«, seufzte ich. Und dann erzählte ich. Von ganz vorne und zum ersten Mal, ohne zu weinen. Und zum ersten Mal erzählte ich auch wirklich von ganz vorne, nämlich da, wo ich es noch gar nicht wissen wollte, ich erzählte von dem Moment an, wo die Ahnung in mir hochgekrochen war, vielleicht war es das Frühstück am See, denn dort war es so schmerzhaft schön gewesen, wie es nur sein kann, wenn das Glück zu bröckeln beginnt. Lola unterbrach mich nicht,

hörte nur zu, auch als ich die Chronologie abgearbeitet hatte und das Fenster zu meiner Seele weit öffnete: »Lola, ich habe Angst. Ich habe so große Angst, was ist, wenn er nicht mehr spricht. Wenn er nicht mehr hören kann. Was soll dann aus ihm werden?«

Lola legte ihre Hand auf meinen Unterarm.

»Ich habe rumtelefoniert. Ich habe von Helmut gehört, dass sie dich hier nicht gut behandeln. Ich habe Kontakt zur Uniklinik Tübingen aufgenommen. Ich will, dass du zu mir kommst.«

»Wie zu dir, wie soll denn das gehen?«

»Ein Oberarzt erwartet dich und Aljoscha am Mittwoch um zehn. In der Uniklinik in Tübingen haben sie schon einmal einen Fall mit dem Landau-Kleffner-Syndrom gehabt. Die kennen sich besser aus als deine Ärzte hier. Du packst jetzt deine Sachen, ich bring dich nach Hause, dann bleibst du übers Wochenende dort und fährst am Montag zu mir nach Tübingen. Dann sehen wir weiter.«

»Wie, ich packe jetzt meine Sachen und fahre nach Hause! Das geht doch nicht!«

»Wer könnte dich daran hindern?«, fragte Lola.

Nach Hause! Heim! Niemand würde mich daran hindern mit meiner starken Freundin Lola an meiner Seite.

»Fffffffffffffffffffffffffffffffffuchs«, bekräftigte Aljoscha.

SEPTEMBER 2001

In der Uniklinik in Tübingen waren alle sehr nett zu uns. Das tat mir unendlich gut. Krankenhaus musste also nicht so sein wie in München, es ging auch anders. Es gab einfühlsame und liebevolle Ärzte, Krankenschwestern und -pfleger. Aljoscha und ich würden in den nächsten Jahren noch sehr viele Weißkittel kennenlernen, wir würden nie wieder so unfreundlich behandelt werden wie bei unserer Krankenhauspremiere in München.

In dem Kurzurlaub zu Hause und der mit Lola verbrachten Zeit sammelte ich neue Kraft. Ich heulte nicht mehr, und ich sah auch nicht mehr aus, als wäre ich in eine Schlägerei geraten. Auch Aljoscha machte einen entspannten Eindruck. Die Ärzte in Tübingen versuchten, Kontakt zu ihm zu bekommen, und behandelten ihn nicht wie eine kaputte Maschine, an der sich einige Drähte gelöst hatten. Leider konnte ich meinem Sohn nicht erklären, warum schon wieder so viele Untersuchungen nötig waren. Er verstand mich nicht. Nur noch hin und wieder kamen einzelne Silben über seine Lippen. Aljoscha war dabei zu verstummen.

Lola wohnte fünf Minuten von der Klinik entfernt. Wann immer wir keine Untersuchungstermine hatten, besuchten wir sie und ihren Sohn Niklas. Es war eine große Hilfe, diese vertrauten Menschen in der Nähe zu wissen. Helmut konnte uns leider nicht jeden Tag besuchen, das war der einzige Nachteil in Tübingen. Die Untersuchungen liefen insgesamt entspannter ab, und wir bewohnten ein schönes und ruhiges

Einzelzimmer. Vor allem gab es endlich einen Oberarzt, der uns ständig begleitete. Dr. Wolff ist ungefähr so alt wie ich, er hat selbst zwei Kinder und war mir von Anfang an sympathisch. Er nahm sich Zeit für uns, sehr viel Zeit sogar, und ich spürte, dass ihm wirklich an Aljoscha liegt, dass Aljoscha kein Versuchskaninchen für ihn ist. Denn das war mir mittlerweile klar: Aljoscha war interessant für die Mediziner. Mit ihm konnte man sich vielleicht sogar profilieren. Dr. Wolff war anders: mitfühlend und verständnisvoll. Niemals verlor er den Überblick. Er war wie ein Kapitän, der unser Schiff über das wilde, vom Sturm gepeitschte Meer steuerte, über dem zuweilen Taifune tobten. Ein Gewitter jagte das nächste, und mehrfach gerieten wir in Seenot, drohten sogar zu kentern. Dr. Wolff gaukelte mir keine Allwissenheit vor. Immer wieder gab er zu: *Es tut mir leid, Frau Kuffner, ich weiß es nicht.* Denn obwohl in der Uniklinik Tübingen schon einmal ein Kind mit dem Landau-Kleffner-Syndrom behandelt worden war, konnte dieser Fall nicht verallgemeinert werden. Man wusste insgesamt zu wenig über die Krankheit, und was dem einen Kind geholfen hatte, musste dem anderen nicht ebenso helfen.

Es beschäftigte mich sehr, ob ich zu spät hierhergekommen war. Denn innerhalb von einem Monat war Aljoscha nun praktisch verstummt.

»Das ist leider der Verlauf der Krankheit, Frau Kuffner«, erklärte Dr. Wolff mir. »Machen Sie sich bitte keine Vorwürfe. Und außerdem wissen wir doch gar nicht genau, wann sie tatsächlich begonnen hat.«

»Ja«, nickte ich niedergeschlagen.

»Und jetzt nehmen Sie sich den Nachmittag frei, heute steht ja nichts mehr an, und besuchen Ihre Freundin. Die baut Sie doch immer wieder auf, oder?«

»Ja«, lächelte ich.

Die großartige Lola nahm nicht nur mich und Aljoscha auf, sondern später auch noch Joshua, den Helmut vorbeibrachte. Joshua wollte eigentlich nirgends anders schlafen, immer nur daheim. Doch bei Lola machte er eine Ausnahme. Lola war wie ein Puffer zwischen uns und dem Krankenhaus, und manchmal schaffte ich es sogar, das Krankenhaus kurz zu vergessen und so zu tun, als würde ich meine Freundin in Tübingen besuchen. Auch ihr Mann Peter nahm uns herzlich auf, obwohl er abends nach seiner Arbeit vielleicht lieber Ruhe gehabt hätte. Es war ihm nie anzumerken. Diese Freundschaft berührte mich tief, und wenn ich nun manchmal heulte, dann eher vor Dankbarkeit.
Aljoscha brachte nur noch einzelne Silben über die Lippen. *Mamamamama. Papapapap.* Was das bedeutete, war klar. Und auch sein Lieblingstier war verstümmelt. *Ffffffffffffff*, was wohl Fuchs bedeutete. Wir redeten mit ihm, und er blickte durch uns durch. Aljoscha war dabei, sich zu verabschieden. Wir konnten nichts tun, überhaupt nichts tun, wir standen daneben und schauten verzweifelt zu.
Aljoscha bekam ständig neue Medikamente. Im ersten Dreivierteljahr nach der Diagnose wurden insgesamt neun verschiedene Medikamente mit zum Teil schweren Nebenwirkungen an ihm ausprobiert. Ospolot, Frisium, Valproat, Lamictal, Ergenyl, Tavor, Petnidan, Topamax, Keppra und das Schlimmste: die Steroid-Puls-Therapie, bei der Kortison in sehr hohen Dosen gegeben wurde, was entsetzliche Folgen für Aljoscha und uns alle hatte.

Tübingen war kein Gefängnis, hier bekamen wir großzügig Heimaturlaub. Was für ein Glück, daheim zu sein. Brösels Augen strahlten, wenn er bei seinen Spielsachen in seiner vertrauten Umgebung war. Er konnte uns das allerdings nicht mehr sagen, nur noch zeigen. Was er selbst überhaupt noch verstehen konnte, wussten wir nicht. Ob ein ganzer Satz bei

ihm ankam oder nur Bruchstücke oder ob sich das Verständnis auf unsere Mimik bezog, die wir natürlich übertrieben. Von außen betrachtet sah es bei uns bestimmt recht sonderbar aus.
»Was gibt es zu essen?«, wollte Joshua wissen, und ich sagte »Pizza«. Joshua rannte zum Altpapier, schnappte sich einen Pizzakarton und wedelte damit vor Brösels Gesicht herum, riss den Mund auf und tat so, als würde er kauen. Das verstand Brösel und nickte. Pizza, super! Brösel war nicht taub, doch er begriff die Bedeutung der Wörter nicht mehr. Dabei war sein Gehör absolut in Ordnung. Es war das Sprachverständnis, das sich verabschiedet hatte. Auf dem Weg vom Gehör ins Gehirn wird die Sprache verarbeitet, die Laute werden sozusagen entschlüsselt. Bei Brösel hatte die Dechiffriermaschine ihren Geist aufgegeben. Er konnte vielleicht nicht mal unterscheiden zwischen Wörtern und Geräuschen. Wer sich einmal dem Selbsttest unterziehen möchte und ausprobiert, wie sich das anfühlt, wird wahrscheinlich das gleiche Entsetzen spüren, das Helmut und mich überkam, wenn wir es immer wieder und wieder versuchten, uns in unser Kind hineinzuversetzen. Es entsteht eine schier unerträgliche Überflutung mit akustischen Reizen, die nicht verarbeitet werden können. Dabei wussten wir allerdings nicht, was genau bei Aljoscha ankam. Waren es die Geräusche, wie wir sie hörten, oder hörte er sie in ein Rauschen verpackt oder entstellt, verzerrt – »Frau Kuffner, es tut mir leid«, hatte Dr. Wolff gesagt, »das wissen wir nicht.«
Doch der Weg vom Auge zum Gehirn funktionierte bei Aljoscha. Und deshalb stellten wir uns alle um und wurden zu Clowns. Wir fuchtelten vor Aljoschas Gesicht herum, sprangen auf und ab, rissen die Münder auf und malten große Zeichen in die Luft. Und manchmal, wenn wir uns dabei beobachten, bekamen wir einen hysterischen Lachanfall. Joshua fand das neue Spiel große Klasse und hatte auch die besten

Ideen, wie er mit seinem Bruder kommunizieren konnte. Joshua überschlug sich fast in seinem Einfallsreichtum. Er freute sich so sehr, dass ich da war. Und sein Bruder! Endlich hatte er seinen geliebten Bruder wieder … Und ich hatte meinen Joshua wieder, und Aljoscha hatte seinen Papa wieder. Ich war wieder daheim. Ich konnte mich über das Wochenende erholen. Das heißt ein bisschen, denn natürlich wollte Joshua mich nun rund um die Uhr für sich alleine haben. Er musste mir ja soooooooooooooooooo viel erzählen. Und auch Helmut musste mir sooooooooooooo viel erzählen. Aljoscha war gar nicht damit einverstanden, dass er seine Mama teilen sollte, an deren Exklusivität er sich gern gewöhnt hatte. Und dann gab es noch drei Hunde, die ausflippten vor Freude. Es gab eine lange Liste von Menschen, die angerufen hatten und einen Rückruf erwarteten. Es gab Papierkram und einen Haushalt, der zwar notdürftig, aber eben nicht wie geschmiert funktionierte, wenn Muttern fehlte. Am wichtigsten waren wir. Unsere Familie. Ganz eng kuschelten wir zu viert auf dem Sofa. Hielten uns einfach nur fest. Wir alle hatten so unendlich viel verloren. Joshua seinen Bruder und ich meinen ältesten Sohn, den jüngsten auch und meinen Mann und mein Mann seine Ehefrau und seinen jüngsten Sohn … Und ich verlor meine Sozialkontakte, denn ich konnte keine Bekanntschaften pflegen am Wochenende, ich konnte nicht mit anderen Müttern aus Joshuas Kindergarten shoppen gehen oder Kaffee trinken und über Belanglosigkeiten plänkeln, ich hatte keine Kraft. Ich musste Kraft sammeln für die nächste Woche im Krankenhaus, und damit katapultierte ich mich ins Abseits. Ich verlor den Anschluss an die anderen Mütter, den Kontakt zu den Nachbarn.

Das war vor allem bitter für Joshua, denn die anderen Mütter bedeuteten für ihn ja Spielkameraden. Es war ohnehin schon schwer gewesen für ihn, denn welche Mutter bringt ihr Kind auf ein Grundstück, auf dem drei Kampfhunde wohnen –

auch wenn diese drei friedlichen Tiere eingesperrt waren, sobald Besuch kam. Da gab es wenige Mütter, die sich davon nicht abschrecken ließen, und diese wenigen zogen sich nun auch zurück, weil ich sie nicht mehr anrief. Es hätte nichts genutzt, mich nur kurz zu melden. Alle wollten etwas von mir hören. Wie geht es weiter? Aber das wusste ich doch nicht. Nicht mal Dr. Wolff wusste es. Und wenn ich es trotzdem erklärte, dann meinem Sohn Joshua.

»Mama, warum redet der Brösel nicht mehr? Ihr wart doch so lange im Krankenhaus. Du hast gesagt, dann wird alles gut. Warum hilft ihm niemand?«
»Es wird ja versucht, ihm zu helfen.«
»Und warum geht es doch nicht?«
»Das ist schwierig, weißt du, mein Großer.«
»Warum kann man ihm nicht helfen?«
»Weil wir das richtige Medikament noch nicht gefunden haben.«
»Und warum nicht?«
»Weil die Ärzte nicht wissen, was sie ihm geben sollen. Die Medikamente, die wir ausprobiert haben, zeigen keine Wirkung.«
»Soll ich mal meine Hustentabletten holen, Mama? Die grünen. Die haben wirklich gut geholfen. Ich habe überhaupt nicht mehr husten müssen.«
Ich streichelte Joshua über den Kopf. »Ja, ich weiß. Aber der Brösel hat ja keinen Husten.«
»Doch, Mama. Der Husten hat seine Wörter verschluckt.«
»Ja, vielleicht. Doch die Hustentabletten helfen dem Brösel nicht.«
»Aber der Doktor muss doch wissen, was hilft!«
»Der Aljoscha hat keine Krankheit wie ein Schnupfen. Seine Krankheit ist selten. Es gibt sie nur zweihundert Mal auf der Welt.«

»So oft!«
»Das ist gar nicht oft. Das ist sehr wenig.«
»Also ist er was Besonderes?«
»Ja.«
»Und deshalb bist du immer mit ihm weg?«
»Nein, das heißt ja. Joshua – versteh das bitte nicht falsch. Auch du bist was Besonderes.«
»Aber bei mir haben die Hustentabletten geholfen.«
»Zum Glück, mein Schatz, zum Glück.«
»Ich will auch was Besonderes sein und mit dir ins Krankenhaus und zu Lola dürfen. Aber schlafen mag ich da nicht so oft.«
»Warum nicht?«
»Daheim ist es schöner.«
»Ja, dann ist es auch besser, du bleibst da, und passt auf den Papa auf.«
»Mama?«
»Ja, mein Großer?«
Er kuschelte sich eng an mich und wurde ganz klein.
»Kranksein ist nicht schön, Joshua«, sagte ich ernst. »Da kann man nicht zum Baden gehen und nicht Fußball spielen und nicht Rad fahren und gar nichts. Im Krankenhaus ist das alles nicht möglich.«
»Mama? Weißt du was?«
»Was denn?«
»Dann tu ich einfach doppelt so schnell Rad fahren. Für den Brösel mit.«
»Ja, mein Schatz, das machst du«, sagte ich und ließ die Ermahnung, dass er trotzdem vorsichtig sein sollte, unter den Tisch fallen. Mein Joshua! Was für ein liebevolles und aufmerksames Kind er war.
Als ich mit ihm schwanger war, malte ich mir oft aus, wie er wohl werden würde, dieser Sohn, der da in meinem Bauch heranwuchs, riesig wurde, so dick und unförmig ich ge-

worden war, von wegen, das würde erst beim zweiten Kind passieren. Ich war eine wandelnde Tonne! In dieser dicken Tonne steckte das schönste und frechste und fröhlichste Kind. Und es war total selbstbewusst, wie ich an seinen Stubsern deutlich spüren konnte. Joshua erfüllte alle meine Erwartungen, obwohl er auch ganz anders hätte sein dürfen. Nun zerriss es mir fast das Herz, weil ich so wenig für ihn da sein konnte, weil es keinen Alltag mehr für uns gab mit Spielen und Vorlesen und Erzählen. Stattdessen lebte ich im Krankenhaus mit Aljoscha, der so zart und zerbrechlich ausgesehen hatte bei seiner Geburt und dabei den Gesichtsausdruck eines alten, weisen Mannes gezeigt hatte. Vom ersten Tag an schrie auch Aljoscha. Fünf Monate lang. Tag und Nacht. Schon damals brachte er mich an den Rand meiner Kräfte, über den ich doch erst kurz zuvor mit dem Schreikind Joshua balanciert war. Doch wir schafften es. Meine Kinder lehrten mich, wie man mit der Liebe, die man für andere empfindet, über sich selbst hinauswachsen kann. Aljoschas Augen waren schwarz und seine Haut wie Schokolade. Oft stand ich mit Helmut vor seinem Bett. Wir schauten Aljoscha an, und einer von uns sagte: »Mein Gott, ist der schön!«
Schön wie Joshua, aber nicht so geduldig und gut gelaunt, sondern eigenwillig, dickköpfig und quengelnd. Ob die Krankheit damals schon begonnen hatte? Einmal hatte ich den Kinderarzt gefragt: »Der Aljoscha ist ganz anders als der Joshua. Manchmal glaube ich, mit ihm stimmt etwas nicht.«
Der Kinderarzt sagte »Ihr Kind ist kerngesund. Es gibt eben solche und solche Kinder, wie es auch solche und solche Erwachsene gibt.«
Niemand würde mir beantworten können, ob Aljoscha so war, wie er war, oder ob er damals schon im Schatten seiner schweren Krankheit stand und wer überhaupt mein Sohn war, besonders jetzt, da der Schatten ihn ganz zu verschlucken drohte.

»Mama, wann kommst du wieder?«, fragte Joshua bei jedem Abschied und bei jedem Telefonat. Wir versuchten es so einzurichten, dass ich ihm wenigstens am Telefon jeden Abend gute Nacht sagen konnte.
»Jetzt bin ich doch noch da«, sagte ich am Samstagabend, als ich ihn selbst ins Bett brachte.
»Ja, aber du gehst wieder weg.«
»Nur für fünf Tage.«
»Ich meine richtig, Mama. Wann kommst du wieder richtig. So wie früher?«
Es tat mir so unendlich weh, dass mein kleiner Sohn sich schon nach einem Früher sehnte.
»Hoffentlich bald«, sagte ich. »Es werden noch einige Untersuchungen gemacht. Dann komme ich wieder. Dann wird alles wieder wie früher«, behauptete ich und glaubte es selbst nicht. Und als Joshua eingeschlafen war, bemühte ich mich, die Fetzen einzusammeln, die von mir übrig geblieben waren. Egal, wo ich hinschaute, es war überall zu wenig. Nirgends konnte ich genügen. Ich gab Joshua zu wenig von seiner Mama und meiner Mutter zu wenig von ihrer Tochter, Helmut zu wenig von seiner Ehefrau, meinen Freundinnen zu wenig zurück. Ich war die Schwester, die ihren Bruder nicht anrief, die Mutter, die nicht mehr zum Elternabend im Kindergarten kam und auch keinen Kuchen mehr für Feste buk, die Integration von Joshua ins Dorfleben schleifen ließ, das Frauchen, das ihre Hunde vernachlässigte, die Hausfrau, die ihren Haushalt nicht mehr auf die Reihe kriegte.
»Jetzt hör aber mal auf!«, sagte Helmut, dem ich das auf der Terrasse erzählte, wo es auch nicht mehr so schön war wie früher, weil wir nicht mehr sorglos plauderten, sondern den Fall Aljoscha hin und her wälzten.
»Du machst das alles großartig«, sagte Helmut. Und dann wollte er mir erzählen, was er in der letzten Woche alles gemacht und gedacht hatte. Es war wie immer. Eigentlich hätte

mir das guttun müssen. Es hätte mich beruhigen müssen, weil es mir zeigte, dass es die andere Welt, das Früher, noch gab. Doch es beruhigte mich nicht. Es machte mich nervös. Die Geschichten von den Fahrschülern und ihren Sorgen – ob er mich mit den blonden Haaren noch mag, ob ich einen Kredit für ein Auto kriege, ob ich meinen Chef wegen eines Dienstwagens fragen soll, ob ich ihm sagen soll, dass ich in ihn verknallt bin, ob ich den Pickel auf der Backe bis Dienstag loshabe – interessierten mich nicht. Es interessierte mich auch nicht, dass schon wieder zwei Bagatellunfälle passiert waren oder dass es eine Autowaschstraße gab, die Außenspiegel fraß. Ich konnte mich nicht dafür begeistern, dass Helmut seine Schüler mit sensationell wenigen Fahrstunden prüfungsreif machte, weil er ihnen die Angst nahm und sie so toll motivierte, und mich nicht darüber ärgern, dass ein bestimmter Prüfer schon wieder zu spät gekommen war. Ich konnte kein Mitleid mit einem gewissen Fahrschüler empfinden, der zum dritten Mal durchgefallen war und immer wegen blöder Kleinigkeiten, weil er vor Aufregung vergaß, sich anzuschnallen, oder auf einer hundertmal gefahrenen Straße ein rechts vor links übersah oder sich beim Abbiegen nicht nach eventuellen Radfahrern umdrehte. Das alles interessierte mich nicht. Und das tat mir selbst weh, weil es mir deutlich zeigte, dass ein Riss durch mein Leben verlief. Es gab meine Welt mit Aljoscha und die der anderen. Es gab das Leben im Krankenhaus und mein Zuhause, und ich fand keine Brücke, und ich begriff nicht, wie Helmut an etwas anderes denken konnte als die Krankheit, obwohl es mir gefiel, dass er nicht nur davon redete, damit hatte er völlig recht, es gab noch etwas anderes auf der Welt als das Landau-Kleffner-Syndrom, aber leider … nicht für mich.

Es begann zu regnen. Es tat mir nicht leid, dass wir ins Haus gehen mussten. Ich saß nicht mehr gern auf der Terrasse.

»Ich bin müde«, sagte ich zu Helmut.

»Schade«, sagte er.
Und am nächsten Wochenende musste Helmut früh ins Bett.
»Ich hab morgen in aller Herrgottsfrühe einen Schüler.«
»Ja, dann gute Nacht.«
»Ja, gute Nacht.« Ich blieb sitzen, allein auf der Terrasse und hätte so viel tun müssen und konnte nichts tun. Lief durch unser Haus wie ein Gespenst. Schaute mich um, was zu tun wäre. Überall Berge. Wäsche, Post, Geschirr, Bügeln, Nähen. Staubsaugen, Fenster putzen. Und auch draußen. Der Rasen stand viel zu hoch. Aber eigentlich war mir das alles egal. Helmut machte das Wichtigste großartig. Er brachte Joshua morgens mit seiner Brotzeit in den Kindergarten. Joshua war immer in der richtigen Reihenfolge sauber gekleidet, wie mir Andrea erzählt hatte, und Helmut holte ihn stets pünktlich ab. Alles funktionierte. Ich fehlte eigentlich gar nicht. Was wollte ich denn mehr …
… ach, so vieles wollte ich mehr. Ich wollte meinen Mann zurück. Und meine Familie.

»Das ist normal«, tröstete Lola mich. »Ihr macht gerade eine sehr schwere Zeit durch, da hat man keinen freien Kopf für Romantik.«
»Romantik!«, wiederholte ich. »Davon bin ich weit entfernt. Es ist so, dass ich … Ich spüre mich gar nicht mehr als Frau … wenn ich dann daheim bin, ist immer so viel zu tun und zu besprechen … es ist nie Zeit.«
»Das wird auch wieder besser. Du wirst nicht für immer in Tübingen bleiben. Wenn alle Untersuchungen abgeschlossen sind und das richtige Medikament gefunden wurde, kehrt auch wieder Ruhe ein.«
»Hoffentlich«, seufzte ich und schaute Lola zu, wie sie Kartoffeln schälte. Wie normal alles bei ihr war. Donnerstagabend, bald würde Peter in ihr schönes Haus heimkommen, sie würden gemeinsam zu Abend essen und sich unterhalten

und hin und wieder an der Wiege ihres Säuglings stehen und das sagen, was Helmut und ich auch gesagt hatten über Joshua und Aljoscha: Sieh mal, wie schön er ist!«
Und ich? Und wir? Nur noch Scherben. Mein Leben. Meine glückliche Familie. Ich spürte nichts mehr davon.
Am 11. September 2001, ich war unterwegs auf der Autobahn von Tübingen nach Hause, rief Helmut mich an.
»Kuffi! Wir haben Krieg!«
»Helmut, erzähl mir nicht so etwas«, erwiderte ich ungehalten. »Ich hatte gerade ein Abschlussgespräch mit dem Arzt und …«
»Mach das Radio an, Kuffi. In Amerika ist ein Flugzeug in die Twin Towers gestürzt.«
»Ja, ja«, sagte ich und hörte es dann selbst im Radio, und abends sah ich es mit Helmut im Fernsehen immer wieder, und irgendwann begriff ich, dass es noch eine Welt da draußen gab, jenseits des Landau-Kleffner-Syndroms, das nicht nur meinen Sohn verschluckt hatte, sondern auch mich. Ich war genauso ausgeschaltet wie er. Ich war die Mutter eines Kindes, zu dem ich keinen Kontakt mehr fand, und hatte den Kontakt zu meiner Umwelt ebenfalls verloren.
»Helmut!«
»Kuffi?«
Ich hielt ihn fest. Ganz, ganz fest.
»Schön, dass du wieder da bist, Kuffi«, sagte Helmut am nächsten Morgen und legte mir einen Strauß roter Rosen in den Schoß.

OKTOBER 2001

Kortison?«, wiederholte ich und dachte: Teufelszeug.

»Wir versprechen uns viel davon, Frau Kuffner«, sagte Dr. Wolff. »Alles andere hilft offensichtlich nicht. Wir haben die Entscheidung im Kollegenkreis ausführlich diskutiert. Wir glauben, dass diese Therapie die richtige sein könnte.«

»Sein könnte?«

Dr. Wolff nickte. Er drängte mich nicht. Er ließ mir Zeit. Ich schaute mich in seinem Arztzimmer um, als würde mir das bei meiner Entscheidung helfen. Ich war selten hier, meistens kam Dr. Wolff zu mir in das schöne Einzelzimmer, in dem ich mit Aljoscha »wohnte«. Falls man Krankenhauszimmer als gemütlich bezeichnen möchte, so waren es die hellen und freundlichen Räume hier. An vielen Wänden hingen Kinderzeichnungen. Sonnen mit Gesichtern und Menschen ohne Hälse mit dreieckigen Körpern, Strichfingern und riesigen Klumpfüßen. Auch in Dr. Wolffs Zimmer. Zusätzlich verzierten die Wände hier Fotos von Kindern, alles ehemalige Patienten, die nun wieder gesund waren. Eines Tages würde ein Foto von Aljoscha hier hängen, da war ich ganz sicher, auch wenn es in Tübingen noch keinen einzigen Fortschritt gegeben hatte. Außer, dass ich mich hier wohler fühlte als in München, sprach nichts für Tübingen. Aber war das nicht eine Menge? Dass sie uns hier freundlich aufnahmen?

»Und Sie meinen also, eine Kortison-Therapie könnte Aljoscha helfen?«

»Sonst würden wir Ihnen das nicht vorschlagen, Frau Kuffner.«

»Aber bedeutet diese, wie heißt sie noch mal …«
»Steroid-Puls-Therapie«, half Dr. Wolff mir.
»Bedeutet die nicht wahnsinnig viel Kortison? Ich meine, man hört doch nichts Gutes davon …«
»Kortison hilft in vielen Fällen sehr gut, auch wenn der Wirkungsmechanismus nicht klar ist.«
»Aber die Nebenwirkungen …«, unterbrach ich.
»Ja, die Dosis ist hoch – das ist nun mal so bei dieser Art von Therapie. Es handelt sich genau genommen um bis zu vierhundertfünfzig Milligramm am Tag. Das ist allen klar. Trotzdem sind wir nach intensiver Beratung dafür. Wir haben die Hoffnung, die krankhaften Aktivitäten im Gehirn Ihres Sohnes dadurch in den Griff zu bekommen. Wir hoffen, dass sie zurückgehen.«
»Ich möchte noch mit meinem Mann sprechen.«
»Selbstverständlich, Frau Kuffner.«
»Klar machen wir das, Kuffi!« Helmut klang, als wäre Aljoscha bereits gesund, als ich ihm von der vorgeschlagenen Therapie erzählte. Manchmal beneidete ich ihn um die Leichtigkeit, mit der er Hoffnungen wie Tatsachen behandelte. Aber er sah Aljoscha auch nicht ständig vor sich, er hatte von Montag bis Freitag Zeit, an dem Bild seines gesunden Sohnes zu basteln.
»Wir sind einverstanden«, gab ich Dr. Wolff bekannt. Irgendwann später einmal habe ich gedacht, dass ich den Ärzten damit die Einwilligung gab, meinen Sohn in ein Monster zu verwandeln, denn das war letztlich das Resultat dieses Versuchs – doch das konnte niemand wissen. Wir hofften. Hofften, dass Aljoschas EEG nach der Therapie so aussehen würde wie das eines normalen vierjährigen Kindes. Gleichmäßige Wellen, liebliche Wiesen, ein gurgelndes Bächlein. Friede, Freude, Eierkuchen.
»Und dann«, sagte Helmut, »kommt ihr nach Hause, und wir machen ein großes Fest und fangen noch mal von vorne an.

Wir fangen noch mal da an, wo wir im Juni aus Italien zurückgekommen sind.«
»Aljoscha wird eine Menge nachzuholen haben«, bremste ich meinen Gatten, der mal wieder auf der Überholspur unterwegs war.
»Na gut, dann kommt er eben erst im nächsten Jahr in den Kindergarten. Aber das schafft der, Kuffi. Der ist intelligent. Und zäh.«
»Ja, klar. Ist ja dein Sohn«, lächelte ich. Ich konnte es nicht leugnen: Die Hoffnung hatte mich auch gepackt – wie alle anderen. Wir waren aufgeregt und wünschten uns sehnlichst, dass wir die richtige Entscheidung getroffen hatten, dass dieses Medikament Aljoscha helfen würde. Wenn ich heute manchmal daran zurückdenke, kann ich mir eine solch große Hoffnung gar nicht mehr vorstellen. Ich habe viel zu viel gehofft in den letzten Jahren … doch damals war ich eine jung und frisch Hoffende, ich war noch nicht … ausgehofft …

Die Tabletten, die Aljoscha schlucken musste, waren weiß und klein, und man sah ihnen nicht an, dass der Teufel in ihnen steckte. Kortison hieß der Teufel, und es dauerte nicht lange, bis er die Macht über mein Kind eroberte. Ich verlor meinen Sohn noch einmal. Zuerst hatte ich ihn an die Krankheit verloren, nun verlor ich ihn an das Kortison. Aljoscha war nicht mehr mein Brösel. Er war wie besessen von einer fremden Macht, deren Fängen er wehrlos ausgeliefert war, die ihn hin und her schleuderte.
Spätestens um sechs Uhr morgens sprang Aljoscha aus dem Bett. Ich hatte keine Möglichkeit, ihn ruhig zu halten. Schreiend rannte er durch die Gänge des Krankenhauses. Schlug an Türen und Wänden. Schob Wagen mit Handtüchern oder was ihm sonst im Weg stand durch die Gegend, gern mit Schwung, gern gegen Wände und Türen. Brüllte noch lauter.

Ich kann die Akustik in solchen langen, kahlen, hallenden Gängen nur empfehlen. Wahrscheinlich musste man narkotisiert sein, um Aljoschas Weckruf zu verschlafen. Und so öffneten sich auch die Türen, eine nach der anderen. Was ist denn da los? Ist was passiert? Was ist denn ... das? Dieses Kind, das kreischend und brüllend durch die Flure raste, und die Frau mit den nach allen Seiten abstehenden Haaren im Nachthemd hinterher – hatte man sich in die Psychiatrie verirrt? Und jetzt keuchte auch noch die Nachtschwester vorbei, schwer ihre Schritte nach der langen Nacht, und ein Pfleger. Vielleicht gelang es dem Zivi später, Aljoscha einzufangen, er war recht sportlich, aber nicht kampfsportlich. Aljoscha trat und boxte, und der Zivi ließ los, und die Mutter überholte alle und fing ihr Kind irgendwann ein. Vielleicht hatte ich Glück, und Aljoscha wollte sich ein wenig ausruhen, ich konnte ihn noch mal ins Bett bringen. Meistens hatte ich kein Glück. Jeden Morgen und mindestens ein Dutzend Mal am Tag dasselbe Spiel. Ich hätte ihn festbinden müssen im Bett. Wenn er dann wieder ruhig dalag und vielleicht sogar kurz einschlief, zitterte ich am ganzen Körper. Ich war wie im Schock. War das mein Kind? Diese Furie? Wo war mein Brösel?

Am Telefon versuchte ich Helmut zu erklären, dass Aljoscha nicht mehr Aljoscha war, er verstand es nicht. »Kuffi, du übertreibst!«

»Nein, ich übertreibe eben nicht, ich untertreibe«, behauptete ich, bis Helmut seinen Sohn dann auch sah und kein Wort mehr herausbrachte. Als Aljoscha noch gesund war, war er ein kleiner Treibauf gewesen. Immer in Bewegung, immer irgendeinen Unsinn im Kopf, schnell gelangweilt. Er rannte und kletterte und tobte und lachte und erzählte – er war ein sehr vitales Kind. Seit es eine immer dicker werdende Krankenakte über ihn gab, hatte sich das verändert. Er war still geworden. Nicht nur, dass er die Sprache verloren hatte, er schien auch seine Lebensfreude eingebüßt zu haben. Nun explodierte etwas in ihm. So als würde all das, was sich lange gestaut hatte, mit gewaltigem Druck herausschleudern. Vielleicht implodierte es auch zuerst – in seinem Gehirn. Ich wollte es gar nicht so genau wissen. Wenn er einen Wutanfall hatte, war er jedenfalls nicht zu bändigen.

»Es tut mir leid«, schrie ich Lola zu, die ich am Nachmittag für ein entspanntes Stündchen hatte besuchen wollen. »Ich kann nichts dagegen tun.«

»Dann warten wir eben, bis es vorbei ist«, schrie Lola zurück und hielt sich die Ohren zu – wie ich auch.

Aljoscha lag am Boden neben dem mit Kaffee und Kuchen gedeckten Tisch im Wohnzimmer und brüllte sich die Seele aus dem Leib. Irgendwer klingelte Sturm. Lola zuckte die Achseln und blieb sitzen. Im Nebenzimmer fing der kleine Niklas an zu weinen, was wir nur hörten, weil auch Aljoscha einmal Luft holen musste. Lola stand auf, um nach ihm zu sehen. Ich versuchte, Aljoscha zu beruhigen, doch er trat und boxte nach mir. Lola kam zurück. Aljoscha ließ noch einen letzten Schrei los – und dann Stille.

»Aljoscha! Brösel!«

Ich kniete mich neben ihn und bettete seinen Kopf in meinen Schoß. Seine Augen schauten ins Nichts. Er erkannte mich nicht … oder doch? Er lächelte. Fünf Minuten später warf er mir Lolas Schuh mit dem Stöckel voraus an die Brust.

Abends dann lag er ganz eng bei mir, und ich spürte mein feingliedriges Männlein. Wie er sich an mich drückte. So fest, dass ich fast keine Luft mehr bekam. Das hatte er lang nicht mehr gemacht. Es dauerte auch nicht lang. Nach ein paar Atemzügen die ersten Tritte, dann schlug er um sich und traf mich auch dort, wo es weh tut. Und noch später saß er in eine Ecke seines Bettes gekauert und schaute mich an mit einem Blick so traurig wie Steinwüste und Öde, um am

nächsten Morgen wieder schreiend durch die Gänge zu jagen.
Eine alte Dame zupfte mich auf der Toilette am Ärmel. »Sagen Sie bitte, was ist denn mit Ihrem Kind? Was hat es denn?«
»Es hat Kortison«, erwiderte ich knapp.
Bald konnte ich mir das schenken, denn man sah es ihm an. Er ging auf wie ein Hefekloß. Mein wunderschönes Kind verwandelte sich in ein dickes unschönes Monster, das vor Fettleibigkeit zu watscheln begann. Mein zartgliedriger Junge quoll auf. Seine edlen Gesichtszüge verschwanden in der aufgedunsenen Maske. Er sah nicht mehr aus wie Aljoscha. Er war nicht mehr Aljoscha.
Bei Dr. Wolff ließ ich meine Verzweiflung heraus. »Ich erkenne ihn nicht wieder!«
»Das sind die Nebenwirkungen, Frau Kuffner. Wenn wir das Medikament absetzen, gehen die ganz schnell zurück.«
»Und was ist mit den Nebenwirkungen, die man nicht sieht? Was ist mit seiner Leber, seinen Nieren?«
»Er erholt sich bestimmt gut«, sagte Dr. Wolff. »Aljoscha ist – was das betrifft – ein sehr robuster Junge.«
Derselben Meinung war Helmut. »Wir müssen das zu Ende bringen. Wir müssen da durch.«
»Ich kann es kaum mehr mit ansehen, Helmut. Es ist grauenhaft.«
»Halte durch, Kuffi. Das Ganze ist doch absehbar. Ein paar Wochen mit dem hochdosierten Kortison, und dann ist alles überstanden.«
Ich seufzte.
»Du musst jetzt stark sein, Kuffi.«
»Ja, ja, immer muss ich stark sein.«
»Ich kann nicht weg von daheim.«
»So meine ich es doch gar nicht, Helmut«, lenkte ich ein. Ja, er gab sein Bestes, doch manchmal hätte ich gern getauscht, nur für ein paar Stunden, und auch ein bisschen eigenes Leben

gehabt neben dem Krankenhaus, so wie Helmut, der seine Fahrschüler traf und ganz normale Menschen und vor allem unseren Joshua. Ich hatte schreckliche Sehnsucht nach ihm. Nach seinen strahlenden, freundlichen Augen. Seinem weichen, schmiegsamen Körper. Seinem Gekuschel und Geflüster. Seinen Erzählungen. Es schmerzte mich unendlich, dass ich nicht teilhaben konnte an seinem Leben. Ich wusste nicht, was er Tag für Tag im Kindergarten erlebte, was in seiner kleinen großen Welt geschah. Ich war umgeben von Weißkitteln und Patienten. Und ich war den ganzen Tag auf Trab, hinter Aljoscha her. Manchmal war mir das so peinlich, dass ich am liebsten in ein Mauseloch gekrochen wäre.

Obwohl Aljoscha so schwer krank war, war er körperlich nicht im Geringsten beeinträchtigt. Er war topfit. Außerdem verliehen ihm seine Wutanfälle zusätzliche Kräfte. Deshalb konnte ich ihn in dramatischen Situationen nicht einfach festhalten. Er trat und biss und boxte, und weg war er. Und ich hinterher. Viel Spaß machte es ihm, mir im Aufzug davonzufahren. Ich hastete dann die Treppen hoch, kam keuchend oben an, und wieder war er schneller. So viel zu unserer aktiven Freizeitgestaltung unter Kortison in der Uniklinik Tübingen. Manchmal schaffte ich es, eine Art Galgenhumor an den Tag zu legen. Meistens jedoch war ich völlig verzweifelt. Mein eigenes Kind schlug mich! Mein eigenes Kind benahm sich wie ein gefangenes Tier. Und ich hatte keine Möglichkeit, mit ihm zu kommunizieren. War es da ein Wunder, dass er mich vielleicht sogar verantwortlich für all das machte? Ich hatte ihn doch hierhergebracht. Wegen mir war er eingesperrt. Wegen mir … litt er Schmerzen oder musste diese Wutanfälle durchleiden?
»Nein, so ist das bestimmt nicht«, sagte Dr. Wolff.
Ich fragte nicht nach, woher er das wissen wollte. Ich wollte ihm glauben.

Nachts, wenn Aljoscha endlich schlief – er konnte jederzeit schreiend aufwachen und durch die Gänge rennen –, führte ich manchmal flüsternd Selbstgespräche. »Das meint er nicht so«, sagte ich zu mir und zu den Umrissen meines Kindes. »Das meinst du doch nicht so, Brösel. Das bist nicht du. Das ist das Kortison. Es wird vorübergehen. Bald haben wir es geschafft, Brösel. Das sind die Nebenwirkungen. Da müssen wir jetzt durch. Du bist stark, mein Brösel, du schaffst das. Und dann wirst du wieder ganz gesund.«

Wenn Aljoscha schlief, fiel es mir leicht, mich mit der Situation abzufinden. Doch sobald er wach war und brüllte und tobte und wie ein Derwisch durch die Klinik raste, stürzte ich in die nächste Verzweiflung.

Das Personal im Krankenhaus war extrem genervt von uns, doch es kam niemandem ein schlechtes oder abfälliges Wort über die Lippen. Die Menschen sahen, dass wir nicht anders konnten. Sie wussten, dass wir durch die Hölle gingen, und nahmen uns das wenigstens nicht übel. Aber natürlich waren sie nicht gut gelaunt, wenn sie mit Aljoscha zu tun hatten, denn auch sie bekamen Tritte ab und wurden gekratzt, und bei jeder Untersuchung musste er festgehalten werden. Er war aggressiv und wehrte sich gegen alles. Sobald er etwas in die Hände bekam, warf er es durch die Gegend und auch gezielt nach dem Personal. Dabei schrie er wie ein wildes Tier. Grauenhafte Laute kamen aus seinem kleinen Kinderkörper. Er hatte ja keine Wörter mehr, keine Sprache. Und ich konnte ihm nicht erklären, warum wir hier waren. Warum er sich so fühlen musste – ich nahm an, dass ihn ein schreckliches Unwohlsein quälte. Vielleicht ein Gefühl von Enge oder Bedrohung und totaler Überforderung. Stress pur. Seine Welt war zusammengebrochen, und niemand erklärte ihm, dass das alles zu seinem Nutzen war, was für ein Hohn, zu seinem Nutzen!

»Herr Dr. Wolff, ich kann nicht mehr!«
»Es dauert eine Weile, bis wir sehen, ob wir Erfolg haben.«
»Aber ich kann wirklich nicht mehr.«
»Das verstehe ich, Frau Kuffner«, sagte Dr. Wolff und schwieg. Er drängte mich nicht. Er blieb einfach an Aljoschas Bett sitzen, der gerade schlief. Wie friedlich er im Schlaf aussah.
»Okay«, seufzte ich. »Ich spreche noch mal mit meinem Mann. Aber ich habe kein gutes Gefühl. Ich weiß nicht, ob ich damit klarkomme, dass ich Aljoscha das antue.«
»Wie Sie meinen, Frau Kuffner«, nickte unser Arzt.
»Kuffi, jetzt lass uns weitermachen. Es ist doch wirklich eine reelle Chance.«
»Also gut.«

Vielleicht wäre es mir leichter gefallen, wenn ich nur die äußerlich sichtbaren Nebenwirkungen wahrgenommen hätte. Dass Aljoscha aufquoll und sich aggressiv gebärdete. Doch er litt auch unter entsetzlichen Stimmungsschwankungen. Seine Gefühle fuhren Achterbahn mit ihm. Himmelhoch jauchzend raste er über die Flure, um gleich darauf zu Tode betrübt in einer Ecke zu kauern, und schon wieder biss, spuckte, kratzte und trat er, und dann wollte er kuscheln. Mein Sohn war unberechenbar.
»Und das soll das tolle Wundermittel sein, die Wunderkur?«, fragte ich Dr. Wolff. »Ich will nicht mehr. Ich will das hier abbrechen.«
»Bitte halten Sie noch ein bisschen durch, Frau Kuffner«, bat mich der Arzt diesmal. »Etwas anderes als diese Therapie können wir Ihnen im Moment nicht anbieten.«
»Kuffi, halte durch.«
»Meisle, halt durch.«
»Manuela, halt durch.«
Und Manuela hielt durch, und vor allem hielt Aljoscha durch.

Nach acht Wochen brachen die Ärzte den Versuch als gescheitert ab. Das Kortison wurde durch ein anderes Medikament ersetzt.

»Und jetzt?«, fragte ich Dr. Wolff.

»Gehen Sie nach Hause und erholen sich«, sagte er. Seine Stimme klang warm und mitfühlend.

»Und welche Tabletten soll Aljoscha nehmen?«

»Es gibt noch einige andere Möglichkeiten, von denen wir uns zwar nicht so viel versprechen, aber vielleicht ist ja genau das richtige Medikament darunter. Wir müssen es nur finden.«

»Haben die anderen Medikamente auch diese Nebenwirkungen?«, fragte ich und spielte damit auf einen Beipackzettel an, den ich kürzlich gelesen hatte. Dort war unter Nebenwirkungen aufgelistet, dass das Medikament zum Tode führen könnte. Frei nach dem Motto: Operation geglückt, Patient verstorben.

»Sie sollen doch die Beipackzettel nicht mehr lesen«, sagte Dr. Wolff zu mir.

»Weil die das reinschreiben müssen«, zeigte ich mich als gelehrige Schülerin.

Er nickte.

»Und wenn ich jetzt einfach heimgehe?«, fragte ich und dachte an Lola. »Wenn ich jetzt Aljoscha packe und gehe und nie wiederkomme?«

»Dann würde ich das sehr gut verstehen«, sagte Dr. Wolff. »Aber …«

»Aber?«

»Wenn wir kein Medikament finden, wird Aljoscha – das EEG verweist darauf – vermutlich seine Sprache nicht mehr wiederbekommen. Wir tun das alles doch nur, um den Verlauf der Krankheit aufzuhalten und zusätzlich Anfälle zu vermeiden.«

»Was für Anfälle?«

»Epileptische Anfälle.«

Ich wollte nicht weiterfragen. Ich hatte das schon einmal erklärt bekommen. Mindestens einmal. Ich wollte es jetzt aber nicht wissen. Aljoscha krampfte nicht. Vielleicht würde er das nie tun. Sie wussten doch sowieso nichts, wieso wollten sie das auf einmal wissen.

»Frau Kuffner, wir haben uns sehr viel von der Behandlung mit Kortison versprochen und sind gescheitert. Wir wissen nicht, worauf Aljoscha wie reagiert. Wir müssen weiter suchen und auch ausprobieren.«

»Wie ein Versuchskaninchen«, sagte ich bitter.

»Das ist er für mich ganz bestimmt nicht.«

»Verzeihung.«

»Frau Kuffner, Sie müssen sich auch mal erholen.«

»Ja. Ich weiß, dass er für Sie kein Versuchskaninchen ist, aber er wird trotzdem so behandelt.«

»Weil wir keine sichere Therapie kennen.«

»Ja. Entschuldigung nochmals. Ich bin wirklich mit den Nerven fertig.«

»Das ist kein Wunder, Frau Kuffner. Was Sie leisten, ist enorm.«

»Nein, nicht was ich leiste«, korrigierte ich. »Was Aljoscha ausgehalten hat mit diesem Teufelszeug.«

»Meistens hilft es«, verteidigte Dr. Wolff das Kortison.

»Es hat aber nicht geholfen. Also werde ich weiter hoffen. Wissen Sie, wie Hoffnung jetzt aussieht bei mir?«

Dr. Wolff legte den Kopf schräg. Wie immer war sein Blick freundlich.

»Sie ist klein und weiß und rund. Meine Hoffnung hat die Form einer Tablette. So sieht Hoffnung für mich aus. Sie trägt das Logo eines Pharmakonzerns.«

»Wenn du ein schlechtes Gefühl hast«, sagte Lola, die sich manchmal verantwortlich fühlte, schließlich hatte sie uns nach Tübingen gelockt, »dann geh woanders hin.«

»Nein, das ist es nicht, Lola. Ich vertraue den Ärzten und fühlte mich gut aufgehoben. Wieso soll es woanders besser sein? Dr. Wolff hat weltweit mit Kollegen telefoniert. Ich habe keine Kraft, irgendwo von vorne zu beginnen. Soll ich nach Hamburg oder sonst wohin, und sollen wir wieder anfangen mit all den Untersuchungen? Nein. Wir fahren jetzt nach Hause und erholen uns.«
»Was sagt Dr. Wolff?«
»Er findet das gut so. Wir sollen in Zukunft nur noch zum Eindosieren und Kontrollieren kommen.«
»Du weißt, du bist hier immer willkommen.«
»Ja«, schniefte ich. Lola reichte mir ein Taschentuch.
Aljoscha saß auf dem Boden, inmitten von Bilderbüchern. Ein friedlicher Moment. Lola und ich schauten ihn lang an und dachten dasselbe. Wir dachten an den Aljoscha, der er als Baby, als einjähriger, zweijähriger Knirps war. An seinem zweiten Geburtstag war Lola, seine Patin, zu uns ins Allgäu gekommen – mit einem Berg von Geschenken. Es machte ihr immer viel Spaß, Aljoscha einzukleiden, und sie hatte ihm einen blau-beige gestreiften Pullover mit einer beigefarbenen Bermuda mitgebracht.
Aljoscha sah umwerfend darin aus, und Lola freute sich an dem Anblick genauso wie ich. Alles war damals perfekt gewesen. Ich war glücklich mit Helmut und meinen beiden Jungs und Lola zu Besuch.
Hoffentlich befürchtete Lola nicht, dass ihr so etwas Schreckliches auch mit ihrem Sohn passieren könnte. Ich wollte ihr sagen, dass sie das auf keinen Fall denken dürfe, beschloss dann aber, besser nichts zu sagen, gar nichts. Lola drückte meine Hand.

NOVEMBER 2001

Ich las es in den Augen meiner Freundin Andrea. Ich las es in den Augen von allen, die Aljoscha sahen. Das Erschrecken, das Entsetzen. Manche erkannten ihn gar nicht.

»Um Himmels willen, ist das …«

»Ja, er ist es.«

Andrea war die Einzige, die nichts fragte oder ihr Erschrecken in beschönigende Floskeln verpackte wie »Das wird schon wieder«. Andrea umarmte mich. Lang und fest. Und dann fragte sie einfach: »Wie kann ich dir helfen?«

Darauf wusste ich nichts zu sagen, denn ich wollte Andrea, deren zweiter Sohn Jakob ja erst sechs Monate alt war, nicht mit meinen Sorgen belasten. Jakob hat übrigens am gleichen Tag wie Joshua Geburtstag, allerdings fünf Jahre später.

Andreas ließ nicht locker. »Hör mal, mir geht es jetzt wieder gut. Ich komme bestens klar mit meinen zwei Jungs. Ich kann Joshua gerne öfter zu mir nehmen. Das hat gar nichts mit dir zu tun, das ist total egoistisch von mir, denn wenn es meinem Lukas gutgeht, dann freue ich mich, und Lukas geht es gut, wenn er mit Joshua spielen darf.«

Wie leicht machte sie es mir. Und sie hatte ja recht. Joshua liebte es, mit Lukas zu spielen.

»Ich kann auch Aljoscha mal nehmen«, bot Andrea an.

»Nein, nein«, lehnte ich hastig ab. Das wollte ich niemandem zumuten.

Andrea habe ich über einen Aushang beim Bäcker kennengelernt. *Suche Spielgefährten, mit dem man zu Peter Pan reisen kann für meinen Sohn Joshua.* Joshua hatte, was Spielkameraden betraf, mehrere Handicaps. Sie hießen Sandy, Bimbam, Gina – und unsere Wohnlage außerhalb des Dorfes. Joshua war zu klein, als dass er einfach mit dem Rad ins vier Kilometer entfernte Unterthingau zu anderen Kindern fahren konnte. Wir wohnten nicht nur draußen, er war auch ausgeschlossen. Das tat mir sehr leid, da er so gerne mit anderen Kindern spielte, ganz anders als Aljoscha, der darauf keinen gesteigerten Wert legte, ihm genügte sein älterer Bruder.

Auf meinen Aushang meldete sich nur eine Frau – und sie war ein Volltreffer, ich merkte es schon bei unserem ersten Telefonat. Sie war witzig, lebendig, mitreißend. Wir verabredeten uns zum Kaffee bei mir. Und dann kam sie. Eine Erscheinung. Stöckelte auf Wolkenkratzern durch den Matsch in unserem Garten. Andrea. Top gestylt in Heuwang. Blond, attraktiv, sprühend. Energie für drei. Lebensfreude für fünf. Kein Wunder, dass Aljoscha sofort auf sie abfuhr. Vielleicht erkannte er sich in ihrer Vitalität wieder. Joshua war ohnehin begeistert, weil Andrea Lukas mitbrachte, der schnell sein bester Freund wurde. Zusammen gingen die beiden dann in den Kindergarten. Dort traf ich Andrea jeden Tag, wenn wir unsere Jungs abholten. Wir waren die einzigen Kindergartenmütter, die rauchten, pfui Teufel! Und wir waren auch sonst ein bisschen anders. Andrea mit ihren Stöckelschuhen und ihrem großstädtischen Outfit und charmanten Akzent – sie stammt aus Ungarn – und ich mit meinen drei Kampfhunden, die zwar niemand im Kindergarten je gesehen hatte, doch natürlich gab es Gerüchte. Andrea und ich waren beide fremd. Ich stammte aus Sonthofen, sie aus Ungarn. Also Ausländer. Da ist der gemeine Ostallgäuer schon ein bisschen vorsichtig. Andrea hatte die Liebe ins Allgäu verschlagen, mich hatten unsere drei Hunde ins malerische Abseits geführt. Schnell hatte ich gelernt, dass die meisten Klischees über die Allgäuer der Wahrheit entsprechen – wenn man als

Fremde zu ihnen stößt, und das war ich … immerhin: aus Sonthofen!

Während ich es einfach hinnahm, kämpfte Andrea zuerst dagegen an. Temperamentvoll und vielseitig interessiert, wollte sie sich nicht damit zufrieden geben, über die Technik des Fensterputzens zu diskutieren. Wie putze ich meine Fenster am schönsten und schnellsten und wie oft von rechts nach links oder von oben nach unten und in welchen Wischintervallen und vor allem: wie oft? Täglich? Wöchentlich? Monatlich? Wie viel ist noch vertretbar? Ab wann gehöre ich nicht mehr dazu?

Andrea und ich, das war klar wie frisch geputzte Scheiben, gehörten nicht dazu. Auch Helmut nicht. Der kam ja von ganz woanders. Aus Tübingen. Also praktisch von einem anderen Kontinent.

Andrea sagt, was sie denkt. Das gehört sich hier nicht. Man tut nur so, als würde man sagen, was man denkt. Zudem neigt sie in ihrer Begeisterung für die deutsche Sprache dazu, diese wunderbare Sprache auch anderen nahebringen zu wollen. Allgäuern zum Beispiel. Damit macht sie sich erst recht keine Freunde.

Andrea wusste nicht einmal, dass Gina, Sandy und Bimbam gefährlich waren. Irgendjemand steckte es ihr wohlmeinend.

»Wie kannst du deinen Sohn dort spielen lassen! Du weißt schon, dass er zerfleischt werden könnte!«

»Um Gottes willen, von wem denn?«, fragte Andrea besorgt.

»Na, von diesen Kampfhunden?«

»Was?«

»Die sind gefährlich! Die töten Kinder.«

Andrea platzte laut heraus. Sie kannte Sandy, Bimbam und Gina als liebe Spielgefährten. Und dann stellte sie klar. »Erstens kann es nicht sein, dass die Hunde Kinder zerfleischen, sonst gäbe es die Kinder von Manuela nicht mehr. Zweitens bedeutet diese Unterstellung, dass Manuela nicht gut auf die Hunde aufpasst. Das ist nicht richtig. Ich habe sie kennengelernt als sehr gewissenhafte Person. Ich kenne die Lage dort. Ich habe mir selbst einen Eindruck verschafft. Und du? Warst du schon mal dort? Kennst du die Hunde? Kennst du Manuela näher?«

So ist Andrea. Immer geradeaus. Immer klar. Und immer direkt. Damit macht sie sich ebenso wenig beliebt wie mit ihrer begeisterten Berufung zur Sprachpflege. Andrea verbessert andere Menschen, die schlechtes Deutsch sprechen, mit Inbrunst. Das ist ihr nicht abzugewöhnen. So hat sie einige der ohnehin schon eher wortkargen Allgäuer ganz zum Verstummen gebracht. Eigentlich keine schlechte Strategie!

Als ich nach der langen Zeit in den Krankenhäusern in München und Tübingen endlich wieder in den Alltag zurückkehrte, sagte eine der Kindergartenmütter zu Andrea: »Das ist ja jetzt traurig für dich, oder?«

»Wieso?«

»Wenn der ihr Kind jetzt so krank ist, dann hat sie keine Zeit mehr für dich. Ihr wart doch Freundinnen.«

»Erstens«, erwiderte Andrea, »heißt das nicht *der ihr Kind*, sondern *ihr Kind*. Und zweitens stimmt die Zeit nicht. Wir *waren* nicht Freundinnen: Wir *sind* Freundinnen.«

Andrea akzeptierte die neuen Rahmenbedingungen für unsere Freundschaft sofort. Wahrscheinlich würde sie an dieser Stelle das Wort *akzeptieren* in meinem Manuskript rot unterstreichen. Denn sie musste es nicht akzeptieren. Es war einfach so und Punkt. Man konnte mich nicht einfach anrufen und erwarten: »Wir gehen einen Kaffee trinken oder zum Spielplatz, kommst du mit?« Alles erforderte Planung, und oft genug sagte ich im letzten Moment ab, weil Aljoscha schlecht drauf war, weil irgendeine kleine oder größere Katastrophe passiert war. Oder weil ich den anderen Aljoscha nicht zumuten wollte. Aljoscha in der Öffentlichkeit war ein einziger Spießrutenlauf, den ich absolvierte, nicht er. Er hatte meistens seinen Spaß. Ich war schuld.

Andrea verteidigt Aljoscha auch bei anderen, die in ihm nur ein unerzogenes Kind sahen. Und wer war daran schuld: Die Mutter. Eine Kindergärtnerin riet mir, bei Aljoscha konsequent zu sein. »Der braucht eine klare Führung.« Die Kindergärtnerin meinte, Aljoscha sei verwöhnt. Er rechne damit, dass ich alles für ihn tun würde, ihm alles verzeihen und nachsehen würde. Ein Kind brauche Grenzen. Diese Grenzen müsse ich setzen. Damit würde ich meinem Sohn am besten helfen.

»Lass es uns ausprobieren«, sagte Andrea.

Schon am nächsten Tag gab uns Aljoscha Gelegenheit dazu. Ich hatte Joshua vom Kindergarten abgeholt, und Andrea war mit Lukas in ihrem Auto hinter mir hergefahren. Wir wollten bei mir Kaffee trinken. Am Carport weigerte sich Aljoscha, mit uns zum Haus zu kommen. Wir redeten auf ihn ein. Keine Reaktion.

»Komm, wir gehen«, forderte Andrea mich auf. »Jetzt probieren wir den Tipp der Kindergärtnerin mal aus.«

Mit Joshua und Jakob gingen wir zum Haus. Brösel blieb sitzen. Schrie. Brüllte sich die Seele aus dem Leib. Kam nicht. Blieb auf der Erde sitzen und brüllte. Jedes andere Kind hätte irgendwann aufgehört. Nicht Aljoscha. Er brüllte weiter. Wie am Spieß. Zwanzig Minuten lang und auch, als es zu regnen begann. Ich hätte schon nach drei Minuten aufgegeben. Andrea hielt mich zurück. Ihre Hände zitterten, als sie schließlich auch nachgab.

»Alle Achtung, Brösel«, sagte sie anerkennend, als wir ihn holten.

»Sag das bloß nicht laut!«

»Schön wär's, wenn er das jetzt verstanden hätte!«, lächelte Andrea und drückte Brösel fest an sich. Der hörte deswegen nicht zu schreien auf. Das dauerte noch eine Weile. Doch er schlug sie nicht, und er trat auch nicht nach ihr. Das war das Verrückte: Aljoschas Aggressionen richteten sich vor allem gegen mich.
»Nimm das nicht persönlich«, sagte Andrea. »Ich glaube, er bemerkt die anderen Leute gar nicht. Er ist total auf dich fixiert.«
»Ich möchte das nicht. Es belastet mich, wenn er immer nur mich um sich haben will.«
Andrea zuckte mit den Schultern. »So ist es nun mal. Und wenn du ganz ehrlich bist, dann musst du zugeben, dass Aljoscha schon immer ein Mamakind war.«
»Wie bitte?«
»Na, vergleiche ihn doch mal mit Joshua oder Lukas. Die sind viel interessierter an Spielkameraden. Aljoscha wollte auch früher, als er noch gesund war, nicht so gern mit anderen Kindern spielen. Er war am liebsten bei dir.«
»Das ist doch kein Zeichen für eine Krankheit, so sind viele Kinder.«
»Ja, sicher. Ich meine ja bloß.«
»Was meinst du? Dass er früher schon die Krankheit gespürt hat und deshalb so gern in meiner Nähe war?«
»Keine Ahnung, Manuela. Und es bringt doch auch nichts, wenn wir jetzt darüber nachdenken, oder? Lass uns lieber einen Kaffee trinken, und ich erzähl dir, was sonst noch passiert ist.«

Und das machten wir dann auch. Joshua und Lukas spielten miteinander, Aljoscha schaute, wenn wir Glück hatten, ein Bilderbuch an, und die drei Hunde lagen zu unseren Füßen. Es war mir klar, dass es ohne diese drei einfacher gewesen wäre, doch es stand nie zur Diskussion, dass wir sie weggeben würden. Sie gehörten zu uns. Alle drei Hunde hat Helmut gerettet – am Anfang gegen meinen Willen. Ich wollte keinen Hund und erst recht keinen Kampfhund. Ich wollte unabhängig sein. Doch Sandy war in einer Pferdebox ohne Fenster eingesperrt, und manchmal vergaß man einfach, ihr Wasser und Futter zu bringen. Gina hatte man die Zähne ausgeschlagen, weil sie nicht aggressiv genug für Hundekämpfe war. Bimbam war Tag und Nacht vor dem Haus seines ehemaligen Besitzers angekettet gewesen, obwohl er bei Gewitter und knallenden Geräuschen in Todesangst verfiel und zitterte wie eine Pappel im Sturm. Wahrscheinlich hätte ihn irgendwann der Schlag getroffen. Der traf mich auch fast, als Helmut an meinem Geburtstag mit Bimbam ankam, denn mittlerweile war ich schwanger, und ich stellte meinen Mann vor die Wahl: Was ist dir wichtiger? Ich oder Kampfhunde in Not? Bimbam winselte. Wir schauten uns an.

Ich stemmte die Hände in die Seiten: »Ich kümmere mich nicht um dich!«, versuchte ich noch einen letzten Rest Konsequenz zusammenzukratzen. Am nächsten Morgen leckte Bimbam mir über die Füße, und es war klar, dass er zu unserem Rudel gehörte.

Die Hunde wussten, wem sie ihr neues Leben, endlich ein richtiges Hundeleben, verdankten. Und das bewiesen sie uns jeden Tag mit ihrer Ergebenheit und Anhänglichkeit. Das hieß nicht, dass ich die Vorsicht vergaß. Ich sperrte die drei immer ein, wenn ich das Grundstück verließ. Und ich ließ sie nie unbeobachtet mit Kindern. Niemals ist etwas vorgefallen, obwohl sie alle drei besonders von Aljoscha attackiert wurden. Aljoscha war grob. Zog sie an den Ruten und boxte sie, es konnte gar nicht wild genug zugehen. Die drei Kampfhunde ließen alles mit sich machen. Warfen sich auf den Rücken und zeigten ihre weichen Bäuche und schleckten Aljoscha ab, als wäre er ihr Baby.

Aber das wollte natürlich im Dorf niemand wissen. »Was

sind denn des fier Leit, die wo ihre Kinda mit solche Köter zam lassn. I däd meine Kinda nie zu solche lassn.«
Unsere unmittelbaren Nachbarn störten sich übrigens nicht an den Hunden. Das Verhältnis zu ihnen wurde erst schwierig, als Aljoscha sich in Mogli verwandelte, Hühnerställe öffnete, sich in Misthaufen wälzte und viele andere tolle Ideen hatte, wie er seine Tage kurzweilig gestalten konnte.

Andrea half mir und Joshua, doch noch Anschluss zu finden, indem sie ihn mitnahm zum Handball- und Fußballtraining. Mit Andrea an meiner Seite war es mir manchmal auch nicht mehr so arg, wenn Aljoscha sich danebenbenahm. Einmal holte ich Joshua vom Kindergarten ab, da riss sich Aljoscha von meiner Hand los und erklomm den Kletterturm, flink wie ein kleines Äffchen. Und kam nicht mehr runter. Schrie und brüllte, hoch oben. Hörte nicht mehr auf.
»Komm runter, Aljoscha.«
»Bitte komm runter.«
»Aljoscha, komm zu mir.«
»Bitte!«
»Los jetzt!«
»Herrschaftszeiten!«
Fluchend und bittend umrundete ich den Kletterturm. In einigem Abstand – als hätte ich eine ansteckende Krankheit – die anderen Mütter mit ihren braven Kindern. Sie beobachteten mich. Sie gaben mir die Schuld. Ich hatte mein Kind nicht richtig erzogen. Kein Wunder, wo ich es doch mit Kampfhunden aufwachsen ließ. Geschieht ihr ganz recht. Jetzt kann sie mal sehen, wie sie den da runterbringt. Niemand half mir. Niemand fragte auch nur, ob er helfen könnte. Sie gafften und geiferten, und sobald wir weg wären, würden sich manche von ihnen die Mäuler über uns zerreißen. Da tauchte Andrea auf. Sah Aljoscha hoch oben und klatschte einfach. Ihr Sohn Lukas und Joshua fielen sofort in den Beifall ein.

Ich schämte mich kein bisschen mehr. Ich war stolz auf Aljoschas Geschicklichkeit. Irgendwann würde er schon wieder zu brüllen aufhören. Wieso sollte ich mich schämen? Das war mein Kind. Mein mutiges, starkes Kind. Er hat verdammt viel durchgemacht. Er hat gekämpft. Wir haben gekämpft. Wir kämpfen noch immer. Da lasse ich mich doch nicht blöd anreden.
»Genau!«, bekräftigte Andrea. »Kampferprobt bist du. Zuerst wegen der Hunde. Und nun mit Brösel.«

Joshua allerdings fand Aljoschas Benehmen nun nicht mehr so lustig wie früher. Dieser laute, wilde Bruder war ihm oft zu viel. Joshua wollte lieber seine Ruhe. Noch schämte er sich nicht, dazu war er zu klein, ein wenig später jedoch sollte er sich sehnlich einen normalen Bruder wünschen.

Seitdem wir das Kortison abgesetzt hatten, litt Aljoscha an keinen extremen Stimmungsschwankungen mehr. Allmählich schälte sich sein schönes Gesicht wieder aus der aufgedunsenen Maske, man musste allerdings genau hinsehen. Von außen sah er gesund aus – bis auf sein aufgequollenes Gesicht. Doch innen drin, da waren seine Gehirnströme. Die schwarzen dicken Zickzackstriche. Striche, die jede Norm sprengten. Groß und schwarz und dick und riesig, reichten sie fast über das ganze Papier.
Manchmal schaute ich sie mir an, als könnten sie mir etwas verraten. Wie fühlte sich das Leben an mit diesen Zacken? Wie schlief man damit? Und wie würden die Zacken bei Tageslicht aussehen? Bei Aljoscha wurden stets Schlaf-EEGs aufgezeichnet, so erkennt man die Krankheit.

»Hauptsache, wir sind wieder zusammen«, sagte Helmut, auf jedem Knie ein Kind. Er drückte die beiden fest an sich, zögerte, schaute Aljoscha an, der nicht reagierte.

»Weißt du was?«, fragte er mich.
»Was denn?«, wollte Joshua wissen.
»Aljoscha sieht aus wie ein kleiner Buddha.«
»Kleiner Butter!«, griff Joshua das auf.
»Nein, Buddha«, schmunzelte Helmut.
»Sag ich doch. Butterbrotbrösel, Butterbrotbrösel!«
Helmut und ich platzten laut heraus und schauten uns dann verblüfft an. Wir konnten noch lachen! Wer hätte das für möglich gehalten!

Und Aljoscha konnte noch sprechen. Ein einziges Mal noch. Auch das hätten wir nicht für möglich gehalten. Es war auf einem langen Spaziergang Ende Oktober. Plötzlich sagte er es. Völlig unvermittelt, ohne Zusammenhang, und nachdem er wochenlang geschwiegen hatte. Wir verstanden es alle drei. Es war leise, aber deutlich. Mit einem »Fffffuchs« verabschiedete Aljoscha sich verbal von uns. Wir deuteten es aber nicht als Abschied. Wir deuteten es als Durchbruch. Helmut und ich fielen auf die Knie vor ihm, Joshua sprang wild herum und wiederholte: »Fuchs! Fuchs! Fuchs!«
Aljoscha starrte durch uns hindurch.
»Ich rufe gleich Dr. Wolff an!«, sagte ich, und Helmut hob Aljoscha auf seine Schultern und rannte mit ihm im Kreis herum, die Hunde bellten wie verrückt. »Fuchs! Fuchs! Fuchs!«, riefen wir alle, genauso verrückt.
Nie wieder sollte ein Wort über Aljoschas Lippen kommen.

DEZEMBER 2001

Jetzt bleib doch mal sitzen«, sagte Helmut und legte seinen Arm um mich. Ich schüttelte ihn ab. »Ich schau noch mal nach Aljoscha.«

»Der schläft.«

»Bin gleich wieder da«, versprach ich und küsste meinen Mann. Helmut seufzte und ließ sich zurück auf das Sofa fallen. Es war ein gemütlicher Abend. Die Kinder schliefen seit einer Stunde, die Hunde lagen zusammengerollt zu unseren Füßen, und wir schauten einen Film an. Vor einer Viertelstunde hatte ich schon mal nach Aljoscha gesehen, ich wusste nicht, warum, es war nur so ein Gefühl, wie jetzt auch. Der Gerechtigkeit halber kuckte ich zuerst nach Joshua. Wie immer hatte er die Bettdecke weggestrampelt. Sein Atem ging ruhig und gleichmäßig. Der Stoffhund Lache lag neben ihm. Joshua hatte ihn so getauft, weil er so ein schönes lachendes Gesicht zeigte. Weiter zu Aljoscha. Ich beugte mich über ihn. Seine Augen standen offen. Sie schauten aber nicht aus wie sonst, sondern komisch. Als hätten sie nichts mit ihm zu tun, starrten sie zur Decke. Ein fremdes Kind lag in Aljoschas Bett.

»Brösel?«, fragte ich und zog ihn zu mir. Sein Körper fühlte sich an wie leblos, aber warm. Schlaff und schwer wie ein Gegenstand hing er in meinen Armen.

»Helmut! Helmut!«

Helmut hob Aljoscha aus dem Bett. Auf dem Weg von Aljoschas Zimmer ins Wohnzimmer auf die Couch wurde Helmuts Gesicht so bleich, dass es leuchtete.

Wir setzten Aljoscha auf die Couch. Er kippte zur Seite. Wir packten Kissen um ihn. Helmut rief den Notarzt. Ich streichelte Aljoscha, hielt seine Hände und redete beruhigend auf ihn ein. Ich sagte wahrscheinlich, dass ich ihn lieb habe und dass alles wieder gut würde, und ich klang bestimmt nicht überzeugend. Aljoschas Augen waren leicht nach oben verdreht; unheimlich sah er aus mit seinem dicken, aufgedunsenen Kopf. Er war nicht da. Er war nur eine Körperhülle.

»Helmut, was ist mit ihm?«

»Ich weiß es nicht«, sagte Helmut. Seine Stimme zitterte. Rechts und links saßen und knieten wir neben unserem Sohn und hielten ihn fest, und sein Blick starrte zur Decke.

Ich schüttelte Aljoscha leicht. Keine Reaktion. »Helmut! Wir verlieren ihn!«, schrie ich.

»Bestimmt nicht«, sagte Helmut und streichelte Aljoschas Wange.

»Helmut! Er ist weg! Wir haben ihn verloren!«

»Kuffi, er wacht gleich wieder auf.«

Ich schluchzte und streichelte und küsste das fremde Wesen auf der Couch.

»Wo bleibt denn der Arzt?«

Helmut lief zum Fenster, schaute hinaus, kam zurück zur Couch, schaute auf Aljoscha, lief wieder zum Fenster und zur Couch, Fenster, Couch, Fenster, Couch. Mir war schlecht und schwindlig, und ich zitterte am ganzen Körper. Was war mit meinem Kind?

»Aljoscha! Brösel! Hörst du mich?«

Damals dachte ich, ein Anfall wäre etwas Krampfendes, Schäumendes. Das hier konnte keiner sein, denn alles verlief so leise. Nach dem ersten Schrecken hatten sich die Hunde wieder hingelegt. Zum Glück wachte Joshua nicht auf. Helmut nahm Aljoscha hoch und trug ihn herum. Das war ein entsetzlicher Anblick, weil seine Arme und Beine schlaff und kraftlos an Helmut herabhingen. Wie lange Stöcke schlugen sie an Helmuts Beine und Oberkörper.

Die Sekunden zogen sich endlos. Jede Sekunde eine Stunde.
»Wann kommt der Krankenwagen endlich!«
»Er atmet Kuffi! Er atmet! Das ist das Wichtigste.«
»Ja, aber was hat er?«
»Gleich wissen wir es. Aljoscha! Brösel! Brösel, wach auf!«
Ein blaues Zucken durch die Büsche. Ich rannte hinaus, um den Sanitätern den Weg zu weisen. Als sie Aljoscha ein krampflösendes Mittel gespritzt hatten, kehrte die Spannung innerhalb kürzester Zeit in seinen Körper zurück. Er wurde wieder lebendig. Seine Augen schlossen sich, und ruhig, als wäre nichts vorgefallen, schlief er ein.
Wir waren so aufgewühlt, dass wir die ganze Nacht keinen Schlaf fanden. Ständig rannte einer von uns zu Aljoscha, der friedlich schlief. Der Spuk war vorüber.

Ich konnte es kaum erwarten, mit Dr. Wolff zu sprechen, und erfuhr, was ich befürchtete. Dr. Wolff sagte, meine Beschreibung höre sich nach einem Anfall an. Das hatte auch der Notarzt festgestellt. Dies sei im Übrigen typisch für das Landau-Kleffner-Syndrom. Auch deshalb sei es ja so wichtig, schnell das richtige Medikament zu finden, um die Anfälle zu stoppen, denn sie könnten sich steigern, es sei möglich, dass Aljoscha mehrere Anfälle pro Tag durchleide.
»Das halte ich nicht aus«, sagte ich abends zu Helmut. Ich hatte tagsüber nur zweimal eine halbe oder Stunde geschlafen und war völlig fertig.
»Was sollen wir tun, wenn das noch mal passiert?«, fragte Helmut mich.
»Eine Rektiole mit Diazepam einführen«, sagte ich und gab weiter, was ich gehört hatte. »Anfälle können ganz verschieden daherkommen. Sie müssen nicht immer gleich aussehen.«
»Ich glaube, ich will das jetzt gar nicht wissen«, entgegnete Helmut, und damit verblüffte er mich.

Eine Rektiole ist übrigens *eine Art von Klistier zur Einbringung von Medikamenten in das Rektum. Die Anwendung ist einfacher als etwa durch intramuskuläre Injektion, so dass die Rektiole auch von Pflegepersonal oder Laienhelfern (Eltern) verabreicht werden kann. (Wikipedia)*

Aljoschas erster Anfall hatte die zarte kleine Pflanze Normalität, die gerade ihre ersten Triebe aus der Erde gesteckt hatte, einfach niedergehagelt. Wir waren schwer deprimiert. Schon wieder war alles anders. Das aggressive wilde Kind hatte sich in ein apathisches Wesen verwandelt, das eigentlich gar nicht mehr da war.

Mit Aljoscha fuhr ich für drei Tage nach Tübingen, um ein EEG erstellen zu lassen. Es zeigte keine Veränderungen. Mit neuen Medikamenten im Gepäck kehrte ich zurück. Andere Mütter hatten nun Geschenkpapier, Spielzeug und Schokoladenfiguren, Buntpapier und Bastelutensilien in ihren Taschen. Der Advent war ausgebrochen. Seit Oktober kündigte er sich in den Geschäften an – ich hatte keinen Blick dafür gehabt. Nun konnte ich ihm nicht mehr entkommen. Advent. Was für eine schöne Zeit mit zwei kleinen Kindern. Die stade Zeit der Geheimnisse, der Abende mit Singen, Basteln und Geschichten vorlesen. Schlittenfahren und Schlittschuhlaufen und sich von den Hunden durch den Schnee ziehen lassen. Rote Backen, rote Nasen und Rotzglocken, die einfach hochgezogen oder am Handschuh abgestreift wurden.
Nimm ein Taschentuch.
Brauch ich nicht.
Plätzle ausstechen und die erste Kerze am Adventskranz anzünden. Nüsse knacken. Zu viert auf dem Sofa kuscheln und einen Zeichentrickfilm anschauen. Eiskalte Füße, weil der Schneemann noch fertig werden musste.
Mama, kann ich eine Karotte für die Nase haben?

Ja, mein Schatz.
Bimbam liebte Schneemannnasen. Kaum steckte die Karotte, hatte er sie schon entführt. Schreiend rannte Aljoscha hinter ihm her – zu spät. Wenn jemand bei uns noch verfressener war als Bimbam, dann … tja, dann war das Aljoscha.
Joshua konnte das Weihnachtslied *Schneemann mit der Rübennase* gar nicht oft genug hören. Inbrünstig sang er mit. Aljoscha sang nicht. Oder doch. Mit seinen Blicken begleitete er uns, und manchmal juchzte er vor Freude.

Als mir richtig bewusst wurde, dass nun Advent war, brannte schon die zweite Kerze am Kranz. Natürlich hatten wir einen. Sogar selbst gebastelt mit Ästen und Beeren aus dem Wald. Auch zwei Adventskalender hatten wir … gehabt. Aljoscha aß den von Joshua und seinen eigenen in fünf Minuten leer. Ich kaufte noch zweimal nach und ließ es dann bleiben, als Aljoscha den von Joshua wieder leerte.
Auch den Sprühschnee verteilten wir ein wenig später an den Fenstern als gewöhnlich und hängten die Lichterketten auf. Doch immerhin, wir schafften es noch, damit die Englein sehen konnten, wie sehr wir uns auf Weihnachten freuten.
»Mama, und sie kommen auch ganz bestimmt?«
»Ganz sicher, Joshua!«

Eine Fahrschülerin von Helmut erzählte ihm von einer Frau, die Kontakt zu Engeln hätte. Vielleicht könnte uns diese Frau weiterhelfen? Helmut selbst wollte nicht zu ihr, meinte aber, dass man es ja mal versuchen könnte. Was bedeutete, ich sollte es versuchen. Warum nicht? Telefonisch verabredete ich einen Termin und fuhr mit Aljoscha in einen kleinen Ort rund fünfzig Kilometer entfernt von uns. Die Engelfrau wohnte in einem Häuschen mit Sprossenfenstern, das im Sommer bestimmt mit Efeu bewachsen war. Sie war um die vierzig, blond und sehr schlank, hatte wässrig blaue Augen

und eine Stupsnase. In dem Zimmer, in dem sie Kontakt mit den Engeln aufnahm, standen Dutzende von Putten. Aljoscha war an diesem Tag sehr müde. Still saß er neben mir.
»Ihr Sohn ist nicht gern auf der Welt«, sagte die Frau.
Ich zog Aljoscha auf meinen Schoß.
»Ihr Sohn möchte von hier weg«, sagte sie. »Er fühlt sich nicht wohl hier. Wenn er die Möglichkeit hätte zu gehen, würde er gehen.«
»Wir gehen«, sagte ich zu Aljoscha, nahm ihn bei der Hand und verließ das Haus. Bezahlt hatte ich im Voraus. Auf der Fahrt nach Hause hielt ich mehrmals an und betrachtete Aljoscha eindringlich.
»Bist du gerne auf der Welt?«, fragte ich ihn. Ich erhielt natürlich keine gesprochene Antwort. Und doch bekam ich eine Antwort. Sie stand in seinen schönen braunen Augen, die manchmal wieder fröhlich blickten. Ich hörte sie im Rhythmus seiner Beine, die flitzten und hüpften. Ich hörte sie an seinem Krähen und Schreien.

»Das war wohl die falsche Adresse«, stellte Helmut abends fest.
»Ja«, sagte ich. Doch ich brachte die Worte der Frau lang nicht aus dem Kopf und ärgerte mich, dass sie sich festsetzten bei mir. Ich wollte das nicht gehört haben. Ich wollte es ausblenden wie auch alles andere, was mir nicht guttat.

Wider Erwarten verlief unser Weihnachten sehr schön. Wir waren einfach glücklich, dass wir es zusammen verbringen konnten. Joshua und Aljoscha spielten friedlich miteinander. Joshua erlaubte Brösel, die hohen Legotürme, die sie gemeinsam bauten, zu zerstören. Jeden Turm durfte Aljoscha umwerfen, das war das Allertollste, und die beiden lachten sich kringelig. Ich war sehr stolz auf Joshua, der eine Strategie gefunden hatte, mit Aljoscha umzugehen. Aljoscha liebte es, wenn Sachen durch die Luft flogen. Joshua brachte ihn dazu, den Turm zuerst mit aufzubauen. Das fand ich ziemlich klug. Die beiden Buben schauten auch viele Bilderbücher an, und wenn ich sie manchmal so sitzen sah, dann ging mir das Herz auf. Meine zwei wunderschönen Jungs auf der Couch, die beiden dunklen Köpfe zusammengesteckt, deuteten sie auf Bilder und unterhielten sich. Der eine mit Wörtern, der andere krähte manchmal etwas dazu oder keckerte, lachte, gurrte, machte irgendwelche Laute.

Wenn man sie nur sehen, nicht hören würde, könnte man meinen, bei uns wäre alles … normal.

»Seltsam, sagte ich zu Helmut. »Früher wollte ich nie normal sein. Normal war für mich eine Horrorvorstellung. Heute wünsche ich mir das manchmal. Ich wünsche mir, dass bei uns alles normal ist.«

»Das heißt aber nicht, dass wir normal sind«, sagte Helmut, der auch etwas gegen normal hatte. Normal bedeutete für uns zum Beispiel, ohne unsere Hunde zu leben oder immer freitags zu putzen oder am Sonntag auf dem Fußballplatz herumzustehen. Nein, so wollten wir nicht sein. Wir hatten aber auch nichts dagegen, wenn anderen das gefiel. Leben und leben lassen, das war unser Motto.

Ich buk – wie es sich gehörte – Plätzle an Weihnachten, und Helmut nahm sich frei. Jeder von uns trug etwas dazu bei, dass wir es schön hatten. Schön normal. Helmut war entspannt wie lange nicht mehr. Und ich wohl auch, denn ich konnte seine Geschichten wieder genießen. Ich war wieder das Publikum, das er brauchte: aufmerksam und begeistert.

Auch meine Mutter kam zu Besuch – und sie hatte die besten Plätzle der Welt dabei, die erst am Heiligen Abend gegessen wurden. Davor durfte man nur an der Keksdose riechen und auch nur ganz schnell, Deckel auf, Deckel zu – eine schwere Geduldsprobe! Meine Mutter freute sich sehr, ihre Enkelkinder zu sehen, und drängte mich und Helmut, abends aus-

zugehen: »Geht doch moal ins Kino! Oder zum Danza. Des brauchen junge Leit.«
»Mama, wo siesch du hier bitte junge Leit?«, fragte ich. Helmut kniff mir in den Po.

So ermöglichte uns meine Mutter den ersten Abend zu zweit seit einem halben Jahr. Es war schon immer schwierig für uns gewesen, Zweisamkeit zu organisieren – die Omas waren zu alt und wohnten zu weit weg. Einmal sind wir in all den Jahren nach Kiel gefahren zu River Dance: jede Oma nahm ein Kind zu sich – Aljoscha in Tübingen, Joshua in Sonthofen. Wir blieben drei Tage weg, die Planungen und Vorbereitungen dazu hatten Wochen beansprucht. Wir brauchten ja nicht nur einen oder zwei Babysitter, wir brauchten auch Hundesitter.

Als ich dann kurz nach Weihnachten mit Helmut in einem Restaurant saß, war es zuerst ganz komisch, wir waren so etwas nicht mehr gewohnt.
»Jetzt ist es wie früher«, sagte Helmut. »Ohne die Buben.«
Ich nickte. »Es ist, als würden wir eine Reise planen. So wie früher, als wir unsere Reisen meistens beim Italiener geplant haben.«
»Das würde mir jetzt gefallen, Kuffi«, lächelte Helmut. »Einfach irgendwohin fahren.«
»Ja«, seufzte ich.
»Weißt du noch«, fragte Helmut, »wie wir damals in Portugal auf den Fischmärkten einkauften …«
»Und ob!« Ich sah es vor mir. Wir waren mit dem Wohnmobil in Frankreich, Spanien und Portugal unterwegs. Ohne Kinder mit nur zwei Hunden. Eine Zeit der Freiheit und Unabhängigkeit. Wir ließen das Auto stehen, wo es uns gefiel. Die ganze Welt gehörte uns. Und vor allem gehörten uns die Strände, an denen wir mit Gina und Sandy stundenlang ent-

langliefen. Viele andere Hunde, die dort frei lebten, schlossen sich uns an. Es war ein herrliches Gefühl, inmitten dieser Rudel durch den Sand zu gehen, die Knöchel umspült vom grünen oder blauen Meereswasser. Wir spazierten Hand in Hand und Arm in Arm und manchmal liefen wir mit den Hunden um die Wette oder ließen uns einfach in den Sand fallen. Glücklich. Sommersonnesüdenglücklich. Helmut und ich. Er malte ein Herz in den schweren nassen Sand, und wir schauten zu, wie die Wellen es wegwuschen, und sahen es trotzdem noch, für immer.

»Und weißt du noch ...«, begann Helmut erneut, und ich wusste sofort, was ich wissen sollte, dass er nämlich mit dem Riesenwohnmobil viel zu nah an den Strand gefahren war.

»Nicht!«, hatte ich ihn gewarnt. »Wir bleiben stecken!«

»Das geht schon«, hatte Helmut erwidert, doch diesmal hatte ich recht behalten, und wir waren im Sand versackt. Einen halben Tag hatte es gedauert, ehe wir uns mit Hilfe anderer befreiten. Was in dem Moment, als es passierte, so schrecklich gewesen war, gehörte nun zu unseren Lieblingserinnerungen. Genauso wie der teuerste Schuhputzer der Welt. Er hatte seinen Hocker in Barcelona auf den Ramblas, und wir regten uns lautstark über ihn auf, weil er vierzig Mark haben wollte für das Putzen und Polieren von zwei Paar Schuhen. Nepp! Später lachten wir uns kringelig, vor allem, weil wir ihm das Geld zum Schluss noch gegeben hatten.

So saßen wir in einem Restaurant in Kempten und reisten durch die weite Welt. Wir reisten durch unsere Vergangenheit. Und dann machte Helmut einen großen Sprung in unsere Zukunft. Die Gegenwart, die mieden wir.

»Wenn wir mal in Rente sind«, sagte Helmut, »kaufen wir uns ein Wohnmobil, Kuffi. Sobald die Kinder aus dem Gröbsten raus sind, fahren wir durch ganz Europa. Und wenn das Geld ausgeht ...«

»… ernten wir Tomaten«, fuhr ich fort.
»Oder Wein.«
»Wir brauchen ja nicht viel zum Leben.«
»Hauptsache, wir sehen was von der Welt.«
»So wie früher.«
»So machen wir es, Kuffi.«
»Ja, wenn die Kinder groß sind.«
»Das geht schneller, als man denkt.«
»Weißt du, was mir am liebsten wäre?«
»Was denn?« Helmut beugte sich vor. So wunderschön sah er aus im gedimmten Licht mit diesen markanten Zügen und den brennend braunen Augen.
»Ich will, dass die Jungs Surflehrer auf Hawaii werden. Da können wir dann super Urlaub machen.«
Helmut widersprach. »Nicht alle beide! Ich möchte auch mal den Mitsommer sehen.«
»Okay, dann einmal Surflehrer auf Hawaii und einmal in Schweden.«
»Surfen die da?«
Wir lachten und prosteten uns zu und bestellten Nachtisch und Espresso, und wer uns zugesehen hätte, hätte uns für stinknormal gehalten. Ein Ehepaar um die vierzig, das einen freien Abend genießt, weil es die Kinder gut aufgehoben weiß bei der Oma und schon mal einen Blick in seine eigene Rentnerzeit wirft.

Silvester verbrachten wir zu Hause und ließen auch ein paar Raketen krachen für die Kinder, allerdings lange vor Mitternacht. Um zwölf stieß ich mit Helmut auf das neue Jahr an, das wir uns einfach nur entspannt wünschten. Und erwischten wir nicht den besten Start? In Heuwang knallt es kaum. In Heuwang fiel Silvester praktisch aus.
»Kuffi«, sagte Helmut. »Jetzt geht es bergauf.«

JANUAR 2002

Das erste halbe Jahr 2002 verbrachten wir damit, eine Reihe von Medikamenten zu testen, die auf dem deutschen Markt erhältlich waren. Aljoschas Verhalten änderte sich mit jeder Sorte. Ich wusste heute nicht, was für ein Kind ich morgen haben würde. Grantig oder lieb, gut gelaunt oder jähzornig, schlapp oder aufgedreht. Aljoschas Persönlichkeit hatte sich verändert. Es war zwar nicht mehr so schlimm wie im Krankenhaus während der Kortison-Therapie, doch mein Kind war hyperaktiv, aggressiv, trotzig und zeigte zwanghafte Verhaltensweisen. Ohne seine Bilderbücher konnte er nicht mehr aus dem Haus gehen. Ein ganzer Stapel Bücher musste mit. Auch wenn wir nur zum Bäcker fuhren. Wenn ich die Bücher nicht mitnahm, schrie er wie am Spieß. Er wollte auch immer auf demselben Platz sitzen. Das galt auch für die drei Hunde. Alles gehörte auf seinen Platz. Wir akzeptierten das. Vielleicht war das wichtig für ihn, um sich zurechtzufinden. Manchmal war es sogar lustig.

»Kuffi, weg von meinem Platz«, sagte Helmut, wenn ich auf dem Sofa saß.

Da konnte er schon mal ein Kissen an den Kopf kriegen.

Im neuen Jahr nahm ich endlich telefonisch Kontakt mit einer ebenfalls betroffenen Mutter auf. Ich hatte ihre Telefonnummer schon im Haunerschen Kinderspital erhalten, wollte aber bislang nie anrufen. Nun erfuhr ich, dass es bei ihrer Tochter vier Jahre gedauert hatte, ehe sie aus dem Gröbsten raus gewesen sei. Das war für mich eine so unvorstellbar lange Zeit, dass ich beschloss, nichts mehr davon wissen zu wollen. Ich wollte nicht recherchieren, wie es anderen Müttern und Vätern mit Kindern erging, die am Landau-Kleffner-Syndrom litten. Ich wollte nichts davon wissen, denn es würde mich noch mehr runterziehen. Die vergangenen Monate hatten mir meine letzten Reserven geraubt – glaubte ich damals. Ich wusste nicht, woher ich die Kraft für weitere dreieinhalb solcher Jahre hätte nehmen sollen. Das war einfach nicht möglich, und deshalb würde es auch nicht so weit kommen.

»Okay, Brösel?«

Brösel schwieg.

Helmut und ich hatten Joshua zum Skikurs angemeldet. Einige andere Kinder aus dem Kindergarten lernten ebenfalls Skifahren, und wir wollten unserem Sohn so viel Gemeinschaft wie nur möglich schenken.

»Ich finde, Aljoscha sollte auch Skifahren lernen«, schlug ich Helmut vor. »Er ist körperlich doch sehr geschickt.«

»Super Idee«, sagte Helmut. »Aber ob die das in der Skischule auch so toll finden?«

»Probieren wir es!«

Ich rief in der Schule an und beschrieb unsere Situation. Ein sportliches Kind, das weder spricht noch hört.

»Bringen Sie beide Kinder, dann sehen wir weiter.«

Leider scheiterten wir mit unserem Unterfangen, was jedoch nicht an Brösel lag, sondern daran, dass zu viele Kinder auf einen Skilehrer kamen und Aljoscha eine Extrawurst gebraucht hätte. Der Skilehrer schob das Scheitern allerdings auf Aljoscha: »Er will nicht«, sagte er.

Als wir Joshua in den nächsten Tagen abends vom Skikurs abholten und ich Aljoschas sehnsüchtige Blicke bemerkte, wusste ich, dass Aljoscha schon gern gewollt hätte. Er hätte mehr Unterstützung gebraucht.

»Ist vielleicht noch zu früh, Kuffi«, tröstete Helmut mich, und ich tröstete Aljoscha. »Wir suchen was anderes für dich!«

Obwohl es oft zu größeren und kleineren Katastrophen führte, wenn ich mit Aljoscha an Orte ging, wo Eltern mit ihren gesunden Kindern waren, hegte ich den großen Wunsch, Aljoscha am Leben teilhaben zu lassen. Ich wollte ihn eben nicht wegsperren. Mein Sohn sollte so viel Freude wie nur möglich erleben.

»Vielleicht finden wir mal einen Skilehrer, der nur Zeit für dich hat«, sagte ich zu ihm. »Einen, der sich in dich einfühlt und sich vorstellt, wie das ist. Der ganze Lärm und all das Neue.«

Brösel drückte meine Hand.

»Genau«, bekräftigte ich.

Ich wusste, dass er mich nicht verstanden hatte, also nicht meine Stimme, wohl aber konnte er spüren, was ich ihm sagen wollte.

Und ich verstand manchmal, was er wollte und meinte – auch wenn es sehr verquer herauskam oder ich eine Dolmetscherin dafür brauchte:

Es war richtig kalt draußen, zu kalt, um auf der Terrasse zu rauchen. Deshalb rauchten Andrea und ich im Badezimmer. Aljoscha kam fröhlich winkend mit einem Wiener Würstchen in der Hand zu uns.

»Na, Brösel, wie geht's?«, begrüßte Andrea ihn.

Aljoscha biss von dem Würstchen ab, schaut es kurz an und warf den Rest aus dem Fenster in den Garten.

»Spinnst du!«, rief ich.

Andrea lachte.

»Das Kind ist unmöglich!«, sagte ich.

»Nein«, widersprach Andrea. »Das Kind zeigt hohe soziale Kompetenz. Es hat an den Fuchs gedacht. Der freut sich drüber.«

FEBRUAR 2002

Im Februar packte ich unsere Sachen für Tübingen. Vierzehn Tage sollten wir in der Klinik bleiben. Mein Herz war schwer. Ich wollte nicht weg von daheim. Ich wollte nicht schon wieder in diese Krankenhausmühle, doch Dr. Wolff hatte eine neue Therapie vorgeschlagen, da auch das Valproat Aljoscha nicht half. Die Therapie bestand diesmal aus keinem Medikament, sondern einer Diät. Wie immer hatten Helmut und ich uns im Internet bei Wikipedia schlau gemacht.

> Die *ketogene Diät* ist eine streng kohlenhydratlimitierte, protein- und kalorienbilanzierte und deshalb fettreiche Form der diätetischen Ernährung, die den Hungerstoffwechsel in bestimmten Aspekten imitiert. Durch sie bezieht der Körper seinen Energiebedarf jedoch nicht aus Körperfett (wie beim Hungern), sondern aus Nahrungsfett. Ketogene Diät wird als Therapieverfahren vor allem bei Kindern mit pharmakoresistenter Epilepsie, Glukosetransporterstörung (beispielsweise GLUT1-Defizit-Syndrom) und Pyruvatdehydrogenasemangel eingesetzt. Sie muss individuell berechnet und ärztlich überwacht werden.

Aljoscha freute sich über die Abwechslung. Als ich ihm ein Foto vom Krankenhaus zeigte und mit Gesten erklärte: »Da fahren wir morgen hin«, rannte er begeistert los und packte seine Tasche. Aljoscha verstand nicht meine Worte, er verstand das Bild und meine Stimmung. Zwanzig Bücher und mindestens zehn Traktoren mit Anhängern sollten mit. Wie wir das alles transportierten, war ihm egal. Mama würde es schon machen. Und Mama machte es. Voll beladen schob ich Aljoschas Kinderwagen durch die Gänge des Krankenhauses. Aljoscha raste begeistert die Flure entlang, öffnete alle Türen, begrüßte Ärzte, Schwestern und fremde Patienten.

»Aber wie soll das gehen?«, fragte ich Dr. Wolff, der mir die Diät noch einmal genau erklärte. »Aljoscha isst für sein Leben gern. Am liebsten hat er in der einen Hand eine Milchschnitte und in der anderen ein Wurstbrot und beißt abwechselnd ab.«
»Wir sollten es ausprobieren, Frau Kuffner. Es erscheint als gute Möglichkeit. Jedenfalls ist es einen Versuch wert.«
Aljoscha kam ins Zimmer. Er war einer Krankenschwester ausgebüchst. In der Hand hielt er ein Stück Kuchen.
»Er hat es vom Tablett stibitzt«, lächelte die Schwester.
»Nachdem er kontrolliert hat, was es zum Mittagessen gibt?«, fragte ich.
»Klar. So ist er, der Aljoscha.« Noch ein Lächeln. »Und jetzt komm. Zeig mir deine Traktoren!«
Aljoscha ging mit der Krankenschwester hinaus, als ich ihm winkend zu verstehen gab, dass er das tun solle.
Dr. Wolff seufzte. »Ja. Das wird schwer. Denn als Erstes muss er zwei Tage fasten.«
»Wie fasten?«
»Fasten wie fasten. Nichts essen. Das ist die Voraussetzung für die Diät.«
»Um Himmels willen!«
»Wollen wir es versuchen?«
»Ja, deshalb bin ich hier – aber er ist doch erst viereinhalb. Wie soll ich ihm das erklären, ich kann es ihm doch gar nicht begreiflich machen, dass er nichts mehr zu essen bekommt, ich kann ihm ja nicht mal seine Krankheit erklären.«

»Ich weiß, Frau Kuffner.«

Ich seufzte. Ja, so war das. Das Krankenhaus hatte mich wieder. Was blieb mir denn anderes übrig, als einverstanden zu sein?

»Also gut«, sagte ich. »Wir haben das am Telefon ja bereits besprochen: Ich will alles versuchen, damit Aljoscha nicht noch mal einen so schlimmen Anfall erleben muss. Und wenn die Diät das Mittel Ihrer Wahl ist, dann machen wir das jetzt.«

»Also lassen Sie uns gleich starten.«

»Womit?«

»Mit dem Nicht-Essen. Aljoscha muss in die ketogene Phase kommen. Um dort hineinzukommen, darf er jetzt erst mal nichts essen.«

»Nein, Aljoscha.« Ich sagte kaum mehr etwas anderes. Mein Kind hatte Hunger. Großen Hunger. Da er nichts zu essen bekam, suchte er sich etwas. Ständig rannte er in die Küche, wo der große Essenswagen für alle Kinder stand. Aljoscha suchte nach seinem Namen. Er weiß, wie der geschrieben aussieht. Es gab seinen Namen nicht. Verzweifelt suchte er von vorne. Ich stellte mich vor ihn und bedeutete ihm mit Gesten: »Aljoscha, komm raus aus der Küche.«

Er tippte auf den Essenswagen und schaute mich an. Ich wies auf ihn und den Wagen und schüttelte den Kopf.

»Aljoscha, es gibt nichts für dich.«

Große Augen. *Mama, warum? Mama, ich habe Hunger! Mama, warum gibst du mir nichts zu essen?*

Mir war schlecht. Heimlich auf der Toilette biss ich von einem Brot ab, um selbst nicht umzukippen. Kraft brauchte ich, ich musste ja hinter Aljoscha herrennen, und der Hunger machte ihn noch schneller und wütend.

Am Krankenhauskiosk hatte sich ein Mann gerade ein Würstchen bestellt. Mit dem Teller in der Hand ging er zu einem

Tisch. Aljoscha schnappte sich im Vorbeirennen die Wurst. Der Mann schrie, die Frau im Kiosk schrie, ich hinterher, Patienten lachten, ich schaffte es. Und entriss meinem brüllenden Kind die Wurst. O wie schrecklich!

Ich weiß nicht, wie, aber wir schafften diese zwei Tage. Ich war völlig ausgelaugt, denn ich hatte Aljoscha ständig streng im Auge behalten. Wir besuchten auch Lola nicht. Zu gefährlich. Zu viel Essen auf dem Weg zu ihr und bei ihr.

Und dann stand Aljoschas Name wieder auf dem Essenswagen. Wir saßen am Tisch, der Wagen rollte herein, Aljoschas Augen wurden noch größer. Essen! Essen! Endlich! Die Schwester stellte das Tablett auf den Tisch. Aljoscha hob den Deckel: zwei Scheiben dünnes Brot, 50 g Butter und eine vor Fett triefende Wurst. Aljoscha starrte fassungslos auf den Teller. Gleich würde er ihn hochheben, um darunter etwas zu essen zu suchen.

Fragend schaute er mich an. Ich schüttelte den Kopf und schob den Teller in seine Richtung. »Iss, Aljoscha.«

Mir wurde fast schlecht bei dem Anblick der Wurst. Das Essen bestand aus purem Fett. Ich tat so, als wäre es das leckerste Gericht der Welt. Wahrscheinlich war ich keine gute Schauspielerin. Helmut hätte das besser gekonnt. Aljoscha biss ein kleines Stück vom Brot ab.

»Hier die Wurst. Bitte.«

Aljoscha wollte nicht.

Ich verstand ihn gut.

Aber er verstand mich nicht. *Mama, warum darf ich nicht das essen, was mir schmeckt? Mama, warum gibst du mir nichts? Willst du mich verhungern lassen?*

Am dritten Tag beendete ich den Versuch.

»Aber es lässt sich doch gut an«, sagte Dr. Wolff. »Es hat doch schnell funktioniert.«

»Was hat funktioniert?«

»Aljoscha ist schon nach einem Tag in die ketogene Phase gekommen.«
»Ja, das mag sein. Aber er müsste doch ständig dieses fettige Zeug essen. Er müsste sich sein Leben lang so ernähren. Es tut mir leid. Das kann ich ihm nicht antun.«

Obwohl ich so entschieden aufgetreten war, plagten mich Zweifel. Hatte ich das Richtige getan? Oder hatte ich unsere einzige Chance verspielt. Doch was wäre das für ein Leben? Ich rief Helmut an, der mich noch einmal bekräftigte: Entscheide nach deinem Gefühl: Wenn du meinst, es ist nicht gut für ihn, dann komm heim.

Als ich nach Hause kam, lag Joshua mit 41 Grad Fieber im Bett und war nicht ansprechbar. Ich kam mir vor wie im falschen Film. Szenenwechsel, Klappe.
Helmut und ich tauschten die Patienten. Ich blieb bei Joshua im Krankenhaus, Helmut mit Aljoscha daheim. Joshua hatte eine Lungenentzündung, was man aber erst nach einigen Tagen herausfand. Ein neuer Untersuchungsmarathon. *Name, Krankenkasse, Hausarzt.* Joshua schlief viel, doch wenn er wach war, sollte ich da sein. Also blieb ich eben gleich im Krankenhaus. Eigentlich wohnte ich mittlerweile im Krankenhaus.
»Gell, Mama, du bleibst bei mir. Du lässt mich nicht allein?«
»Nein, mein Großer.«
Bei der Rückenmarkspunktion musste ich ihn dann aber alleine lassen. Die Tür fiel zu, und mein Kind verschwand. Wie Aljoscha auch. Ich saß nur noch in Krankenhäusern, und meine Kinder verschwanden hinter irgendwelchen Türen. Ich war fix und fertig.

Andrea brachte mich auf den Gedanken, dass Joshua Gefahr lief, Aufmerksamkeit durch Krankheit zu ergattern. Denn so lernte er es doch bei seinem jüngeren Bruder. Aljoscha war krank und bekam alle Aufmerksamkeit der Welt.

»Aber was soll ich denn tun, was soll ich denn verdammt noch mal tun?«, fragte ich Andrea verzweifelt. »Ich kann mich doch nicht vierteilen!«

Sie drückte mir die Hand. »Du machst das schon alles richtig. Und schau – Joshua ist ein ziemlich ausgeglichenes Kind. Ich kenne ihn nun ja recht gut, weil er so oft bei uns ist und mit Lukas spielt. Also ich finde, ihr macht das alle super.«

FRÜHLING 2002

Die Wiesen wurden zuerst zartgrün, dann fett, später platzte der Löwenzahn auf und verwandelte das Allgäu in einen gelben Teppich. Sonne! Wärme! Terrasse! Was für eine Wohltat! Bei uns pendelte sich fast so etwas wie Alltag ein. Mit Aljoscha brachte ich Joshua morgens zum Kindergarten, dann war ich mit Brösel vormittags allein, zusammen holten wir Joshua mittags ab, manchmal gingen wir zu Andrea, oder sie kam zu uns, oder wir unternahmen zu dritt, nein zu sechs etwas. Die Hunde freuten sich auch über den Frühling und konnten gar nicht genug rennen und buddeln und spielen. Also alles normal? Wenn man davon absah, dass Aljoscha drei bis fünf Tabletten täglich nahm. Wenn man von den vielen kleinen und großen Katastrophen absah … ja dann … fast normal – für unsere Verhältnisse.

Ich war höchstens fünf Minuten im Garten gewesen. Als ich zurückkehrte, hatte Aljoscha ein Kilo Mehl über meinen Lieblingsteppich geschüttet und fuhr seelenruhig und hoch konzentriert mit der Walze seines Traktors darüber. Schön gleichmäßig glatt. Aljoscha verstand nicht, warum Mutter sich aufregte, es hatte doch alles wunderbar geklappt. Und sah der Teppich jetzt nicht viel schöner aus?
Ich riss den Staubsauger an mich und saugte. Was vorne reinging, kam hinten als feiner Staub wieder raus und verteilte sich im ganzen Wohnzimmer auf Büchern, CDs, Kissen. Um zwölf hatte ich einen Zahnarzttermin. Ich war schon spät dran. Aljoscha hatte Hunger und durchwühlte den Kühlschrank. Dass dabei die Hälfte auf den Boden fiel, störte ihn

nicht. Ein Glas Erdbeerjoghurt zerschellte. Er hörte es vielleicht nicht. Machte aber freundlicherweise einen großen Schritt über den rosafarbenen Fluss, der sich vom Kühlschrank zum Tisch schlängelte. Gut, dass die Hunde als Haushaltshilfen einsprangen. Genüsslich schlabberten sie alles auf. Warum hatte ich eigentlich Kinder gewollt? Hunde wären viel einfacher gewesen! Hunde konnten sich auch nicht unsichtbar machen. Aljoscha allerdings beherrschte diese Kunst. Plötzlich war er weg. Eben noch da – und weg.
»Brösel! Aljoscha! Wo bist du?«
Keine Antwort, natürlich keine Antwort. Er hörte mich ja nicht, beziehungsweise er verstand mich nicht, auch wenn er meistens auf seinen Namen reagierte. Dass »Aljoscha« etwas mit ihm zu tun hatte, war ihm zum Glück klar. Ob er wusste, dass es sein Name war? Also suchen. Erst mal beim Zahnarzt anrufen und den bereits viermal verschobenen Termin erneut verschieben.
»Gina! Wo ist Aljoscha?«
Gina hatte keine Zeit, sie buddelte nach Mäusen.
Bimbam wetzte durch den Garten, blieb vor einem Baum stehen und bellte.
Um Gottes willen! »Brösel! Komm da runter!«
Hoch oben, mindestens vier Meter über mir, hangelte er sich wie ein Äffchen von Ast zu Ast.
In diesem Augenblick fuhr Helmuts Wagen in den Carport. Er hatte Joshua vom Kindergarten abgeholt. Nun standen wir zu dritt um den Baum und schauten nach oben. Es war unglaublich, was Aljoscha dort vollbrachte. Bei aller Sorge bewunderten wir seine Geschicklichkeit.
»Der hat's drauf«, sagte Helmut, und ich nickte. Ja, unser Aljoscha war ein Bewegungsgenie mit seinem außerordentlich guten Körpergefühl. Aber plötzlich …
»Brösel!!!!!!!!!!!!!!!!«
Durch die Äste, durch die Blätter, wie in Zeitlupe, ein fliegen-

des Kind, purzelnd und drehend, saß auf dem Boden, leicht benommen.

»Blutet er, hat er sich weh getan?«, schrie ich. »Brösel!«

Wir untersuchten ihn.

Nichts. Joshua weinte. Aljoscha grinste und wollte gleich noch mal auf den Baum.

Helmut und ich waren bleich. Wir schauten uns an und erkannten, dass wir beide dasselbe gesehen hatten: als hätte jemand Aljoscha vom Baum getragen. Er war nicht gefallen. Dazu war es viel zu langsam gewesen. Er war hinuntergeleitet worden.

Helmut räusperte sich. »Diesem Schutzengel würde ich gern eine Flasche Wein schicken.«

Aljoschas Schutzengel war fast genauso beschäftigt wie ich. … Ob er wohl auch manchmal lachte?

Am nächsten Vormittag ging ich mit Aljoscha und den Hunden am Bach entlang. In der Nacht hatte es lang und stark geregnet, und Aljoscha stapfte mit seinen Gummistiefeln durch den Matsch. Immer weiter sank er ein. Längst lief der Matsch oben in seine Stiefel. Tja, und dann war es so weit. Aljoscha war gefangen. Mitten im Matsch. Ich war schon ein Stück weitergegangen und beobachtete seine Versuche, sich zu befreien. Er steckte tief im Dreck und kam auch nicht aus den Stiefeln heraus, weil die voll gelaufen waren. Da fing er zu lachen an. Sein herrliches Bröselachen, das ich so sehr liebe. Aljoscha war glücklich. Und ich war es auch. Ach, wie tat das gut, dieses Lachen zu hören nach dem langen dunklen Winter. Aljoschas Lachen vertrieb die letzten Reste dieser schweren Zeit. Langsam schlenderte ich zu ihm, um ihn zu retten. Brösel streckte mir seine Hände entgegen. Ich zog. Natürlich blieben die Stiefel stecken. Mit bloßen Händen schaufelte ich sie frei. Brösel zeigte sich begeistert, wie toll seine Mama im Dreck wühlte, und als ich ihn befreit hatte, machte er mit. Wir lachten uns kringelig und sahen bald aus wie Schweine. Natürlich wurden wir gesehen. Ich machte mir einen Spaß daraus, mir gemeinsam mit Andrea auszumalen, welche Gerüchte nun die Runde machen würden.

»Ich finde Aljoscha toll«, erklärte Andrea. So etwas hatte sie schon öfter gesagt. »Ich bin ein richtiger Fan von ihm.«
»Ach, hör doch auf!«, wehrte ich ab.
Wir saßen auf der Terrasse bei mir. Die Vögel sangen, es war ein Tag wie im Hochsommer, dabei war es April. Helmut hatte mir einen Kaffeeautomaten geschenkt, und der Cappuccino schmeckte nach Italien, was Andrea und ich ständig neu überprüfen mussten. Die Kinder spielten friedlich, der Himmel leuchtete strahlend blau.
»Weißt du«, begann Andrea, »wir als Erwachsene, wir machen uns ständig Gedanken darüber, wie man leben soll oder muss. Es gibt so viele Regeln, so viele Gesetze. Man kann nicht tun, was man will, ohne zu überlegen, wie das vielleicht bei anderen ankommt und welche Folgen das haben könnte. Aljoscha ist das alles egal. Er macht, was er will.«
»Na ja ...«
»Es ist ihm egal, was man tun darf und besser bleiben lässt. Er macht einfach.«
»Ja, und seine Mutter badet es aus.«
»Er muss keine Konsequenzen tragen, die sich aus seinem Handeln ergeben. Ihn interessiert nur das oder der, der wichtig für ihn ist. Darin ist er kompromisslos und absolut aufrichtig. Ich finde das stark.«
»Also ich weiß nicht ...«
»Klar leidest du darunter. Aber man weiß bei Brösel immer, woran man ist. Er zeigt einem, was Sache ist. Er geht weg, wenn ihm was nicht taugt. Und das Beste ...«
»Ja?« Ich beugte ich vor. Es gefiel mir, was Andrea sagte. Ich hätte ihr stundenlang zuhören können.

»Das Beste ist, dass er im Jetzt lebt. Er denkt nicht an Morgen oder an die Vergangenheit. Er ist immer da, wo er ist, und das total. Wie ein Erleuchteter.«

»Jetzt hör aber auf!«

»Nein, nicht dass ich meine, er wäre das, nein, nein. Erleuchtete sind ja auch rücksichtsvoll, habe ich mir sagen lassen, also bislang kenne ich keinen. Und mit Rücksicht hat es Aljoscha nun eher weniger. Aber dieses da sein. Dieses unbedingte da sein. Das finde ich schon faszinierend. Und wenn ich ihm manchmal zuschaue beim Dasein – also dann bereichert mich das. Verstehst du?«

»Ja. Ich glaube schon. Aber du hast ihn auch nicht Tag und Nacht um dich.«

»Deshalb ist es ja so leicht für mich, sein Fan zu sein«, grinste Andrea.

Andrea blieb auch Brösels Fan, als er mich im Freibad schrecklich blamierte. Inzwischen hasste ich es, mit Aljoscha ins Freibad zu gehen. Es war ein einziger Spießrutenlauf. Er klaute sich Spielsachen von anderen Kindern, fetzte damit im Slalom an Liegestühlen und Handtüchern vorbei, trat auch mal auf eins oder sprang über einen lesenden Menschen, der schreiend hochfuhr und nicht begriff, was passiert war; Aljoscha war schon längst weg. Und seine Mutter hinterher. Rennen im Bikini fand ich vielleicht mit fünfzehn toll, nicht mehr mit vierzig, doch ich musste hinterher, und wen interessierte es schon, was ich toll fand. Das jedenfalls war es nicht – und dabei hatte ich Aljoscha und Joshua einfach nur eine Freude machen wollen. Ich wollte auch mal dabei sein und Joshua beim Schwimmen zusehen – Andrea nahm ihn oft mit, aber eben ohne mich. An heißen Tagen ist das kleine Bad in unserem Dorf brechend voll. Noch mehr Stress für mich.

Doch an diesem Nachmittag klappte es überraschend gut. Aljoscha mit seinen Schwimmflügeln planschte friedlich im

Kinderbecken. Ich war schon fast so weit, mich ein wenig zu entspannen, und spielte verwegen mit dem Gedanken, vielleicht sogar in einer Illustrierten zu blättern, da hörte ich das Rufen, das Lachen … die Schreie.
»Schau mol, was der Bua do macht!«
»Hey, schpinnt der?«
»Ja, des ka doch id woar sei!«
»Des glaub i etzt id.«

Einen klitzekleinen Moment noch versuchte ich, in der Entspannung zu verweilen, als hätte das alles nichts mit mir zu tun. Zu mir hatte natürlich niemand etwas gesagt, ich war die mit den Kampfhunden, und diese Köter wollte man schließlich nicht auf den Hals gehetzt kriegen. Aljoscha stand am Rand des Schwimmbeckens, seine Badehose hing auf halber Strecke an seinen Oberschenkeln, und er pinkelte in hohem Bogen in das Becken.
»Iiiiiiiiiiiiiiiiiiiiiiiih«, schallte es vielstimmig aus dem Wasser. Ich spurtete los und kam natürlich zu spät. Aljoschas Badehose saß wieder am richtigen Platz. Ich spürte die Blicke der anderen. Hilfe! Wo war der Spalt, in dem ich verschwinden konnte? Warum tat sich die Erde nicht auf? Mit jedem Schritt wurde ich kleiner. Als Zwergin hastete ich am Beckenrand entlang. Jetzt bitte unsichtbar werden. Wie hätte ich Aljoscha erklären können, dass man nicht ins Becken pinkelt? Vielleicht war das für ihn logisch: Wasser zu Wasser.
Andrea schüttelte sich vor Lachen, als ich ihr von Brösels Auftritt erzählte.
»Hör mal, da pinkelt jeder rein. Das merkst du doch schon, wenn du nur die Füße reinhältst. Das ist seichwarm. Alle Kinder pinkeln ins Wasser. Nur tun die anderen es versteckt. Aljoscha hat es eben offen gemacht, okay?«
»Okay«, seufzte ich.

Manchmal stieß ich jedoch auch an unerwarteten Orten auf Verständnis. Joshua liebte Fußballspielen und war sehr aufgeregt vor seinem ersten richtigen Spiel, das an einem Nachmittag auf dem Fußballplatz stattfand. Mütter und Väter feuerten ihre Sprösslinge lautstark an. Ich war mit Aljoscha dort, Helmut hatte einen wichtigen Termin. Und natürlich feuerte ich unseren Joshua an. Aljoscha langweilte sich. Immer wieder provozierte er mich, das hatte er schon raus, indem er über die weiße Linie auf das Spielfeld lief und laut schrie. Ich versuchte alles, um ihn zu bändigen. Ich wollte Joshua diesen wichtigen Tag nicht verderben, und ich war auch so stolz auf ihn, wie er da grätschte und dribbelte und was weiß ich noch vollbrachte. Erhitzt sein Gesicht, ganz selbstvergessen, blühte er auf in diesem Spiel, und ich hätte ihn einfach gern nur angeschaut und mich gefreut. Da riss Aljoscha sich das T-Shirt vom Leib und warf es einer neben uns stehenden Frau ins Gesicht. Nun war die Aufmerksamkeit nicht mehr bei den Fußballern, sondern bei Aljoscha. Jippi! Er stürmte los, quer über das Spielfeld und zog sich währenddessen aus, bis er splitterfasernackt war. Ich hastete hinterher. Das Spiel stand still. Zuerst empörte, dann amüsierte Zurufe von den Zuschauern. Ich war bestimmt knallrot im Gesicht, und ich hätte schreien mögen vor Peinlichkeit, doch mir fehlte die Luft; Aljoscha war flink und schnell. Joshua, ich sah es aus den Augenwinkeln, drehte sich weg. Er wollte damit nichts zu tun haben. Brösel war begeistert von seiner Einlage, schlug gekonnt Haken lachte und freute sich. Beim Schiedsrichter erwischte ich ihn endlich. Der war wider Erwarten nicht sauer, sondern stellte trocken fest: »Jedes gute Spiel braucht einen Flitzer.«

Helmut lachte Tränen, als ich ihm das erzählte. Ach, wenn es doch immer so leicht gewesen wäre, aber das war es eben nicht, weil die meisten Menschen Aljoscha für schlecht beziehungsweise unerzogen hielten.

»Können Sie ihm nicht irgendwelche Tabletten geben?«, fragte mich einmal eine Frau, die sich nach einem Spießrutenlauf in einem Supermarkt – Aljoscha hatte mehrere Regalreihen im Warengang Marmelade/Honig/Müsli ausgeräumt – sehr mitfühlend gezeigt hatte.
»Er nimmt doch schon jeden Tag Tabletten.«
»Ja, aber solche, die ihn ruhigstellen?«
»Und dann?«, fragte ich.
»Dann haben Sie Ruhe.«
»Damit würde ich meinem Kind den letzten Rest Persönlichkeit rauben«, entgegnete ich. »Wir würden vor der Krankheit kapitulieren.«
»Aber man kann doch da was machen …«
»Ja, sicher. Ich habe das von seinen Ärzten auch schon angeboten bekommen. Und dann? Dann liegt er im Bett wie eine Puppe und hat überhaupt keine Freude mehr am Leben. Und ohne Nebenwirkungen kann man auch nicht ruhigstellen.« Ich sprach das letzte Wort übertrieben deutlich aus und vermutete, die Frau würde das persönlich nehmen. Doch sie drückte mir lang die Hand. »Ich beneide Sie nicht«, verabschiedete sie sich mitfühlend.

Zu viert saßen wir beim Abendessen. Es ging lustig zu, weil Helmut Joshua von einem Fahrschüler erzählte, der beim Bungeejumping in die Hosen gepinkelt hatte, und er das Am-Gummiseil-Hängen nachspielte. Joshua raste in sein Zimmer und brachte eine Schnur, Aljoscha brabbelte fröhlich vor sich hin, Mutter teilte Suppe aus. Helmut erzählte mir, dass er heute zweimal versetzt worden sei; ein Fahrschüler hatte nicht mal angerufen. Helmut musste die Zeit in einem Café rumbringen. Der Arme. »Stell dir vor, wen ich dort getroffen habe, Kuffi …«
»Ja?« fragte ich.
Da knallte es.

»Aljoscha!!!«
Aljoscha lag mit dem Gesicht in der Suppe.
»Was machst du denn für einen Mist! Aljoscha!«, schimpfte ich, dann sah ich seine Augen. Verwirrt blickte er sich um. Er fuhr sich mit den Händen durchs Gesicht. Überall Suppe. Suppe tropfte auf seine Brust. Auf den Boden. Unsere drei Haushaltshilfen eilten diensteifrig herbei.
Helmut stand auf, hob Aljoscha hoch und drückte ihn an sich. Suppe auf seinem T-Shirt.
Joshua starrte mich erschrocken an. »Mama?«
»Wir waschen jetzt erst mal dein Gesicht, Brösel«, sagte Helmut und trug ihn ins Bad.
Ich folgte den beiden. Helmuts und mein Blicke trafen sich im Spiegel über dem Waschbecken. Wir sahen beide sehr alt aus in dem Moment. Faltig und alt. Sorgen machen nicht schön.
»Das hatte er nicht unter Kontrolle«, stellte Helmut fest, während er zärtlich das Gesicht seines Sohnes wusch. Aljoscha blieb ganz still und ließ sich das gerne gefallen, obwohl er es sonst nicht mag.
»Ich rufe Dr. Wolff an«, sagte ich.
Helmut nickte.

Dr. Wolff hatte mich ermutigt, ihn auch zu Hause anzurufen, wenn ich ihn in der Klinik nicht erreichte, und von diesem Angebot machte ich nun Gebrauch. Ohne zu unterbrechen hörte er sich meine Schilderung an. Dann erhielt ich die nächste Hiobsbotschaft.
»Ja, Frau Kuffner, damit haben wir leider gerechnet. Ehrlich gesagt, haben wir uns gewundert, dass es noch nicht passiert ist. Das hört sich an wie eine Absence. Wir haben doch darüber gesprochen. Wir haben Sie davor gewarnt.«
»Ja, ja«, sagte ich hastig. Irgendwann hatte ich das wahrscheinlich mal gehört, aber es war nicht aktuell gewesen,

Aljoscha hatte so etwas nicht, also brauchte ich mich nicht damit zu befassen.

»Absencen können bei diesem Krankheitsbild auftreten. Leider, Frau Kuffner.«

»Und was heißt das konkret?«

»Dass Aljoscha immer wieder für kurze Zeit das Bewusstsein verlieren kann.«

»Ist das dann ein Anfall?«

»Aber das ist ja gefährlich!«, rief ich atemlos und sah Aljoscha hoch oben im Baum vor mir. War sein Sturz auch eine Absence gewesen? Dr. Wolff sprach das Wort französisch aus. Es klang vornehm. Es klang nicht so, als würde man auf dem Hosenboden landen oder mit dem Gesicht im Suppenteller.

Helmut schlug im Fremdwörterbuch nach: »Absence«, las er vor. »Geistesabwesenheit, bes. epileptischer Anfall mit nur kurz andauernder Bewusstseinstrübung.«

»Schau mal im Internet«, bat ich ihn.

Kurz drauf hielt Helmut mir einen Ausdruck von Wikipedia hin.

> Mit dem Begriff Absence (von englisch absence »Abwesenheit«) bezeichnet man:
> - eine Anfallsart bei der Krankheit Epilepsie
> - eine deutsche Melodic Death-/Thrash Metal-Band; siehe Absence (Band)

Obwohl uns alles andere als lustig zumute war, mussten wir grinsen. Als Trash-Musiker wäre uns Aljoscha in diesem Moment lieber gewesen.

Wie vereinbart meldete sich Dr. Wolff am nächsten Vormittag bei mir und schlug mir vor, nach Tübingen in die Klinik zu kommen.

»Und wozu? Mein Sohn ist doch eigentlich gut eingestellt, oder?«
Ich hörte mich selbst reden. Gut eingestellt. Wie das klang. Als wäre Aljoscha eine Maschine.
»Ich dachte, es würde Sie vielleicht beruhigen?«
»Nein. Nein, das würde mich nicht beruhigen, eher im Gegenteil. Diese Absencen …?«
»Ja?«
»Die können also überall passieren?«
»Ja, leider.«
»Beim Spielen, beim Klettern, immer, immer, immer?«
»Ja.«
»Merkt man es vorher, wann es so weit ist?«
»Leider nein, Frau Kuffner.«
»Und wie oft kann so etwas passieren? Kann das vielleicht gestern eine einmalige Sache gewesen sein, so wie mit dem Anfall im Dezember? Das hat sich seitdem auch nicht wiederholt.«
»Das wissen wir nicht, Frau Kuffner. Es kann einmal am Tag, in der Woche, im Monat – es kann aber auch zehnmal in einer Stunde passieren.«
»Um Gottes willen.«
»Leider ja.«
»Und was kann ich tun?«
»Gut auf ihn aufpassen, Frau Kuffner.«
Gut auf ihn achtgeben! Und das, wo er sich mittlerweile unsichtbar machen konnte. Gut auf ihn aufpassen. Nichts leichter als das!

»Wir müssen ab sofort noch besser auf ihn achtgeben«, sagte Helmut, als wir abends auf der Terrasse saßen. Auf der Terrasse sitzen hieß nun nicht mehr, den Tag ausklingen lassen, sondern die neuesten Katastrophen um Aljoscha zu berichten.

Ich hörte Helmuts *wir*. *Wir* müssen gut acht geben. Nein, es waren nicht wir. Ich war es. Ich musste noch besser aufpassen. Und ich wusste nicht, wie mir das gelingen sollte, denn Aljoscha hatte seinen ersten Freund im Leben gefunden, und dieser Freund war das Allerwichtigste auf der Welt. Wichtiger als seine Familie und die Hunde, wichtiger als alles. Denn dieser Freund ermöglichte es ihm, das Allertollste auf der Welt zu tun: Bulldog zu fahren.

Theo ist unser Nachbar. Leider nicht neben uns; Theo und seine Familie bewirtschaften einen Biobauernhof auf der anderen Seite der Hauptstraße. Wahrscheinlich lernten sich Theo und Aljoscha kennen, als er die Wiese mähte, die an unser Grundstück grenzt.

Traktoren hatte Aljoscha schon immer geliebt. So eine Phase hatte Joshua auch mal. Doch während sie bei Joshua wie bei den meisten Kindern vorüberging, fuhr Aljoscha jahrelang auf Traktoren ab. Beim Traktorfahren konnte mein Sohn sogar ruhig sitzen bleiben, was ihm sonst nie gelang. Ich habe mir später einmal überlegt, ob die Traktoren für ihn so wichtig waren, weil sie zu seiner »gesunden« Vergangenheit gehörten. In der Zeit, als er die Sprache verlor, waren Traktoren interessant, und so hatte er sie vielleicht einfach mitgenommen in seine lange schwere Krankheit. Nun hatte er endlich jemanden gefunden, der ihn mitfahren ließ. Der den ganzen lieben langen Frühlingstag nur tolle Sachen machte: Mähen und Heu kreiseln und Mist ausfahren. Immer hin und her. Mit dem Traktor. Das Paradies!

Theo ist um die 60 Jahre alt und hat drei Kinder. Er gehört – wie seine Familie – zu den gemütlichen Allgäuern, die es auch gibt: rotbackig, warmherzig, offen, freundlich. Ich weiß nicht, wann die Freundschaft zwischen Theo und Aljoscha begann, denn Theo spricht nicht gern. Die beiden fanden einen Weg, sich zu verständigen. Saßen Stund um Stund auf dem Traktor, zuckelten durch die Gegend, und wenn Aljoscha heimkam, leuchteten seine Backen rot wie die von Theo. Theo war sein großes Glück in dieser Zeit; ein Glück, das mich manches Mal zur Verzweiflung brachte.

Aljoscha stand am Zaun und wartete auf Theo. Stundenlang. Vielleicht rannte er aber auch los. Über die Hauptstraße: ein langes gerades Stück Rennstrecke außerhalb der Ortschaft. Da brausen manche mit mehr als 120 km/h durch. Aljoscha schaute nicht nach rechts oder links. Er rannte einfach los. Zu Theo. Aljoscha kennt keine Gefahren. Er kann kein Risiko einschätzen. Er hatte ein Ziel, das genügte. Und wenn es mal ganz dringend war, sprang er auch auf einen fahrenden Traktor. Wie gesagt: Traktor fahren war sein Paradies. Bevor Theo Aljoscha mitnahm auf seinem Traktor, gab er mir immer Bescheid. Doch er konnte mir natürlich nicht Bescheid sagen, wenn Aljoscha weglief. Und Aljoscha wurde zum Ausbrecherkönig.

Sobald ich wusste, dass Theo Aljoscha dabeihatte, war nicht nur mein Sohn im Paradies, ich war es auch. Eine oder zwei, vielleicht sogar drei Stunden ohne Aljoscha – das war großartig! So großartig, dass ich manchmal einfach nur dasaß und es genoss. Ich hätte unendlich viel zu tun gehabt, denn ich kam ja sonst zu nichts. Ich war den ganzen Tag zu Hause, doch ich konnte nichts erledigen, weil ich ständig aufpassen musste. Ich hätte Aljoscha anbinden müssen. Es fing schon frühmorgens an. Morgens schlich ich mich aus dem Bett, um schnell zu duschen oder die Haare zu waschen, ehe Aljoscha aufwachte. Sobald er wach war, ging das Wettrennen los. Vielleicht schaffte ich es, Joshua ohne Katastrophe pünktlich zum Kindergarten zu bringen. Wieder daheim, wollte Aljoscha Unterhaltung. Nur solange ich ihn beschäftigte, konnte ich mich einigermaßen sicher fühlen. Wenn Theo nirgends zu finden war, hing Aljoscha hauptsächlich an mir. Von morgens bis abends. Er wollte umarmt werden. Er wollte bei Mama auf dem Schoß sitzen und mit ihr Bilderbücher über Bauern und ihre interessante Arbeit anschauen. Stundenlang, stundenlang. Wenn ich das Zimmer verließ, um zur Toilette zu gehen, konnte es sein, dass er danach verschwunden war. Oder er zog die Hunde am Schwanz, dass sie jaulten, räumte Schränke aus, kippte Blumentöpfe um und trieb, was ihm sonst noch so in den Sinn kam. Wenn ich telefonierte, fing Aljoscha prinzipiell zu schreien an oder warf Gegenstände an die Wand. Schuhe, Bücher, Kissen, CDs, auch mal Geschirr, ein Nutellaglas – was ihm eben in die Finger kam.

»Ich rufe zurück«, sagte ich schnell und legte auf, und natürlich schaffte ich es nie, meine Listen abzuarbeiten. So wuchs meine Isolation, denn ich vernachlässigte meine Sozialkontakte. Sicher hatten viele Menschen zuerst Verständnis, doch das ist irgendwann erschöpft. Also war es mein Paradies, wenn ich Aljoscha sicher bei Theo wusste. Zu Hause konnte Aljoscha keine fünf Minuten still sitzen. Bei Theo hielt er es stundenlang aus, ließ sich stundenlang durchschütteln auf dem harten Traktorsitz. Theo machte seine Träume wahr. Mit strahlenden Augen kam mein Sohn von Theo zurück. Hunger hatte er keinen. Theo teilte seine Brotzeit mit ihm, die gehörte nach getaner Arbeit einfach dazu. Müde war er auch nicht, nein, er war total aufgedreht, und das hatte ich auszuhalten, denn nun musste er mir stundenlang vorführen, was er alles erlebt hatte. Er stürzte sich auf seine Traktorsammlung, trug die Plastikungetüme ins Wohnzimmer, und dann zeigte er mir detailliert und minuziös und immer wieder ganz genau und von vorne, was er heute alles gearbeitet hatte. Dabei musste ich ihn aufmerksam beobachten und total begeistert sein. Sonst fing er zu schreien an. Wild gestikulierend wollte er mich an seiner Welt teilhaben lassen und untermalte seine Beschreibungen mit einem lauten: »Babababababababababababababa« und »Ähähähähähähähähähähäh«. Wenn ich nicht zuschaute, wurde er zornig. Fuchtelte so lange vor meinem Gesicht herum, bis er meine Aufmerksamkeit wiederhatte. Also setzte ich mich hin und schaute zu. Wie Theo das Gras geschnitten hatte – Aljoscha machte mit Zeige- und Mittelfinger die Geste für Schere –, wie er den Mist ausgefahren hatte – er warf Hände voll mit imaginärem Mist durch unser Wohnzimmer –, wie er auf dem Traktor gefahren war. Seine Augen blitzten, sein Gesicht leuchtete vor Freude. Gut. Er hätte es mir einmal erzählen können. Ich freute mich, dass er etwas Schönes erlebt hatte. Doch Aljoscha wollte es nicht nur einmal erzählen, o nein. Er wollte zeitgleich wiederholen, was er heute drei Stunden lang mit Theo gemacht hatte, nämlich Gras schneiden. Oder eben Mist ausfahren. Oder das Heu wenden. Abends kippte ich nur noch ins Bett. Und hatte mir wieder nicht die Haare gewaschen.

Also morgen. Morgen ganz bestimmt, nahm ich mir vor.

Doch am nächsten Morgen war Aljoscha schon vor mir wach und rannte aus dem Haus, und ich musste ihn einfangen. Irgendwann putze ich mir die Zähne, und diese Lücke nutzte mein Sohn. Er war fort. Ich lief einmal durchs Haus, dann in den Garten, verließ unser Grundstück und rannte über die freie Wiese Richtung Hauptstraße. Weit vorne sah ich mein Kind. Ich rief, obwohl ich wusste, dass er mich nicht hörte. Ich winkte, obwohl ich wusste, er würde sich nicht umdrehen. Aljoscha hatte ein Ziel, und das befand sich auf der anderen Seite der Straße. Zu allem Unglück bog Theos Traktor vom Hof. Nun war Aljoscha erst recht nicht mehr zu halten. Von rechts näherte sich ein Tanklastzug. Ich schrie, schrie, schrie und rannte. Auch Michael, der Sohn von Theo, der auf dem Traktor saß, erkannte die Gefahr, blieb stehen, gestikulierte wild, schrie. Der Fahrer des Tanklastzugs konnte Aljoscha nicht sehen. Gleich würde er auf die Straße rennen. Und von links kamen zwei Motorräder. Sie drehten voll auf, die Motoren jaulten. Aljoscha rannte einfach über die Straße.

Alle drei, Motorräder und Tanklastzug, stiegen mit voller Kraft in ihre Bremsen. Eines der Motorräder geriet ins Rutschen, kurz sah es so aus, als würde der Fahrer stürzen, die Maschine schlingerte gefährlich auf Aljoscha zu, doch er fing sie wieder ein, und sie waren vorbei, und der Tanklastzug kam drei Meter vor Aljoscha mit einem grauenhaften Quietschen und Ächzen zum Stehen, als würde auch der Motor aus tiefster Seele seufzen. Da war Aljoscha schon weitergerannt und erklomm auf der anderen Straßenseite glücklich den Traktor. Aus den Augenwinkeln sah ich, dass der Fahrer des Tanklastzugs seine Hände vor das Gesicht schlug. Es dauerte eine Weile, ehe er ruckelnd anfuhr. Ich ließ mich ins Gras fallen. Ich zitterte am ganzen Körper. Es hörte gar nicht mehr auf.

Michael, mit Aljoscha neben sich auf dem Traktor, kam zu mir. Er war sehr blass. Wir sagten beide kein Wort. Ich zog Aljoscha vom Traktor, der sich wild wehrte und das nicht verstand. Wieso war ich so gemein! Wo es jetzt doch richtig losgehen sollte.

Was tun?

»Wir müssen ihm beibringen, dass er nicht über die Straße darf«, sagte Helmut am Abend.

Wir, wir, hörte ich. Es bedeutete ich.

Helmut bastelte ein großes Stoppschild und befestigte es an unserem Zaun. Stoppschilder kannte Aljoscha aus der Fahrschule. Immer wieder ging ich mit ihm zu dem Schild und gebärdete. Stopp! Nicht über den Zaun, indem ich mit der flachen Hand resolut durch die Luft schnitt und das entsprechende Gesicht dazu zeigte.

Zuerst schien es zu funktionieren. Doch ein paar Tage später zertrampelte Aljoscha das Schild.

Ich stand ständig unter Strom. Beim Kochen lief ich alle paar Minuten nach draußen: Sitzt er noch auf dem Sofa und spielt mit seinem Traktor? Ich gab die Nudeln ins Wasser, rührte

einmal um – und weg war er. Das Essen schmeckte nicht mehr bei uns. Alles war verkocht, verbrannt, ungenießbar. Wenn Helmut abends zu Hause war, stand ich auch unter Strom, dann konnte Helmut zwar aufpassen, doch ich musste all das erledigen, was tagsüber liegengeblieben war. Entspannung wurde ein Fremdwort für mich. Ständig führte ich Selbstgespräche:
Vielleicht könnte ich schnell …
Aber wenn er dann …
Nein, das mache ich lieber nicht …
Oder doch?
Kann ich das jetzt machen, soll ich das wagen, wie könnte ich – ist er überhaupt noch da? Ist er in seinem Zimmer? Nein. Um Himmels willen! Das Fenster! Er ist durchs Fenster raus! Die Tür hätte ich gehört, aber das Fenster konnte ich nicht hören …
Herd ausschalten. Kurz überlegen. Welche Richtung? Einmal durch den Garten. Wenn ich Glück hatte, sah ich ihn noch verschwinden. Wenn ich Pech hatte, dann nicht. Rauf aufs Fahrrad und zu Theo. Wenn er nicht dort war … tja, dann ging die Suche los.
Zuerst bei den Nachbarn: »Haben Sie Aljoscha gesehen?«
Vielleicht doch noch mal zurück zu Theo.
»Nein, hier ist er nicht, wir haben ihn nicht gesehen, und Theo ist gar nicht da. Er kommt erst abends wieder.«
… Vielleicht hat er irgendwo einen anderen Traktor entdeckt und ist ihm nachgerannt? Wo könnte er sein? Ich werde ihn schon finden. Ich muss ihn finden! Also jetzt nicht lange nachdenken. Los! Ich habe ihn immer gefunden! Es ist bestimmt nichts passiert … es ist noch nie was passiert, also immer nur fast … nur fast ist etwas passiert … wo könnte er sein … wenn er … nicht daran denken, nicht denken, los jetzt!
Zuerst mit dem Fahrrad durch die nähere Umgebung, dann

mit dem Auto weiter. Zunehmende Nervosität. Die schrecklichen Gedanken lassen sich nicht mehr verdrängen, gewinnen an Macht. Wenn er eine Absence hat. Wenn er irgendwo liegt. Wenn er in einen Bach gefallen ist. Oder ins Silo. Wenn …

Und Aljoscha? Ist wahrscheinlich gut drauf. Reißt sich die Schuhe von den Füßen und marschiert los. Als Erstes sind Nachbars Blumen dran. Oh, das wird ein hübscher Strauß für Mama, und da rupfe ich doch hier und da auch noch was aus, quer durch die Beete, jetzt aber schnell weg, der da drüben schaut schon so komisch. Ui, da sind ja die Ponys vom anderen Nachbarn. Was passiert eigentlich, wenn man Ponys einen Blumenstrauß an den Kopf haut? Toll, die rennen weg. Gleich mal hinterher. Das ist lustig. Noch lustiger ist es, den Hasenstall aufzumachen und zuzusehen, wie sie heraushoppeln. Mitten durch die Beete. Weg sind sie. Und da hinten gibt es einen Hühnerstall, wo man auch mal durchrennen kann. Die flattern so lustig. Ach, ist das Leben herrlich! Und ganz schön heiß heute. Gut, dass da hinten eine Wasserwanne für die Gänse steht. Weg mit den lästigen Klamotten und mitten rein. Was für ein tolles Geplansche und Gespritze. Und Brösel lacht und lacht und lacht und freut sich seines Lebens …

Da kommt Muttern um die Ecke geschossen und hinter ihr her noch zwei andere, das sieht nicht gut aus, flugs weg. Brav rennt er nackig nach Hause. Seine Mutter muss büßen. Sich entschuldigen. Reue zeigen. Ihn verteidigen. Anbieten, den Schaden zu bezahlen. Noch mal entschuldigen. Und noch mal. Und noch mal. Dafür bekommt sie irgendwann den üblichen Satz entgegengeschleudert: »Der gehört doch ins Heim.«

Und sagt: »Nein, der gehört zu mir.«

Einkaufen war das Allerschlimmste. Ich musste aber einkaufen. Und ich musste Aljoscha mitnehmen, ich konnte ihn ja nicht alleine lassen, auch nicht im Auto, auch nicht, wenn er alle seine zwanzig wichtigen Bücher dabeihatte, die er natürlich mit zum Einkaufen schleppen musste. Sobald nur eines fehlte, mussten wir umdrehen, weil er schrie wie am Spieß. Ich habe es vermieden, mit Aljoscha einzukaufen, doch mindestens einmal in der Woche war ich fällig für diesen blanken Horror. Aljoscha liebte Einkaufen – vorausgesetzt, wir besuchten die Geschäfte, die er mochte, Spielzeugläden zum Beispiel. Wenn er merkte, dass ich ein anderes Ziel hatte, tobte er. In den Geschäften zog er aus den Regalen, was er erwischte. Er rannte schreiend durch die Gänge und ich hinterher – immer von der Angst getrieben, er könnte eine Absence erleiden und auf den Steinboden fallen. Das wussten die anderen, die in Ruhe einkaufen wollten, natürlich nicht. Für sie war ich die schreckliche Mutter, die ihr Kind antiautoritär erzogen hatte und jetzt die Quittung bekam. Damit ich es in Zukunft besser machen würde, erteilte man mir jede Menge Ratschläge. Von *Der braucht eine harte Hand* über *Gehen Sie zum Psychiater* zu *Wohl allein erziehend* und *Was haben Sie denn dem beigebracht* bis zu einem Ladenverbot reichte die Palette. Ich versuchte, abwechselnd woanders einzukaufen, was nicht einfach ist, wenn man auf dem Land wohnt. Zum Glück habe ich mir schnell eine Hornhaut zugelegt und das meiste wohl gar nicht wahrgenommen. Aber abends, da wollte ich Helmut erzählen, was für einen Scheißtag ich gehabt hatte. Doch Helmut kam immer später nach Hause.

»Tut mir leid, Kuffi, ich hatte noch ein paar Nachtfahrten.«

Und morgens musste er früh los. »Tut mir leid, Kuffi, ich habe noch zwei Schüler, die vor ihrem Job eine Stunde gebucht haben.«

Manchmal führte er nicht mal mehr die Hunde Gassi. Dann

blieb das auch noch an mir hängen. Aber natürlich, seine Arbeit ging vor. Und ich rannte Aljoscha hinterher, brachte Joshua in den Kindergarten, versuchte den Vormittag ohne Katastrophen zu überstehen, holte Joshua vom Kindergarten ab, was ewig dauern konnte, wenn Aljoscha eines seiner Bücher nicht fand. Dann vielleicht noch einkaufen und irgendwie den Haushalt in Schuss halten, kochen, mit den Hunden gehen, mit den Kindern spielen, vor allem am Nachmittag mit Joshua. Er hatte ja so wenig Mama. Was für eine Freude, wenn Theo Aljoscha mitnahm. Dann konnte ich ein wenig Zeit mit Joshua genießen. Das haben wir beide sehr gebraucht. Ruhe. Frieden. Sich was erzählen. Kuscheln. Ich wollte ihm gern so viel Mama wie möglich geben. Ich wollte mit ihm spielen und hören, was er erlebt hatte. Ich wollte eine schöne Zeit mit ihm verbringen und ihm dabei zusehen, wie er größer wurde. Viel zu selten kamen wir dazu. Denn da war immer Aljoscha, der entweder weglief, oder es passierte etwas anderes. Ich rief Joshua zu: »Bin gleich wieder da!«, und kam vielleicht zwei Stunden später mit einem völlig verdreckten Aljoscha zurück, den ich erst duschen musste, und wir hatten noch nichts gegessen, und einkaufen musste ich auch noch, und als wir gerade losfahren wollten, sagte Joshua: »Mama, der Brösel schaut so komisch«, und ich kam gerade noch rechtzeitig, ihn aufzufangen, ehe er auf die Terrasse knallte. Eine Absence. Die vierte an diesem Tag. Manche kündigten sich nun an mit einem starren Blick, als wäre er betrunken. Manche aber auch nicht.
Joshua hätte viel mehr Mama gebraucht. Die Zeit, die uns Theo schenkte, war nur ein Tropfen auf den heißen Stein. Und schon war Aljoscha zurück, stand in der Tür, strahlend und begeistert, und riss mich am Arm, gestikulierte wie wild und schleppte seine Bücher und Traktoren an, um mir in den nächsten zwei Stunden immer wieder dasselbe zu zeigen. Er hatte mit Theo Mist ausgefahren. Oder Heu gekreiselt.

Oder gemäht. Und das ging im Detail folgendermaßen … Und dann noch mal von vorne. Und noch mal. Und noch mal. Joshua hatte sich längst zurückgezogen in sein Zimmer. Manchmal hatte ich das Gefühl, er ist wie ich. Er nimmt die Situation einfach hin. Er lehnt sich nicht auf, sondern macht das Beste daraus. Und es brach mir das Herz, wenn mein Großer viel zu erwachsen für sein Alter handelte und später mit zehn Jahren allein zum Zahnarzt ging oder Rezepte beim Arzt abholte und in der Apotheke einlöste.

Eigentlich brach es mir ständig das Herz. Das Gute war: Ich merkte es nicht. Denn mich gab es nicht mehr. Ich hatte keine Bedürfnisse mehr. Ich aß irgendetwas, wahrscheinlich schmeckte ich nichts dabei, ich erfüllte meine Pflichten und fiel abends wie ein Stein ins Bett, meistens schlief ich nur kurz, denn Aljoscha schrie, oder ich wachte auf und musste nach ihm sehen. Ich war wie eine Maschine, ohne Gefühle, ohne alles. Wenn ich mir im Spiegel begegnete, erschrak ich. Ich dachte: *Wie siehst du denn aus?* Und vergaß es gleich wieder. Für wen hätte ich mich auch schminken sollen, wenn ich durch den Wald rannte, hinter meinem Sohn her. Egal, was ich anzog, Aljoscha machte es sofort schmutzig. Er liebte Matsch und schmierte mich damit voll oder mit Nutella, mit Schlamm, mit Mist. Ich hatte kein Körperbewusstsein mehr, als Frau fühlte ich mich schon lange nicht mehr, eher als Neutrum.

Alle paar Wochen sagte Helmut: »Du bist wieder mal kurz vorm Überschnappen.«
»Ich?«
»Ja, du. Fahr doch nächstes Wochenende zur Lola.«
»Wie soll denn das gehen?«
»Ich bleibe mit den Jungs hier. Ich habe keine Stunden. Kuffi, mach dir ein schönes freies Wochenende.«

Ich freute mich sehr darüber, doch im Nachhinein betrachtet waren das nur kleine Zuckerle, damit ich dann auch wieder reibungslos funktionierte. Was halfen mir ein, zwei Tage? Nein, ich will nicht ungerecht sein, sie waren wunderbar. Mit Lola redete ich über alles. »Nur nicht über Kinder«, das war meine Bedingung. »Keine Gespräche über Kinder, keine über Sorgen.«

Lola stellte wunderbare Programme für uns zusammen: shoppen, essen, gepflegt faulenzen, Kino. Wenn ich einigermaßen entspannt war, versuchte sie mir zu helfen.

»Du musst etwas verändern. So geht das nicht weiter. Du machst dich kaputt. Du brauchst dringend Hilfe. Hier, schau mal«, sie hielt mir ein Blatt Papier unter die Nase, aus dem hervorging, dass ich berechtigt war, eine Hilfskraft für ich glaube 1300 Euro im Jahr zu beschäftigen. »Jemand, der dich stundenweise entlastet. Jemand, der Aljoscha nimmt, so dass du mal ausspannen kannst.«

»Wem soll ich Aljoscha denn geben? Das hält doch kein Mensch aus.«

»Aber du schon?«

»Ich bin seine Mutter.«

»Du gehst drauf dabei!«

»Nein, das wird schon wieder. Er hat eben gerade eine schwierige Phase.«

Wenn ich nun darüber nachdenke, weiß ich, dass ich es – wider jede Vernunft – heute genauso machen würde. So bin ich einfach.

Auch Andrea wollte mir gerne helfen. »Bring mir den Joshua, dann hast du wenigstens nur ein Kind, und der Lukas freut sich.« Andrea hätte auch Aljoscha genommen. Das wollte ich ihr nicht zumuten.

Einmal im Monat schenkte mir Helmut einen freien Samstagabend, es klappte nicht immer, aber manchmal ging ich mit Andrea aus, und es galt dieselbe Regel wie bei Lola: »Keine Gespräche über Kinder und Katastrophen.«

Helmut kam einige Male mit Ideen nach Hause, was wir Tolles unternehmen könnten.
»Kuffi, lass uns übers Wochenende wegfahren!«
»Wie, wegfahren?«
»Oder auf ein Konzert gehen.«
»Auf ein Kon-zert?«
Helmut lachte und schwang die Hüften. »Ja, wie früher!«
»Und die Kinder?«
»Wir finden bestimmt jemanden, der aufpasst. Ich kann mal bei meinen Fahrschülern rumfragen. Die machen das sicher gern.«
»Deine Fahrschüler? Helmut, das sind Siebzehn- und Achtzehnjährige, das ist …«
»Es gibt auch ältere!«
»Glaubst du, ich habe eine Minute Ruhe, wenn ich weiß, dass mein Kind bei wildfremden Menschen ist …«
»Das sind keine wildfremden Menschen, das sind meine Fahrschüler.«
»Die haben doch gar keine Erfahrung.«
»Viele haben jüngere Geschwister.«
»Und wenn er eine Absence hat?«
»Kuffi! Wir müssen mal an uns denken!«
»Ich kann es nicht, Helmut, bitte, ich kann es nicht.«
»Aber es gibt uns doch auch noch.«
»Ich weiß nicht, ob es mich noch gibt.«
»Doch, für mich schon«, sagte Helmut und nahm mich fest in den Arm.

Zwei Tage später verabredeten wir uns mittags in Kempten zum Essen. Andrea passte auf Aljoscha und Joshua auf. Es klappte prima. Doch ich war unruhig und konnte mich nicht richtig entspannen, sosehr ich mir das auch wünschte. Schließlich saß ich mit Helmut in einem schönen Restaurant, und dass er noch immer und trotz unserer Sorgen aussah wie George Clooney, tat mir wahnsinnig weh, weil ich merkte, dass dieser George Clooney ebenso unerreichbar für mich war wie der in Hollywood. Denn ich lebte woanders. In der Welt von Aljoscha, und offensichtlich fand ich den Ausgang nicht mehr, ich hatte vergessen, wo die Türen waren, die mich zurückbringen würden, gab es das überhaupt für mich, ein Zurück? Ich war gehörlos, ich war taub, und ich verstand die Sprache meines Manns nicht mehr. Mein Mann aber verstand sehr wohl, dass ich seine Sprache nicht mehr verstand.

»Es ist, als würde er vor uns fliehen«, erleichterte ich mich bei Andrea. Joshua und Lukas spielten mit Matchboxautos, Aljoscha schaute brav zu. Es gibt wenige Kinder, von denen Aljoscha begeistert ist; Lukas findet er toll. Es war richtig friedlich an diesem Nachmittag bei Andrea. Wir saßen auf ihrem schönen großen Balkon, und hin und wieder schaffte ich es sogar, den herrlichen Blick auf die Allgäuer Berge zu genießen. Ich erzählte Andrea gern von Helmut, denn sie erinnerte mich manchmal an ihn. Andrea war Helmut viel ähnlicher als mir. Und natürlich tat es mir gut, meinen Mist abzuladen.
Andrea grinste, als ich mich deswegen entschuldigte. Sie fuchtelte vor meinem Gesicht herum und schaufelte imaginären Mist weg.
»Das ist ausnahmsweise nicht Theos Mist, es ist Manuelas Mist.«
Wider Willen musste ich lachen, wurde dann aber schnell ernst. »Ständig muss Helmut sein Auto waschen. Dabei ist es gar nicht dreckig. Das ist alles nur ein Vorwand. Er hält es zu Hause nicht mehr aus. Und weißt du was – ich nehme ihm das nicht mal übel.«

»Nicht?«, fragte Andrea nach.
»Wir haben keine Minute Ruhe. Und es ist keine Besserung in Sicht.«
Andrea schaute mich mitfühlend an.
»Und das Schlimmste ist …«
»Ja?«
»Ich weiß nicht, wo ich ihn unterbringen soll. Ich habe keine Kraft mehr für seine Geschichten. Er kommt heim und überschüttet mich mit seinen Erlebnissen. Was er am Tag alles erlebt hat, was alles passiert ist. Das ist mir so egal. Es sind doch nur unwichtige Dinge. Ich will das nicht hören, wen er gesehen hat, wer was gesagt hat, wer was meint und wer wohin zieht oder in den Urlaub fährt. Ich bin am Abend so müde, ich könnte einfach umkippen. Ich will nur meine Ruhe, verstehst du?«
»Ich glaube schon.«
»Helmut stört diese Ruhe, weil er permanent Aufmerksamkeit von mir fordert.«
»Hm«, machte Andrea und neigte den Kopf.
»Ich bin nicht mehr die, die er geheiratet hat. Ich renne bloß den ganzen Tag hinter Aljoscha her. Ich bin nicht mehr die Frau, für die er sich entschieden hat, ich bin …«
»Jetzt hör aber auf!«
»Nein, wirklich. Schau mich doch an, Andrea. Sieh doch mal, wie ich aussehe.«
»Ein bisschen müde.«
»Ich bin so abgrundtief müde. Innen und außen. Ich will nur noch schlafen. Ich kann nicht mehr mit Helmut auf der Terrasse sitzen und mir anhören, wie unhöflich das ist, wenn jemand seine Fahrstunde nicht rechtzeitig absagt. Er textet mich zu mit Unwichtigkeiten. Ich kann das nicht mehr hören!«
»Vielleicht will er dich aber auch ablenken?«
»Wovon?«

»Von deinen Sorgen.«
»Das sind doch auch seine Sorgen! Und weißt du, meine Sorgen, die will er nicht hören. Er will nicht wissen, was ich erlebt habe.«
»Man kann sich nicht den ganzen Tag über ein krankes Kind unterhalten.«
»Aljoscha ist krank, das ist eine Tatsache.«
»Aber es gibt auch noch andere Dinge im Leben.«
»Du redest wie er!«
Andrea seufzte. »Du musst mal raus.«
»Wohin denn raus?«
»Lass uns mal wieder einen Abend miteinander verbringen. Helmut passt bestimmt auf die Jungs auf.«
Ja, sicher machte er das, und es tat mir fast ein bisschen leid, dass ich so über ihn geschimpft hatte. Doch es ging mir wieder besser.
»Beschwert Helmut sich denn?«, fragte Andrea.
»Nein. Niemals. Er weiß doch, dass ich es für unsere Kinder tue, aber ich sehe schon, dass er … nun, dass er nicht mehr gern daheim ist. Und das tut mir«, ich schluchzte und erschrak, das hatte ich nicht erwartet, »auch weh.«
Andrea streichelte über meinen Unterarm.
»Es tut mir weh, dass ich es nicht erwidern kann, wenn er auf mich zugeht. Ich kann einfach nicht. Ich habe keine Kraft mehr.«

Heute, einige Jahre später, denke ich manchmal, dass ich den Fehler beging, den viele Frauen machen. Ich habe immer gemeint, ich schaffe alles. Hätte ich mehr gejammert, wäre mir geholfen worden. Jammernde Frauen kommen immer weiter. Ich habe wahrscheinlich zu wenig gejammert. Und dann, ja dann liegt das Weglaufen anscheinend in den Genen der Männer. Sobald es kompliziert wird, verabschieden sie sich.

Plötzlich Schreie aus dem Kinderzimmer. Aljoscha stürzte auf den Balkon, im Arm zwei Traktoren von Lukas.
»Na, gefallen dir die?«, fragte Andrea.
Aljoscha rannte weg und kam gleich darauf mit einem Feuerwehrauto.
»Was soll denn das werden?«, fragte ich und musste nicht lange warten, ehe ich es erfuhr: Aljoscha schleppte Lukas' komplettes Spielzeug auf den Balkon.
Andrea blieb relaxt. »Sieht aus wie im Spielzeugladen«, stellte sie fest.
Ich fand es nicht mehr so lustig. Ich kannte dieses Spiel bereits. Wir spielten es jeden Tag zu Hause. Es hieß: Aljoscha verwüstet ein Zimmer. Doch plötzlich war es ruhig. Keine neuen Warenlieferungen. Das kam mir verdächtig vor. »Ich schau mal lieber«, sagte ich zu Andrea.
Beim Versuch, das Zimmer von Jakob, dem einjähriger Sohn von Andrea, zu öffnen, stieß ich auf Widerstand. Die Tür war abgeschlossen.
»Aljoscha?«, rief ich.
Statt Aljoscha kamen Andrea, Lukas, Joshua und Jakob – auf allen vieren, dafür am schnellsten. Joshua klopfte an die Tür. »Mach auf, Brösel!«
»Wie sollen wir da reinkommen?«, fragte ich Andrea.
»Gar nicht«, erwiderte sie trocken. Sie war nicht mehr relaxt, sondern ziemlich gestresst, wie ich an ihrem Gesicht ablesen konnte.
»Wenn er nicht auf die Idee kommt, aus dem Fenster zu springen, und wenn er keinen Anfall bekommt, dann kann eigentlich nicht viel passieren.«
»Du meinst, wir tun so, als wäre nichts?«
»Eine andere Idee habe ich im Moment nicht«, gestand ich.
»Dann lass uns erst mal eine rauchen«, schlug Andrea vor.
»Und ihr geht wieder spielen«, sagte ich zu Joshua und Lukas. Der kleine Jakob krabbelte krähend hinterher.

Etwa fünf Minuten später war es so weit. Aljoscha rannte zurück auf den Balkon und deponierte einige Matchboxautos in einer Ecke. Andrea und ich kontrollierten Jakobs Zimmer beziehungsweise das, was mal Jakobs Zimmer gewesen war. Sämtliche Bücher, Puzzle, Lego, Klamotten, Spiele, alles lag auf dem Fußboden, der Schrank war komplett ausgeräumt. Ich machte mich ans Aufräumen.

»Lass doch«, sagte Andrea.

Ich schüttelte den Kopf und hob ein Buch hoch: »In die Kiste oder ins Regal?«

»Ich mach das später selbst«, bot Andrea mir an.

Ich verließ das Zimmer erst, als das gröbste Chaos beseitigt war. Schließlich wollten wir wiederkommen dürfen. Aljoscha schnappte sich ein Feuerwehrauto von Lukas. Andrea beobachtete ihn. Er merkte es und legte den Finger über die Lippen: Verpfeif mich nicht – ich möchte das Auto an Mama vorbeischmuggeln. Andrea überlegte kurz und gab ihm eine Tasche, in der er das Auto verstauen konnte. Ich war schon beim Wagen. Grinsend schlichen die beiden an mir vorbei und versteckten die Beute im Kofferraum. Aljoscha klatschte triumphierend in die Hände, Andrea zwinkerte mir zu.

Aljoschas Absencen gehörten mittlerweile zu unserem Alltag. Absencen gelten als leichte Anfälle, bei einem schweren Anfall verkrampft der Körper. Aljoscha verharrte plötzlich. Eine kurze Zeit, in der sein Körper wie ausgeschaltet war. Bei einer leichten Absence konnte er sich noch halten, nur sein Blick wurde starr und abwesend. Ganz schrecklich waren die Absencen, wenn Aljoscha mit dem Kopf auf den Tisch knallte. Das ist ein so entsetzliches Geräusch, da zog sich alles in mir zusammen. Drei, vier, fünf Sekunden blieb er liegen, dann rappelte er sich hoch und schaut sich verwirrt um. Was war das? Er sortierte sich und machte weiter, womit auch immer.

Absence für Absence wurde ich ängstlicher. Was würde geschehen, wenn sie ihn unterwegs erwischte? Beim Überqueren der Straße. Auf einem Baum. Bei Theo auf dem Traktor. Auf dem Heuboden. Die Sorge machte mich fast verrückt. Aljoscha selbst war gut drauf. Er ahnte ja nicht, dass er sich in Lebensgefahr befand. Und da war noch etwas, was wir zum damaligen Zeitpunkt allerdings nicht wussten, zum Glück nicht: Aljoscha hat ein herabgesetztes Schmerzempfinden. Das machte alles noch schlimmer. Sicher hatten mich Dr. Wolff und die anderen Ärzte irgendwann einmal voll umfänglich über die Krankheit aufgeklärt. Doch ich hatte eben immer nur das aufgenommen, was aktuell anstand. Vom niedrigen Schmerzempfinden war keine Rede gewesen. Doch wie gesagt bekamen wir den Horror zum Glück in kleinen Dosen serviert. Denn diese niedrige Schmerzempfindlichkeit bedeutete, dass Aljoscha nicht aufhören würde, wenn er bereits in großer Gefahr war. Es tat ihm ja gar nicht richtig weh. Ach, das bisschen Stacheldraht im Fleisch, kein Problem. Ach, mal eben das Bein gebrochen, hinkte man halt weiter …

»Mal den Teufel nicht an die Wand«, sagte Helmut.

»Das muss ich nicht«, erwiderte ich, »er ist schon da.«

Aljoscha grub mal wieder den Garten um. Das liebte er. Zum Glück ist der Garten weitläufig – überall hinterließ Aljoscha seine Spuren: kleinere und größere Löcher. Wenn er beschäftigt war, rannte er wenigstens nicht weg, allerdings war der Garten gefährlich, er konnte jederzeit einen Traktor entdecken. Ich konnte also wenig im Haus erledigen, sondern musste ihn draußen beaufsichtigen. Da war auch genug zu tun, und manchmal war es richtig schön. Aljoscha grub immer neue Erdlöcher, die er mit Wasser befüllte, er belud die Anhänger seiner Traktoren mit Mist und fuhr ihn aus. Früher oder später saß er nackt im Loch. Die Klamotten? Irgendwo. Mutter wird sich schon kümmern. Wie auch um die Löcher, die ich später mit Erde füllen würde. Eine Sisyphusarbeit. Wo ich zwei Löcher schloss, eröffnete Aljoscha vier neue. Doch ich ließ ihn machen. So schön sah er aus bei der Arbeit. Ganz versunken und vertieft. Er steckte mit dem ganzen Kopf im Loch, Dreckklumpen hingen in seinen Haaren, konzentriert buddelte und wühlte dieser kleine Urwaldjunge. Ich war gerade dabei, die Blumen vorne an der Terrasse zu gießen, da rannte Aljoscha mir mit entsetztem Gesichtsausdruck entgegen. Er schrie nicht, weinte nicht, schaute nur nach unten. Mir wurde eiskalt. Der halbe große Zeh am linken Fuß hing weg. Die Wunde blutete stark. Ich riss Aljoscha an mich, raste zum Auto und nach Marktoberdorf ins nächste Krankenhaus. Auf der ganzen Fahrt saß Aljoscha mucksmäuschenstill neben mir. Er blutete unaufhörlich, der Sitz färbte sich dunkel. Aljoscha weinte nicht. Schaute mich nur an aus seinen großen schwarzen Augen. Das musste doch grauenhaft weh tun! Keinen Mucks machte er. Im Krankenhaus erfuhr ich bei der Erstversorgung, dass der Zeh in den nächsten Tagen schwarz werden würde und man ihn dann abnehmen müsse.«

»Nein!«

»Doch«, sagte die Ärztin, »das ist so«, und nähte die Wunde zu.

Ich kippte fast um, Aljoscha schaute interessiert zu.

Die Ärztin täuschte sich, und ich ärgerte mich im Nachhinein über ihre vorschnelle Diagnose, die mich sehr belastete. Die Erdbewegungen in unserem Garten nahmen nach diesem Vorfall rapide ab, und so konnte Gras über die Sache wachsen.

SOMMER 2002

Die Leiterin des Kindergartens in Unterthingau, wo ich Joshua täglich abgab, bot mir an, Aljoscha probeweise ein, zwei Stunden am Vormittag in die Gruppe aufzunehmen, denn: »Wenn alles so gelaufen wäre wie geplant, würde Aljoscha seit einem Jahr bei uns im Kindergarten sein.«

»Das ist ein ganz tolles Angebot!«, bedankte ich mich gerührt. Ich war es nicht gewohnt, dass mir jemand Verständnis entgegenbrachte. Diese Frau hatte vielleicht eine kleine Ahnung davon, wie mein Alltag aussah.

»Damit Sie mal ein bisschen zur Ruhe kommen, Frau Kuffner.«

»Danke!«

»Und wissen Sie was – ich kann Ihrem Sohn hin und wieder auch eine Stunde Musiktherapie geben – ich habe doch kürzlich die Ausbildung gemacht.«

»Oh, das ist … Vielen Dank!«

Leider waren die Kindergärtnerinnen völlig überfordert mit Aljoscha, der die Gruppe gehörig aufmischte, und so wurde das Experiment mit Beginn der Sommerferien beendet. Die Kindergärtnerinnen waren nicht eingestellt auf ein solches Kind, und es war wie bei uns zu Hause: Die anderen kamen zu kurz, und die Kindergärtnerinnen waren nach einer Stunde Aljoscha fix und fertig.

»Unglaublich, wie Sie das schaffen«, sagte eine der jungen Frauen zu mir. »Sie müssen das ja rund um die Uhr aushalten.«

»Manchmal ist es auch schön«, sagte ich, weil ich meinen Sohn nicht nur in diesem Licht gesehen wissen wollte, und erntete einen verständnislosen Blick.

Es war Helmut und mir klar, dass es so nicht weitergehen konnte. Wir mussten eine Verständigungsmöglichkeit für Aljoscha schaffen. Wir mussten einen Weg finden, mit ihm zu kommunizieren, damit wir ihm etwas erklären konnten und ihn unter Kontrolle brachten. Aljoscha war nun fünf Jahre alt und hatte bereits zwei Jahre Kindergarten verpasst. Durch seine Krankheit war es bislang nicht möglich, ihn in einen Kindergarten zu geben, doch im Moment erschien sein Zustand – bis auf die Absencen – einigermaßen stabil.
»Kuffi, du hättest den Vormittag dann ganz für dich«, lockte Helmut mich. Er musste mich nicht locken. Ich war völlig erschöpft und stellte mir das Paradies als einen Ort vor, an dem ich nicht ständig hinter Aljoscha herrennen musste.

In Kempten gibt es einen integrativen Kindergarten für hörende und schwerhörige Kinder. Zudem können die Eltern dort die Gebärdensprache lernen. Ab September 2002 wurde Aljoscha morgens von einem Bus abgeholt. Die ersten paar Male fuhr ich mit und war unendlich erleichtert, wie gut alles klappte. Aljoscha fühlte sich wohl, weil es viele tolle Spielsachen in dem Kindergarten gab. Er zeigte sich nicht so stürmisch wie gewöhnlich und war lieb zu den anderen Kindern.
»Kuffi, jetzt geht es aufwärts«, sagte Helmut.
Abends studierten wir die Blätter mit der Gebärdensprache, die Aljoscha tagsüber gelernt hatte beziehungsweise gelernt haben sollte. Denn schnell zeigte sich, dass Aljoscha sich nicht dafür interessierte. Wahrscheinlich verstand er gar nicht, wozu ihm die Gebärden nutzen sollten. Sie waren ihm egal. Er interessierte sich nur für Traktoren. Sonst nichts. Es sollte

noch einige Jahre dauern, bis er begriff, dass er sich mit Gebärden verständigen kann. Harte Jahre, in denen Kommunikation fast unmöglich war.

Aljoscha sah keinen Sinn im Lernen. Half ihm das beim Mistausfahren, Grasschneiden und Heuwenden? Definitiv nein. Also hatte es auch keinen Platz in seiner kleinen Welt. Wenn ich mit ihm üben wollte, drehte er sich weg. Es war aber nicht so, dass er nur nicht wollte. Oft konnte er auch nicht. Die Absencen hatten ihn fest im Griff. Er war nicht dazu in der Lage zu lernen, bei manchmal bis zu achtzig Anfällen am Tag. Leider wollte auch Joshua, der am Anfang so begeistert von dem spaßigen Herumgefuchtel war, nun nichts mehr davon wissen. Joshua blendete die Gebärden aus. Je älter er wurde, desto peinlicher fand er sie.

Wir beschränkten uns in den ersten Jahren auf die wichtigsten Gebärden. Mama, Papa, Bruder, Traktoren – was in Brösels kleiner Welt eben Bedeutung hatte. Vielleicht noch Apfel. Und natürlich Hund. Dafür fasst man sich mit der Hand an den Hals, man deutet ein Halsband an. Im letzten Jahr hatten Helmut und ich einige Gebärden entwickelt, die sich nun mit denen aus dem Kindergarten mischten. Bei Hunger machten wir eine Essbewegung, bei Durst simulierten wir das Trinken. Autofahren: imaginäres Lenkrad bewegen. Im Lauf der Jahre lernte Aljoscha zuerst mühsam, später leichter Papa: Man berührt nacheinander die Stirn und das Kinn, wie beim Vaterunser.

Bruder: Hier werden die beiden Zeigefinger aneinandergehalten.

Mädchen: Man zieht sich am Ohr – Mädchen tragen Ohrringe.

Junge: Man legt die Hand auf ein imaginäres Schild an einer imaginären Mütze.

Oma: Man führt die Hand zum Kopf und formt einen Dutt.

Opa: Ein imaginärer Bart wird gezwirbelt.

Mama: Man fährt sich mit der flachen Hand über den Mund. Und das Wichtigste – Traktor: Man reckt den Daumen hoch als wollte man per Anhalter fahren. Der Traktor bläst seine Abgase nach oben. Ja, und dann ging es los. Theo – Aljoscha formte mit den Händen ein T, das konnte er allerdings erst später – fährt mit dem Traktor zum Kreiseln. Wild fuchtelte Aljoscha vor uns herum. Hast du es auch gesehen?, fragten seine begeisterten Augen. Hast du auch wirklich gesehen, wie toll das ist, dass Theo mit dem Traktor zum Kreiseln fährt? Er wiederholte die Bewegung und stach einem fast das Auge aus. Und wenn Theo beim Mähen war, zeigte er unermüdlich und immer wieder, wie hoch das Gras schon stand. So hoch! Kuck, so hoch! Ja, so hoch! Und deshalb musste es geschnitten werden. Immer wieder. Immer wieder. Den ganzen Tag, als würde er es selbst mit einer Nagelschere schneiden, und wehe, man konnte sich nicht so dafür begeistern wie er, dann wurde es nicht nur ungemütlich, sondern unerträglich, denn Aljoscha konnte brüllen wie eine ganze Truppe Trash-Musiker.

Insgesamt sollte Aljoscha drei Jahre in dem integrativen Kindergarten in Kempten bleiben. Leider konnte ich mich nie auf meine freien Vormittage verlassen. Oft, sehr oft rief mich jemand aus dem Kindergarten an.
»Frau Kuffner, es geht Aljoscha nicht gut.«
Ich ließ liegen und stehen, was ich gerade machte, und fuhr nach Kempten, um ihn abzuholen. Manchmal war er gerade mal eine Stunde fort gewesen. Aus der Traum vom normalen Leben. Ich wäre gern einmal irgendwohin gefahren. Frei. Ich hätte gern einmal in der Stadt einen Kaffee getrunken oder eine Bekannte getroffen. Frei. Ich wäre auch gern mal geschwommen. Ich hätte gern in einer Modezeitschrift geblättert. Ich hätte mich gern mit irgendwem unterhalten. Nicht über Kinder. Über das andere Leben. Wie läuft es mit deinem

Mann, was für Klamotten sind angesagt. Ich wäre auch gern beschaulich mit den Hunden lange Touren gegangen. Frei. Ich hätte meinen Haushalt gern gründlich versorgt, nicht nur notdürftig. Ich wäre einfach gern entspannt gewesen. Wenigstens am Vormittag. Aber das war nicht möglich, besonders im Herbst 2002, als Aljoscha in den Fängen der Absencen taumelte. Manchmal fragte ich mich die ungesunde Frage, die nichts bringt: Warum? Warum wir? Warum ich? Warum kann ich kein normales Leben haben? »Warum« führt in die Sackgasse. »Warum« bringt einen nur schlecht drauf, aber schlecht drauf war ich ohnehin. Mir fiel nichts ein, was ich verbrochen haben könnte, also musste es etwas aus einem Vorleben sein, falls es das gab. Andrea meinte einmal, ganz im Gegenteil, ich würde mir mit diesem Leben ein Nachleben in Saus und Braus ermöglichen, ich würde jetzt praktisch anzahlen für meine Zukunft in irgendeiner Wiedergeburt. Hübscher Gedanke, falls es Saus und Braus dort gibt. Aber er half mir auch nicht weiter. Zum Glück hatte ich viel zu wenig Zeit zum Nachdenken. Spätestens, wenn ich mich fragte, warum ich kein normales Kindergartenkind haben durfte, kam ich zur Vernunft. Denn das hatte ich ja. Meinen Joshua, mein bestes Pferd im Stall, wie ich ihn gerne nannte. Und so fuhr ich wieder einmal los, Aljoscha aus dem Kindergarten zu holen. Ich wusste, dass er in diesem schlimmen Zustand bei mir sicherer aufgehoben war als dort. Im Kindergarten bestand das Personal meistens aus nur zwei Leuten. Wenn ich ankam, stand der Kindergärtner schon vor der Tür. »Endlich! Da sind Sie ja!«

Auf dem Weg zu Aljoscha erklärte er mir: »Wir wissen nicht mehr, was wir machen sollen. Er fällt ständig um.«

Da lag er. Mein geliebter Sohn. Im Spielzimmer auf einer Matte. Er nahm mich nicht wahr. Seine Augen starrten ins Leere. Hin und wieder versuchte er sich aufzurappeln, wankte, fiel zurück. Das war ein dermaßen schreckliches Bild, dass ich manches Mal mit den Tränen kämpfte. Ich hob ihn hoch und trug ihn zum Auto. Sein kleiner Körper hing schlaff in meinen Armen. Er bekam nichts mit. Traurig fuhren wir nach Hause. Ein langer Nachmittag lag vor mir, denn Aljoscha konnte jederzeit munter werden und vielleicht Lust auf einen Ausflug bekommen – und an Tagen wie diesen würde er vielleicht noch viele Absencen erleiden, und bis acht Uhr, wenn er endlich im Bett liegen und nicht mehr fallen würde, war es noch lang. Ich würde den ganzen Nachmittag mit ausgebreiteten Armen hinter ihm stehen und gehen … und rennen. Vielleicht hatte ich aber auch Glück, und er machte es sich auf der Couch mit seinen Büchern bequem oder schaute ein Video an. Wenn er saß, konnte nichts passieren. Doch. Er konnte ausbüchsen und rausrennen und ich hinterher. Er konnte jederzeit stürzen und würde nie weinen. Wenn Aljoscha einmal weinte, dann wusste ich, dass er schreckliche Schmerzen erlitt, denn solche Kleinigkeiten wie einen fast abgehackten Zeh spürte er ja nicht.

Ich glaube, wenn er inmitten seiner Bücher auf dem Sofa saß, war er zufrieden. Ich glaube nicht, dass er einsam war. Ich vermute, dass er sehr wenig mitbekam in diesen ersten Jahren der Krankheit und besonders in solchen Phasen. Es gab Momente, in denen zeigte er Freude. Oder Wut. Doch im Großen und Ganzen war er abwesend. Er war wie in Trance. In einer stillen, zurückgezogenen oder eben in der lauten, wilden.

Mein geliebtes Kind war ein Mysterium für mich. Ein Kind, das nicht da war und Arbeit für zehn machte. Ein Kind, das manchmal nur eine Körperhülle war. Der Rest, das, was es ausmachte, war irgendwo anders. Dorthin konnte ich nicht mitgehen. Ein Kind, das ein Geheimnis blieb für die eigene Mutter. Doch wenn er glücklich war, habe ich es ihm immer angesehen: an seinen wunderschönen strahlenden Augen und

an seinem Lächeln bis zu den Ohren, und es hat mich glücklich gemacht. Und hatte er sich uns nicht ausgesucht? Waren wir nicht genau die Eltern, die er brauchte? Ich würde ihn niemals im Stich lassen.
Dennoch fiel es mir zunehmend schwer, mich für Traktoren, Heu, Mist und Mähen zu interessieren. Ich glaube, ich habe ein Traktorphobie. Wenn ich eines Tages beim Anblick eines Traktors einen Schreikrampf bekomme, sollte das niemanden wundern. Ich habe in meinem Leben Millionen Tonnen Gülle ausgefahren, Millionen Tonnen Mist auf Felder geschleudert und mehr Heu gewendet, als die Kühe im Allgäu in den letzten hundert Jahren wiedergekäut haben. Ich selbst war zur Kuh geworden, wenn Aljoscha mir wieder und wieder immer dieselben Bücher zeigte und immer dieselbe Begeisterung erwartete, weil dort gemäht und Mist ausgefahren und gekreiselt wurde. Ist das nicht toll? Ist das nicht der absolute Wahnsinn? Ja, käute ich wieder, der absolute Wahnsinn. Und kuck mal, wie hoch das Gras schon steht. Sooooooooooo hoch. Das muss doch dringend geschnitten werden! Und mittendrin sprang Aljoscha auf, rannte vor die Haustür und pinkelte über meine Blumen. Der Weg zur Toilette wäre genauso weit gewesen.

Ich versuchte, Joshua vor dem schrecklichen Anblick der Absencen zu bewahren, und oft gelang es mir. Jeden Tag bedankte ich mich bei Joshua für seine Geduld und dafür, dass er so war, wie er eben ist. Unkompliziert, freundlich, lieb. Im nächsten Jahr würde er in die Schule kommen. Er würde mehr Kontakt zu anderen Kindern haben und erkennen, wie schlecht er selbst es getroffen hatte. Ich wollte nicht, dass Joshua ständig zurückstecken musste, und konnte es doch nicht ändern. Das quälte mich schrecklich, und ich nahm mir immer wieder vor, viel mit Joshua zu spielen. Doch dann kippte Aljoscha um oder rannte weg, und auf einmal war es

Abend, und ich war den ganzen Tag mit Aljoscha beschäftigt gewesen, und das Einzige, was ich gemacht hatte, war, Joshua eine Geschichte vorzulesen. Vielleicht lagen die beiden Buben nebeneinander im Bett, vielleicht aber auch nicht, weil Aljoscha störte, um sich schlug oder Joshua zwickte. Dann drehte Joshua sich zur Wand, und mir brach das Herz, aber es war schon in so viele Einzelteile zerbrochen. Ich konnte die Stücke nicht aufheben, sie blieben einfach liegen im Kinderzimmer, und ich passte gerade mal auf, dass ich nicht darauf trat.

Es war nicht mehr so wie früher, dass ich sie einsammelte und zu Helmut trug, der sie mir zärtlich aus den Händen nahm und sie zusammensetzte, Stück für Stück. Wie ein geprügelter Hund schlich ich ins Wohnzimmer, wo die nächste Aufgabe wartete. Ich sollte nun die interessierte Ehefrau sein, die an Helmuts Lippen hing, doch meine Lippen waren müde vom vielen Traktorjubilieren und Beschwichtigen und Entschuldigen. Und ich sollte zuhören. Doch meine Ohren waren voll, sie quollen über von den Schreien Aljoschas und all den Dingen, die ich vielleicht gehört hatte und nicht hatte hören wollen. Dass mein Sohn in ein Heim gehöre, und unter Adolf hätte es das nicht gegeben, ja, so etwas sagte man auch zu mir. Ich sollte etwas Amüsantes erzählen, aber ich hatte nichts Schönes erlebt, den ganzen Tag nicht. Ich war müde. So müde. Ich war froh, dass dieser Tag vorbei war, und bemühte mich, Helmut zuliebe durchzuhalten bis neun oder sogar zehn. Die Augen fielen mir zu, die viel zu oft gesehen hatten, wie Aljoscha kippte, wankte, taumelte.

»Gute Nacht, Helmut, ich leg mich mal hin.«

»Träum schön, Kuffi.«

Helmut blieb auf, so hatte er sich den Abend bestimmt nicht vorgestellt. So hatte ich mir den Abend nicht vorgestellt. Nachts im Schlaf klebte ich die Reste von mir notdürftig zusammen, um den nächsten Tag zu schaffen. Es ging immer nur um den nächsten Tag. Weiter konnte ich nicht denken. Wenn ich mir eine längere Strecke vorgestellt hätte, wäre ich unwiderklebbar auseinandergebrochen.

Ich nahm es Helmut nicht übel, wenn er manchmal allein ausging. Mit Freunden in die Kneipe. Oder er besuchte seinen Kumpel am Ammersee. Häufig ging er auch ins Fitnessstudio. Das hatte ich mir auch gewünscht, vormittags, wenn Aljoscha im Kindergarten wäre, sporteln. Aber ich konnte nicht. So freute ich mich, dass wenigstens Helmut das schaffte, er saß ja viel im Auto, und das war schon richtig so, und außerdem konnte ich dann früh ins Bett, wenn er nicht da war, dann hatte ich Ruhe, niemand verlangte mehr etwas von mir, beide Kinder in ihren Betten – und ich auch, gleich nach ihnen.

Wenn es ein bisschen entspannter zuging und wir gut gelaunt waren, uns vielleicht wieder näherkamen und dann gemeinsam ins Bett gingen, tja, dann kamen garantiert »unsere beiden Verhüterli«, wie Helmut sie nannte.

Helmut litt darunter, dass wir so wenig Körperkontakt hatten. Ich war zu müde für seine neckischen Spiele, die ich früher genossen hatte. Er war nie an mir vorbeigegangen ohne eine kleine liebevolle Berührung. Ein Kuss, ein Streicheln, oder er lupfte meinen Rock. Wenn ich mit dem Rücken zu ihm stand, wusste ich: Gleich beißt er in meinen Nacken. Die Kinder fanden das toll und quietschten vor Vergnügen. Doch nun wollte Aljoscha immer bei mir sein, ganz nah. Wenn Helmut mir näher war, wurde er quengelig. Meistens nahm Helmut es mit Humor:

»Gell, Brösel, deine Mama ist wunderschön und riecht soooo gut, und deshalb sitze ich jetzt neben ihr, nicht du.«

An einem Wochenende wollten wir am Alpsee Boot fahren. Ein herrlicher Tag, blauer Himmel, wir hatten es sogar geschafft, einigermaßen zeitig loszukommen. Die Stimmung war fröhlich, denn Joshua freute sich so sehr auf das Bootfahren, und Helmut wurde wieder mal zum großen Bruder und erzählte Joshua, wie man am besten noch schneller paddeln konnte – so schnell, dass die Ruder zu Flügeln wurden – und ich rief dazwischen, dass das nicht stimme, und Helmut wollte Beweise, und Joshua wollte fliegen, da fiel mein Blick im Rückspiegel auf Aljoscha. Wie er da neben seinem Bruder saß, ohne da zu sein, wie er mit uns fuhr, ohne mit uns zu fahren. Unsere Freude, die Aufregung, das Lachen, alles prallte ab an ihm, nein, versickerte, denn er war zu schlaff für ein Abprallen, und so wurde auch ich schlaff, weil ich nicht fröhlich sein konnte, wenn ich mein Kind so sah, und Helmut und Joshua machten noch eine Weile weiter, doch die Luft war raus, und sie taten es nur, um sich dagegen zu stemmen, doch sie wurden ebenso schwach und schwächer, und ihre Fröhlichkeit klang hohl, denn auch sie liebten Aljoscha und litten mit ihm. Aljoscha gehörte nicht zu uns. Ich wusste nicht, wohin er gehörte, denn ich spürte ihn nicht. Er nahm nicht teil an unserem Leben. Wir hatten eigentlich nur ein Kind und eins, das nicht da war, das alles auf den Kopf stellte, weil in seinem Kopf die wilden schwarzen Balken zuckten.

Aljoscha sah den Alpsee nicht. Wie im Nebel schwankte er hin und her, fiel, kam wieder zu sich, blickte sich ängstlich und verwirrt um, *was ist das jetzt gewesen, was ist das, wo bin ich?* Diese Hilflosigkeit stürzte mich in abgrundtiefe Verzweiflung. Dass ihm niemand helfen konnte, niemand. Und dass wir keine Worte mehr dafür fanden, weil wir alle Worte schon tausendmal gesagt hatten. Helmut und ich schauten uns an. Stumm. Es gab schlechte und sehr schlechte Tage, und dieser Ausflug gehörte zu den sehr schlechten Tagen. Armer, armer Joshua.

Wenn ich wieder mal kurz vorm Durchdrehen war, merkte Helmut das und versuchte mir eine Freude zu machen. Auf meinem Frühstücksteller lag ein Gutschein für ein Wellnesswochenende mit Lola. Ich war gerührt, aber auch zu erschöpft, um Helmut zu sagen, wie viel mir das bedeutete, dass er meinen Zustand erkannte. Die Worte waren karg geworden zwischen uns. Wir redeten nicht mehr viel miteinander. Jeder versuchte für sich, seinen Tag einigermaßen erträglich zu überstehen. Wir lebten, als wären wir gefangen in zwei getrennten Kugeln. Manchmal nahm Helmut Aljoscha mit zu einer Fahrstunde, doch das war nicht ungefährlich. Dann wenigstens ins Fitnessstudio.

Aljoscha liebte es, ins Fitnessstudio zu gehen. Mit seinem muskulösen Vater zu trainieren, der in Tübingen ein eigenes Fitnessstudio unterhalten hatte, fand er toll. Helmut fand es weniger toll, da Aljoscha auf sämtliche Geräte stieg, Hanteln spazieren trug und sie einfach fallen ließ, wenn er keine Lust mehr darauf hatte, so dass alle Besucher des Fitnessstudios zusammenzuckten und wussten: Aljoscha ist da. Obwohl das für Helmut sehr stressig war, wollten wir es unseren Buben ermöglichen, einmal allein mit Papa oder Mama unterwegs zu sein. Das galt ebenso für Joshua, der es gleichfalls liebte, mit seinem Papa loszuziehen.

Doch an diesem trüben Sonntagmorgen war Aljoscha dran. Zum Abschied warf er mir ein Handbussi zu und gebärdete: »Ich gehe mit Papa ins Studio«: Er machte die Geste für Papa – berührte nacheinander die Stirn und das Kinn – und hob dann eine imaginäre Langhantel. Er strahlte über das ganze Gesicht und ich auch, denn das bedeutete zirka zwei Stunden bröselfrei! Joshua war bei Lukas. Also total frei. Wahnsinn!!!

Ich überlegte, was ich nun tun würde. Buch und Couch? Heute war Sonntag, ich würde mich nicht um das kümmern, was seit Tagen und Wochen liegen geblieben war. Ich hätte die beiden am liebsten zur Tür hinausgeschoben, damit ich endlich allein war. Was für eine Wohltat! Sie dauerte nicht lang. Nach einer Stunde klingelte das Telefon und Helmut sagte:
»Reg dich jetzt nicht auf.«
»Was …«
»Reg dich nicht auf, Kuffi. Pack ein paar Sachen für Aljoscha und komm ins Krankenhaus. Er ist durch eine Glasscheibe gefallen und hat sich am Handgelenk die Sehne durchtrennt.«

Auf der Fahrt malte ich mir aus, wie mein Kind blutüberströmt in Glasscherben lag und seine Finger nie wieder würde bewegen können. Was würde das für mich bedeuteten? Welche Hand überhaupt? Rechts oder links? Als ich im Krankenhaus ankam, war Aljoscha bereits verarztet und streckte mir sein verbundenes Handgelenk mit blassem Gesicht entgegen.
»Hat er geweint?«, fragte ich.
Helmut schüttelte den Kopf.
Wir warteten den ganzen Nachmittag auf einen Chirurgen. Um einundzwanzig Uhr wurde Aljoscha endlich in den OP geschoben, damit die Ärzte die Sehne wieder zusammennähten. Warten. Warten. Warten. Wie ich das hasste! Endlich erfuhren wir, dass Aljoscha viel Glück gehabt hatte. Wie so oft. Aljoscha hatte immer viel Glück, und sein Schutzengel konnte sich wohl bald einen Weinkeller einrichten bei all den edlen Tropfen, die Helmut ihm gern geschickt hätte. Der Arzt wollte, dass Aljoscha über Nacht zur Beobachtung im Krankenhaus blieb, was bedeutete, ich blieb bei ihm, und da ich danach besonders gut auf ihn aufpassen musste, verschob ich wieder einmal das geplante Wellnesswochenende mit Lola.

Dafür telefonierten wir ausführlich. Wenn sie mir manchmal erzählte, was sie erlebt und gemacht hatte, kam mir das vor, als würde sie in einer anderen Welt leben. Sie war mit Peter, ihrem Mann, im Kino gewesen. Kino? Was ist das? Allmählich drangen Bilder durch den Nebel zu mir. Irgendwo da draußen musste diese Welt existieren, in der Frauen mit Männern ins Kino gingen und sich amüsierten. Ich freute mich für Lola, weil sie an dieser Welt teilnahm. Ich selbst ging jetzt lieber ins Bett. War ja auch schon halb zehn.

Wenn ich keinen Anruf aus dem Kindergarten erhielt und somit einen wirklich freien Vormittag hatte, konnte ich mich um den Haushalt und um alles Liegengebliebene kümmern. Ich kaufte ein und las vielleicht mal eine Zeitung. Die Zeit bis 13.30 Uhr verging immer viel zu schnell, und schon kam der Bus, und wenn es Aljoscha sehr schlecht ging, flog er mir bereits am Ausstieg entgegen. Also passte ich den ganzen Nachmittag auf, ob er fiel und dass er weich fiel. Sobald es ihm besserging, machten wir lange Spaziergänge mit den Hunden oder fuhren Fahrrad – das hatte er sich ganz allein beigebracht, wir konnten ihm ja nicht erklären, wie es funktionierte. Ich ließ ihn fahren, obwohl ich schreckliche Angst um ihn hatte, mein Herz klopfte wie verrückt, und ich versuchte mich zu beruhigen: Hauptsache, er trägt seinen Helm Und außerdem sollte er doch auch mal was Schönes erleben! Sonst verschaffte er sich selbst seine kleinen Kicks – und das war das Schlimmste. Er lief noch immer weg und öffnete die Hasen- und Hühnerställe. Wir waren mittlerweile auch bei unseren Nachbarn unbeliebt, die keinen Anstoß an den Kampfhunden genommen hatten. Die Isolation nahm zu. Ich konnte mich nie verabreden. Meine Tage hingen allein davon ab, wie Aljoscha nach Hause kam. Und manchmal, da kam er so nach Hause, dass mein Herz wuchs und ihm entgegenflog. Er stieg aus dem Bus und strahlte mich an. Er freute sich, dass ich da war. Dass er mich sah. Liebe in seinen Augen. Selten. Diese Momente gaben mir Kraft für viele Tage und Wochen und Katastrophen.

Dass die Zimmer meiner Kinder so gut wie nie aufgeräumt waren, damit hatte ich mich abgefunden. Durch Aljoschas Zimmer schienen Wirbelstürme zu toben, und das machte mich wahnsinnig. Sein Zimmer sah wahrscheinlich genauso aus, wie es in seinem Kopf aussah. Grundsätzlich lagen an die fünfzig Bücher am Boden. Sämtliche Legosteine, Autos, Traktoren, alles, wirklich alles war auf dem Boden verstreut. Aljoscha fand sich prima zurecht. Er stieg nie auf einen Legostein oder einen Metallanhänger, nein, so was passierte immer nur mir. Manchmal packte mich dann der Rappel, ich schimpfte und tobte und holte eine große Tüte, um erst mal den Müll, der sich angesammelt hatte, nach draußen zu tragen. Als ich einmal zurückkam, war die Haustür von innen abgesperrt. Aljoscha stand an der Glastür und grinste mich an. Dann verschwand er Richtung Bad. Was hatte er vor? Neben meiner Wut, bekam ich es nun mit der Angst zu tun. Ich hämmerte gegen unsere Eingangstür. Aljoscha ließ sich nicht blicken. Ich rannte ums Haus. Vielleicht war irgendwo ein Fenster offen? Fehlanzeige. Am Badezimmerfenster sah ich, dass Aljoscha dabei war, ein Bad zu nehmen. Eine halbe Flasche Badezusatz, damit es auch richtig schäumt, wurde in das Wasser gekippt. Panik packte mich. Was, wenn er eine Absence im Wasser bekam? Laut klopfte ich an die Fensterscheibe. Aljoscha winkte mir zu, wohl wissend, dass er alle Trümpfe in der Hand hielt. Er zog sich aus und drückte seine Nase an der Scheibe platt. Ich machte mich mit dem Gedanken vertraut, die Scheibe einzuschlagen, als mir eine Idee kam. Aljoscha stand schon in der Wanne, als ich ihm gebärdete: Papa kommt, schau schnell, da ist er schon. Ich winkte mit einer Hand in meine Richtung, dann deutete ich mit Zeige- und Mittelfinger auf meine Augen und berührte Stirn und Kinn. Damit hatte ich ihn! Ich war noch nicht ganz ums Haus gerannt, da sprang mir mein nacktes Monster entgegen. So etwas nennt man, glaube ich, eine Notlüge.

HERBST 2002

Im Herbst ging es Aljoscha sehr schlecht. Die Absencen packten ihn so stark, dass er sich kaum aufrecht halten konnte. Manchmal nässte er sogar ein. Mein Sohn fand keine Ruhe, auch nachts trieb es ihn immer wieder aus dem Bett. Er lief herum, bis ihn eine Absence zum Fallen brachte. Und ich hinterher, immer hinterher, auch schon halb in Trance wegen des ständigen Schlafentzugs. Wenn ich ihn dann ins Bett brachte, diesen schlaffen, kraftlosen apathischen Körper mit dem Blick weit, weit weg, fiel ich manchmal einfach neben ihn und hoffte, ich würde aufwachen, wenn er erneut herumgeisterte.

Nicht nur Aljoscha ging es schlecht, sondern auch unseren lieben langjährigen treuen Begleiterinnen Gina und Sandy. Innerhalb von zwei Monaten verloren wir beide. Sandy hatte mehrere Tumoren am Bauch. Wir waren sehr, sehr traurig, als wir sie einschläfern lassen mussten, weil eine Operation keine Besserung brachte. Sandy war Helmuts Lieblingshund gewesen. Gina war mein Lieblingshund. Gewesen.

So saßen wir in diesem Herbst auf der Terrasse, Helmut und ich, und redeten ausnahmsweise nicht über Aljoscha, sondern über unsere Hunde. Es ist eine schwere Entscheidung, ein liebgewonnenes Tier einschläfern zu lassen, und wir überlegten hin und her. Letztlich machte Sandy es uns leicht, denn sie zeigte uns ihre Schmerzen deutlich, wie auch kurz darauf die altersschwache Gina.

Wir beerdigten unsere vierbeinigen Freunde im Garten. Joshua bemalte einen Stein und legte ihn ins Grab. Wir drei weinten sehr, Aljoscha verstand nicht, was vor sich ging, wenn er auch manchmal nach Gina und Sandy suchte und gebärdete: Wo ist der Hund? Wir deuteten Richtung Himmel. Für den mitfühlenden Joshua war es nach Ginas Tod fast ein bisschen leichter, denn nun hatte Sandy im Hundehimmel eine Spielkameradin. Dort war es ihr nämlich sooooo langweilig gewesen ohne Gina. »Weißt du, Mama, ohne Lukas ist es mir auch langweilig!«

Aljoschas Absencen häuften sich in diesem Herbst so dramatisch, dass er nicht mehr in den Kindergarten konnte. Ich war völlig verzweifelt. Sollte dieser kleine Lichtblick eines freien Vormittags nun für immer erlöschen? Konnte denn nichts und niemand meinem Sohn helfen? Dr. Wolff, mit dem ich in dieser Zeit öfter telefonierte, war ebenso hilflos wie wir, was uns natürlich noch mehr verzweifeln ließ ... wenn nicht einmal die Ärzte wussten, was wir tun konnten, um Aljoscha das Leben zu erleichtern. Ich hasste es, in Krankenhäusern zu wohnen, doch eines Tages ging es einfach nicht mehr, Aljoscha fiel ständig um, und so packte ich unsere Sachen und fuhr nach Tübingen. Andrea und Helmut kümmerten sich um Joshua. Im Krankenhaus in Tübingen wurden mehrere Medikamente, auch in Kombinationen, ausprobiert. Alle ohne Erfolg, die Absencen waren nicht in den Griff zu bekommen. Kurzzeitig schien Aljoscha auf Petnidan gut anzusprechen, doch ein Durchbruch war das nicht, dann fiel er eben nur achtzigmal am Tag um, nicht hundertmal. Ich kam erst viel, viel später darauf, dass Aljoschas Zustand auch abhängig von den Jahreszeiten war. Im Frühling und im Winter erlebten wir oft Verschlechterungen und bei Wetterwechsel, besonders Sturm und Schnee. Und dabei war Aljoscha noch immer kerngesund. Nur der Kopf. Da saß sein Problem und dieses Problem drohte nun allmählich auch seinen Organismus zu belasten, denn er schluckte unendlich viele

Tabletten, deren Beipackzettel ich schon lange nicht mehr las.

Als ich wieder einmal bei Dr. Wolff in seinem Arztzimmer saß und mir die Fotos, die Zeichnungen und die Dankesschreiben der Kinder anschaute, denen hier geholfen worden war, fiel mir ein, wie ich die ersten Male hier gesessen hatte. Als ich noch geglaubt hatte, es gehe vor allem darum, die Sprache meines Kindes zu retten. Daran dachte ich zurzeit nur noch selten. Ich wollte mein Kind retten.

Dr. Wolffs Gesicht war ernst. Kein aufmunterndes Lächeln, wie sonst so oft. »Aljoscha ist sehr, sehr krank«, eröffnete er unser Gespräch.

»Aber es kann doch sein«, erwiderte ich, »dass er in der Pubertät wieder gesund wird?«

»Ja. Das hoffen wir auch. Dass die Epilepsie in der Pubertät zum Stillstand kommt.«

»Wir dürfen noch hoffen?«

»Hoffen sollen Sie immer, Frau Kuffner. Aber ich muss Ihnen leider sagen, dass mit der Dauer des aktuellen Zustands die Gefahr steigt, dass Aljoschas Sprachzentrum so schwer beschädigt wird, dass an Sprache nicht mehr viel zu retten ist.«

Ich nickte. Ich wollte die Hoffnung, die ich in einem mit blauem Samt ausgeschlagenen Kästchen ganz tief in meinem Inneren verbarg, nicht laut werden lassen. In einem Geo-Heft hatte ich gelesen, dass in der Pubertät in jeder Sekunde drei Millionen neue Verknüpfungen im Gehirn entstehen. Früher glaubte man, das Gehirn würde sich nur zu Beginn des Lebens entwickeln. Heute weiß man, dass es sich ständig verändert. Drei Millionen pro Sekunde! Da würden doch wohl ein paar Scrabble-Säckchen drin sein für Aljoscha. Davon war ich überzeugt, und ich sagte es auch Joshua, wenn er mich wieder einmal fragte: »Mama, wann redet Aljoscha mit mir?«

»Das weiß ich nicht.«
»Aber er redet mal wieder?«
»Ja. Ganz bestimmt.«

Und so waren wir also wieder im Krankenhaus, und ich telefonierte mit Helmut, mit Andrea und besuchte Lola so oft es möglich war.
»Manuela, du muasch stark sei«, sagte meine Mutter am Telefon und wollte wissen, was die Ärzte gesagt hatten, und konnte es nicht glauben, dass sie ratlos waren.
»Aber es sind doch Ärzte, Manuela.«
»Auch das sind Menschen.«

Manchmal fühlte ich mich schrecklich einsam. Ich saß an Aljoschas Bett, er sah so schön aus beim Schlafen, und ich kuschelte mich eng an seinen warmen weichen Körper. Ich hielt seine zarten Hände und flüsterte ihm ins Ohr: »Werd wieder gesund, Brösel, bitte, werd wieder gesund!«
Dieses Kind, dieser kleine Mensch war in meinem Bauch gewachsen – ein Wunschkind, wie sein Bruder. Ich hatte immer zwei Buben gewollte. Wilde Buben, die wilde Streiche aushecken. Mit ihnen wollte ich tagelange Fahrradtouren durch die Pampa machen und in der Wildnis zelten.
Aljoscha schlug die Augen auf. Von weither kam sein Blick. Ich nahm ihn in den Arm und wiegte ihn. Schlaff hing sein zarter kleiner Körper an mir. Mein Sohn schaute mich an, schaute an mir vorbei, schloss die Augen und seufzte. Meine Tränen tropften auf sein Gesicht. Er öffnete die Augen und lächelte.
»Brösel«, flüsterte ich. »Mein lieber Brösel.«
Er schlief ein, und ich wiegte ihn weiter und dachte daran, wie ich ihn auf die Welt gebracht hatte an diesem 16. Juli 1997. Aljoscha hatte es sehr eilig gehabt. Helmut war noch mit einem Fahrschüler unterwegs, da gingen die Wehen los. Ich rief

ihn an, schließlich musste er Joshua zu meiner Mutter bringen, was mich nervös machte, ob er es schaffen würde bis Sonthofen und wieder zurück zu mir. Um halb vier Uhr in der Früh kamen wir im Krankenhaus an. Der Nachthimmel war sternenklar. Um fünf Uhr war Aljoscha da. Weil alles so schnell ging, erhielt ich kein Schmerzmittel. Ich glaube, ich habe das ganze Krankenhaus aufgeweckt. Aljoscha war rot und blau und sah gar nicht hübsch aus mit seinen vielen schwarzen Haaren auf dem Kopf. Sein Körper war zart, lang und dünn, und er blickte um sich mit den Augen eines alten weisen Mannes. So lag er auf meinem Bauch, und Helmut saß neben mir. Wie auch schon bei Joshua hatte er mich wunderbar begleitet. Ruhig, zuversichtlich, stark und sicher. Wir waren sehr glücklich. Auch Joshua freute sich an den ersten beiden Tagen über seinen Bruder. Doch als Aljoscha ständig schrie, fand er ihn nicht mehr so toll und wollte erst recht nichts davon wissen, dass er als Säugling genauso laut gewesen war.

»Frau Kuffner«, Dr. Wolff kam in unser Zimmer. Energisch war sein Schritt, und er sah aus, als habe er mir etwas Wichtiges zu sagen.

»Ja?«

»Aljoschas EEG ist immer noch so schlecht ... aber wir haben da eine Idee.«

»Ja?«

»Man könnte es mit einer Vagusnerv-Stimulation versuchen.«

»Was ist das?«

»Dabei wird eine Elektrode um den linksseitigen N. Vagus geschlungen und mit einem unterhalb der Klavikula subkutan implantierten Stimulator verbunden.«

»Aha«, sagte ich langsam, »und was bedeutet das?«

»Auf Deutsch, Frau Kuffner: Der Nerv wird alle paar Minuten während weniger Sekunden stimuliert.«

»Bitte noch deutscher.«
»Es werden Impulse an das Gehirn geleitet, die dort anfallsunterdrückend wirken. Der Wirkmechanismus ist noch nicht umfänglich geklärt, allerdings kann man den Effekt durchaus mit einem Antiepileptikum vergleichen.«
»Alles klar«, sagte ich und malte ein Fragezeichen in die Luft.
Dr. Wolff lächelte. »Wir würden ein kleines Kästchen, nicht größer als eine Streichholzschachtel, unter Aljoschas Brustmuskel implantieren. Dieses Kästchen wird mit einem Kabel mit dem Vagusnerv am Hals verbunden. Das ist keine große Operation, und die wirklich gute Nachricht: Sie hat schon bei einigen Kindern mit Landau-Kleffner-Syndrom gewirkt.«
»Das klingt sehr gut. Ich bespreche es mit meinem Mann.«
»Gerne, Frau Kuffner. Allerdings würden wir das nicht hier machen. Ich würde Sie nach Freiburg überweisen. Dort gibt es die Spezialisten, die ein solches Gerät implantieren können. Aber jetzt reden Sie erst mal mit Ihrem Mann.«

»Das machen wir auf jeden Fall«, sagte Helmut.
»Das klingt einleuchtend«, sagte Andrea.
»Vielleicht ist das der Durchbruch«, freute Lola sich.
»Aber isch des it gfährlich?«, fragte meine Mutter. »Bei jeda OP ka was passiera. Und dann setzt man dem kloina Bua en Kaschta in die Brust.«
»Kuffi, das ist wie ein Herzschrittmacher«, sagte Helmut, als er sich schlau gemacht hatte, und natürlich kannte er einen Fahrschüler, dessen Vater gesund und munter mit einem Herzschrittmacher lebte, das war überhaupt kein Problem. Alles kein Problem.

Die Hoffnung beflügelte uns. Nach einem kurzen Zwischenstopp zu Hause fuhr ich an einem schönen Herbsttag mit Aljoscha und jeder Menge Traktoren und Büchern im Gepäck ins Neurozentrum nach Freiburg. Raus aus dem grünen

Allgäu, rein in das Apfelparadies am Bodensee. Reihe um Reihe rotbackiger Äpfel. Ich machte die Gebärde für Apfel – reinbeißen. Aljoscha kramte in unserer Provianttasche, bis er einen Apfel fand, und zeigte ihn mir. »Genau mein Brösel!«, nickte ich ihm zu.
Die Fahrt erinnerte mich an meine Kindheit. Es war die Lieblingsstrecke meiner Eltern gewesen. Sonntags fuhren wir oft nach Lindau zu Verwandten, zwei Tanten und ein Onkel. Wie ich diese Strecke gehasst hatte, weil mir ständig schlecht war. Mein Vater musste wegen mir immer wieder anhalten. Meinem Bruder war es nie schlecht. Ob meine Eltern es wohl manchmal genossen haben, dass sie zwei so liebe, brave, gesunde Kinder hatten? Wir waren weder übermäßig stressig noch unordentlich, wir waren einfach normal. So normal, so ohne besondere Vorkommnisse, dass wir uns beide an kaum etwas erinnern. Wenn wir uns manchmal bei Familienfeiern treffen und über Früher sprechen, stellen wir das immer wieder fest. Ich sage: »Ich weiß einfach nicht, wie das früher war, was ich dachte, was ich fühlte, wer ich war, das ist alles weg.«
»Bei mir auch.«
»Wahrscheinlich liegt das daran, dass wir total langweilige Kinder waren.«
»Wir erinnern uns an nichts, was passiert ist, weil nichts passiert ist.«

Auch meine Jugend war normal. Normal schön im bürgerlichen Haushalt meiner Eltern, das Eigenheim selbst gebaut, alles im Rahmen und sonntags nach dem Kaffee mit selbstgebackenem Kuchen ein Spaziergang. Ich war ruhig, unauffällig, angepasst. Richtig aufgewacht bin ich erst in der Berufsschule und später auf meinen Rucksackreisen durch Europa, Amerika, Mexiko, die ich mit Jobs – auch in den jeweiligen Ländern – finanzierte. So als wäre dieser unspektakuläre Lebensstart ein Atemschöpfen für mein späteres Dasein. Doch unter einem Abenteuer stelle ich mir, ehrlich gesagt, etwas anders vor, als mit meinem Sohn von Krankenhaus zu Krankenhaus zu pilgern.

Auf dem Weg nach Freiburg war ich aufgeregt. Würden wir überhaupt hinfinden? Neues Krankenhaus, neue Ärzte, alles neu. Hinter einem Schild *Freiburg 80 km* entdecken wir auf einem Ackerfeld einen riesengroßen Traktor mit Pflug. Aljoscha klatschte begeistert in die Hände. Ackerfelder gibt es bei uns im Allgäu nicht.

»Brösel, jetzt machen wir eine Pause«, gebärdete ich ihm und bog auf einen Feldweg ein. Dort warteten wir, bis der Traktor am Auto vorbeifuhr. Aljoscha winkte, stieg dann einfach aus und rannte auf den Traktor zu. Der freundliche Landwirt hielt an, und Aljoscha durfte zehn Minuten mitfahren. Ich stand ans Auto gelehnt und schaute einfach zu. Ich hätte ihn auffressen können vor Liebe, wie er da hoch oben thronte. Er leuchtete förmlich vor Begeisterung. So sollten ihn einmal all diejenigen sehen, die ihn am liebsten in ein Heim verbannt hätten. So glücklich. So schön. So ganz da. In einem Heim könnte er niemals Traktor fahren. In einem Heim würde er mehr oder weniger vor sich hin vegetieren. Wer in einem Heim würde ihn so sehr lieben wie ich, wie Helmut. Wieder fuhr der Traktor dicht an meinem Auto vorbei. Brösel winkte wild. Ich winkte genauso wild zurück. Der Landwirt lachte und lupfte seinen Hut. Dann begann die zweite Runde. Ein tiefes Luftholen vor der Zeit im Krankenhaus. Aljoscha strahlte tief beglückt, als er sich in seinem Kindersitz anschnallte, und ich hatte das Gefühl einer im Voraus geleisteten Wiedergutmachung. Denn das, was nun geschehen würde, hatte ich, hatten wir wieder einmal für ihn beschlossen: Helmut und ich bestimmten darüber, was mit Aljoscha geschah.

Das Klinikgelände in Freiburg fand ich auf Anhieb, doch es dauerte, bis ich alle Taschen, Traktoren und Bücher im Kinderwagen verstaut hatte; ich würde zweimal gehen müssen. Aljoscha raste vor mir her, drehte sich immer wieder um, damit ich ihm die Richtung wies. Irgendwann standen wir vor einem riesengroßen Glasbau, dem Neurozentrum Freiburg. Die Tür öffnete sich, und alles begann wie immer mit dem Ausfüllen von Formularen. *Name, geboren am, Adresse, Krankenkasse.*

Wir bekamen ein schönes freundliches Einzelzimmer. Ich wollte unsere Sachen einräumen, musste dann jedoch Aljoscha erst einfangen, der bereits unterwegs war, um herauszufinden, was es zu essen gab. Obwohl Aljoscha so viele negative Erfahrungen in Krankenhäusern gemacht hat, findet er Krankenhaus toll. Er hat ein gutes Gedächtnis, das schlechte Erlebnisse schnell vergisst. Aljoscha erinnert sich meistens an das Schöne. Krankenhaus war schön, da hatte er seine Mama ganz für sich alleine, und es war eine super Abwechslung.

Nach dem Aufnahmegespräch erkundeten wir die Umgebung. Aljoscha fand alles spannend. Den Pflegern zeigte er seine Büchersammlung, und am Kiosk kaufte er bargeldlos Süßigkeiten ein. Im Aufzug erklärte ich ihm immer wieder, dass er die Drei drücken musste, um zu unserem Zimmer zu gelangen, die Drei! Nur für den Fall, dass er mir ausbüxte.

Die Ärzte konnten Aljoschas Begeisterung für ihre Tätigkeit am Anfang nicht fassen. Bei einer Spritze zum Beispiel streckte Aljoscha eifrig seinen Arm aus und deutete mit ernster Miene in die Beuge, dorthin müsse die Nadel.

»Das gibt's nicht«, wunderte sich ein Arzt. »So was hab ich ja noch nie erlebt.«

»Er kennt das«, sagte ich.

»Wieso hat er keine Angst? Viele Kinder schreien los, kaum sehen sie die Nadel. Bei manchen geht es schon los, wenn sie einem weißen Kittel begegnen.«
»Vielleicht spürt er den Piks nicht«, vermutete ich.
»Aljoscha, leg dich bitte hin«, forderte der Arzt ihn auf.
Aljoscha blieb sitzen. Der Arzt sah mich an.
»Er will lieber zuschauen«, sagte ich.
»Nein, er soll sich legen, dann ist er entspannter.«
»Bitte lassen Sie ihn sitzen.«
»Es ist besser, wenn er liegt.«
Natürlich blieb Aljoscha letztlich sitzen.
Es dauerte eine Weile, bis die Ärzte sich daran gewöhnten, dass er gern mitarbeitete. Die Pflaster, die es nach der Spritze gab, holte er sich auch gleich selbst. Aufkleben durften sie die Weißkittel. Aljoscha schaute aufmerksam zu, und wenn etwas nicht so lief, wie er es gewohnt war, beschwerte er sich und zeigte, wie die Vorschriften seiner Meinung nach in die Tat umgesetzt gehörten. Pflaster zum Beispiel gehören akkurat rechtwinklig geklebt, alles klar?

Dies war keine spezielle Kinderklinik. Es gab kein Spielzimmer. Viele Patienten mit sehr schweren Krankheiten wurden hier behandelt, sie hatten Tumoren im Kopf, Autounfälle erlitten oder waren verwirrt. Patienten mit Kopfverbänden schlurften die Gänge entlang, eine Kaffeetasse in der Hand, wussten nicht, was sie damit tun sollten, oder fanden ihr Zimmer nicht. Natürlich fühlten sie sich gestört von dem laut durch die Gänge rennenden Kind. Es war sehr schwer für mich, Aljoscha zu bändigen. Wenn ich manchmal im Garten stand und eine Zigarette rauchte, gesellte sich oft jemand zu mir und erzählte mir sein Leben, alle wollten mir immer ihr Leben erzählen, und gelegentlich dachte ich unwillkürlich: Wenigstens hat es bei euch erst später angefangen. Der zweitjüngste Patient auf der Station war ein Jugendlicher mit

Epilepsie. Bei seinen schweren Anfällen verkrampfte sein gesamter Körper. Ein schrecklicher Anblick, den ich einmal miterleben musste. Man konnte diesen Jungen nicht operieren, da die Gefahr bestand, er würde erblinden. Seine Mutter war völlig verzweifelt.
»Und Sie?«, fragte sie mich. »Was machen Sie, wenn sich Ihr Aufenthalt hier als Sackgasse herausstellt?«
»Ich weiß es nicht.«
»Aber man muss doch einen Plan haben.«
»Ich denke immer nur einen Schritt voraus, und jetzt gerade denke ich, dass das Kästchen, das sie meinem Sohn einbauen wollen, eine Verbesserung bringen wird.«
»Und wenn nicht?«
»Dann überlege ich weiter.«
»Aber das ist doch zu spät! Man muss doch wissen, was man macht, wenn was nicht klappt. Ich habe Kontakt zu einer Klinik in Kalifornien aufgenommen. Die sind spezialisiert, wissen Sie. Leider zahlt meine Krankenkasse das nicht.«
»Ich kann mich immer nur mit dem beschäftigen, was ansteht.«
»Soll ich Ihnen die Adresse von der Klinik in den Staaten geben?«
»Nein danke«, sagte ich, »das Kästchen hilft bestimmt.«

Als ich Andrea am Telefon von diesem Gespräch erzählte, das mich noch lange beschäftigte, vor allem beschäftigte mich der Anblick des krampfenden Jungen, sagte sie. »Ich glaube, du bist erleuchtet.«
»Erst Brösel, dann ich?«, grinste ich.
»Nein, wirklich. Erleuchtete leben immer im Augenblick.«
»Und sie spüren eine Art Glückseligkeit, ist es nicht so?«
»Ja.«
»Also, wenn das, was ich erlebe, Glückseligkeit sein soll, weißt du was: dann möchte ich lieber nicht erleuchtet sein.«

Aljoscha liebte es, im Rollstuhl gefahren zu werden. Irgendein Pfleger oder Zivi erklärte sich meistens bereit, ihn durch die Flure zu schieben. Oder Aljoscha schnappte sich selbst einen Rollstuhl und fetzte damit herum. Er war sehr geschickt, konnte sogar auf den Hinterrädern fahren, und er war natürlich immer rasend schnell unterwegs.

Manchmal überlegte ich mir, ob Aljoschas Verhalten mir einen Blick auf seinen Charakter erlaubte. Ich fragte mich oft: Wo ist mein Sohn, und wo ist die Krankheit? Prägte die Krankheit seinen Charakter, oder verlief die Krankheit so, weil er eben diesen Charakter hatte? Schwierig war Aljoscha schon immer, bereits als kleiner Junge. Helmut, Joshua und ich wollten zum Beispiel Eis essen. Er wollte nicht. Es gab viele solche Situationen, in denen er sich uns nicht anpasste. Einmal sprach ich deswegen sogar mit dem Kinderarzt. Ich erinnere mich gut an dieses Gespräch, in dem ich meine Sorge in Worte fasste. »Ich habe manchmal das Gefühl, etwas stimmt nicht mit Aljoscha. Welches Kind will kein Eis?«
»Machen Sie sich darüber keine Gedanken, Frau Kuffner«, beruhigte der Kinderarzt mich. »Zum Glück sind wir nicht alle gleich. Das sieht man übrigens oft bei zwei Brüdern, dass sie extrem unterschiedlich sind. Mit Joshua haben Sie ein besonders liebes Kind, und Aljoscha ist ein kleiner Rabauke, das kommt in vielen Familien vor.«

Die Ärzte wollten einen Wada-Test mit Aljoscha machen, um herauszufinden, in welcher Gehirnhälfte bestimmte Funktionen lokalisiert sind. Hierfür legt man einen Katheter als Zugang zum Gehirn, der durch die Halsschlagader ins Gehirn geführt wird. Über diesen Katheter wird ein Kontrastmittel in das Gehirn injiziert, um die Blutgefäße im Gehirn sichtbar zu machen.

Aljoscha wurde als Erstes ein Beruhigungsmittel eingeflößt, das er sofort ausspuckte. Er würgte stark. Also wurde das Mittel gespritzt. Eifrig streckte Aljoscha seine Arme aus und beobachtete die Nadel, die langsam unter seiner Haut verschwand. Ich drehte meinen Kopf zur Seite. Dann konnte die Reise losgehen. Ein langer Marsch von zwanzig Minuten mit Aljoscha in seinem Bett durch die unterirdischen Gänge des Krankenhauses. Weißgetünchte Wände, kaltes Neonlicht, leere Betten an den Wänden. Ein gruseliges Labyrinth, das nicht zu enden schien. Immer wieder schaute Aljoscha mich an. »Wohin gehen wir, Mama?« Ich erkannte Angst in seinen Augen. Angst, die er wahrscheinlich auch in meinen Augen lesen konnte. Ich wollte, dass meine Augen zuversichtlich und optimistisch leuchteten. Ich wollte meinem Sohn Kraft geben. Das war sehr schwer in diesem Labyrinth. Ich hätte Aljoscha gern berührt und streckte meine Hand nach ihm aus, doch das Bett war zu lang und der Gang zu schmal, ich konnte nicht neben ihm gehen. Hier finde ich nie wieder raus, schoss es mir durch den Kopf.

Der Pfleger, der Aljoschas Bett schob und zog, ließ uns in einem fensterlosen Raum allein. »Ich hole euch später wieder ab.« Vielleicht sah er mir an, was ich dachte.

Eine freundliche Arzthelferin schob Aljoschas Bett in einen anderen düsteren Raum, in dem eine riesige Maschine vor sich hin brummte. Aljoscha wurde umgebettet auf eine Liege, an deren Kopfende sich eine Röhre befand. In diese Röhre passte sein Kopf gerade noch hinein. Aljoscha wollte sich aufsetzen. Ich drückte ihn zurück. Er wollte aufstehen. Ich gebärdete ihm, dass er liegen bleiben musste. Er antwortete mir mit einem langen tiefen Seufzen.

Endlich kam der Arzt, der mir erklärte, was er nun tun würde. »Ich spritze jetzt ein mit Uran angereichertes Kontrastmittel, damit können wir die Hirnaktivitäten sichtbar machen.« Er öffnete einen Alukoffer, in dem in Schaumstoff gebettet ein Glasfläschchen steckte. Man kennt so was aus James-Bond-Filmen. Dort symbolisiert es meistens das Böse, das die ganze Welt vernichten wird, wenn 007 keine Heldentat vollbringt. *Nuklearmedizin, Vorsicht!*, entzifferte ich. Mir war flau. War meine, unsere Entscheidung richtig? Durften wir Aljoscha das zumuten? Wir hatten ihn schon so gequält mit der Kortisonbehandlung und der ketogenen Diät. Und all die Tabletten, die er jeden Tag brav schluckte.

Auch dieser Arzt sah mir anscheinend an, was ich dachte. »Eine so geringe Menge ist absolut unbedenklich.«

Ich ließ es geschehen, dass der Arzt das Mittel spritzte. Aljoscha sah neugierig zu. Er bekam eine Narkose, dann verschwand der Arzt wieder. Ich streichelte meinem Kind über das Gesicht, mein Brösel war so tapfer. Über eine halbe Stunde verharrten wir auf diese Weise mit dem Summen der Maschine im Hintergrund. Dann schlossen sich Aljoschas Augen. Er schlief. Die Arzthelferin kam herein, schob die Liege näher an die Röhre, und Aljoschas Kopf verschwand darin. Das Brummen wurde lauter, die Aufzeichnung begann. Auf einem Monitor konnte ich sehen, wie sein Gehirn in verschiedenen Farben in Scheiben »geschnitten« wurde. Nach einer Stunde war der Spuk vorbei. Genau zum richtigen Zeitpunkt, denn Aljoscha bewegte sich wieder und öffnete die Augen.

Zurück auf der Station, war Aljoscha bereits so fit, dass er den Schwestern mit schmatzenden und kauenden Gebärden erklärte, er habe Hunger. Großen Hunger. Jetzt! Nachmittags war er wieder ganz der Alte. Er erkundete das Krankenhaus, fuhr Aufzug, rannte lautstark durch die Gänge. Brachte mir freudestrahlend Zeitschriften vom Kiosk, die er natürlich bargeldlos erwarb. Ich war ständig auf der Suche nach ihm, bezahlte seine Einkäufe. Sammelte Schuhe und Socken ein, die er irgendwo im Haus auszog. Plötzlich ein Ruf. »Ein Wunder! Ein Wunder!« An einer Ecke prallte ich fast mit einer Frau zusammen, die entgeistert auf Aljoscha deutete, der fröhlich von einem Bein aufs andere hüpfte. »Gestern saß dieser Junge noch im Rollstuhl!«, stammelte sie.

Ein Teil der Belegschaft fand Aljoscha nett, der andere Teil fand dieses unerzogene, freche Kind unmöglich. Ich bemühte mich rund um die Uhr, Aljoscha zu beschäftigen und ruhig zu halten. Die Möglichkeiten waren ohne Spielzimmer sehr eingeschränkt. Einmal stand ich auf dem Gang, während Aljoscha schreiend und tobend an mir vorbeiflitzte. Ich passte einfach nur auf, dass ihm nichts passierte und er keine anderen Patienten über den Haufen rannte, ich konnte ihn ja nicht festbinden. Da hörte ich eine Schwester sagen. »Dieses unmögliche Kind raubt mir den letzten Nerv. Kann diese Mutter das nicht mal erziehen!«

»Die Mutter kann nichts dafür. Das ist die Krankheit«, sagte eine andere Stimme. »Die Mutter ist total nett und schwer gestraft mit ihrem Schicksal.«

Schwer gestraft. Das ging mir lang im Kopf herum.

Schließlich kam der Tag der Operation – und sie verlief ohne Komplikationen. Als Aljoscha aufwachte, griff er gleich an seine Brust. Er war nun Besitzer eines Kästchens unter seinem Brustmuskel. Das Kästchen war deutlich sichtbar, da Aljoscha so zierlich ist. Mein Sohn ähnelte einem Roboter mit einem Steuergerät im Brustraum. Was nicht heißen soll, er habe kein Herz, ganz im Gegenteil, mein Kind hat ein Löwenherz. Man konnte das Kästchen auch fühlen. Aljoscha vergaß es gleich wieder und wollte schon wieder springen und rennen.

»Das gibt's doch nicht«, sagte eine Schwester, »der ist doch gerade erst operiert worden.«

»Das ist normal bei ihm«, sagte ich, und mir wurde klar, dass der Begriff normal reine Auslegungssache ist.

WINTER 2002/FRÜHLING 2003

Zwei Wochen später, mitten in der Nacht, weckte Helmut mich.

»Ja?«, fuhr ich hoch. Was war passiert? Ein an die Wand geknallter Legokasten? Ein zusammengetretener Bücherstapel? Ein Schreikrampf? Tobsuchtsanfall? Drei Uhr morgens – die übliche Zeit für solche Happenings. Doch ich hörte nichts. Normalerweise hörte ich Aljoscha immer vor Helmut. Hatte ich ausnahmsweise so tief geschlafen?

»Horch mal«, forderte Helmut mich auf.

»Ich hör nichts.«

»Ja, eben.«

»Was?«

»Es ist so ruhig.«

Ich rappelte mich hoch und lauschte.

»Da ist nichts«, flüsterte Helmut.

»Wie?«

»Schon seit Stunden ist da nichts und auch gestern.«

»Jetzt, wo du es sagst …«

»Kuffi, ich glaube, wir haben drei Nächte durchgeschlafen.«

»Du hast 'nen Knall!«

»Doch wirklich, drei Nächte!«

Wir starrten uns an, obwohl wir uns kaum sahen, nur unsere Umrisse. Wir lauschten. Und hörten nichts. Das kam uns unheimlich vor. Schließlich kriegten wir einen Lachkrampf. Wir warfen Legokästen an die Wand, schmissen ein paar Bücher an die Decke und kugelten aus dem Bett. Es dauerte keine Minute, da waren unsere Jungs bei uns.

»Mama, fehlt dir was?«, fragte Joshua besorgt.
»Nein, Joshua. Alles ist normal, total normal«, prustete ich heraus.

Helmut und ich waren erleichtert und froh, die Zustimmung zur Operation gegeben zu haben. Aljoscha schlief ruhig. Seine Absencen wurden weniger. Er ging wieder in den Kindergarten, und ich wurde nur selten angerufen. Allmählich entspannte ich mich und zuckte nicht mehr bei jedem Telefonklingeln am Vormittag zusammen. Hin und wieder konnte ich sogar in Ruhe einen Cappuccino trinken oder mit dem letzten unserer drei Hunde lange Spaziergänge unternehmen. Obwohl ich die Stille genoss, redete ich manchmal mit Bimbam, auch wenn ich ihm vor allem erzählte, wie toll unsere Ruhe war und dass wir uns daran freuen sollten, denn: »Bald schon kommt der Bus mit Aljoscha. Und dann, Bimbam, dann geht es rund. Dir wird er die Ohren lang ziehen, und mir wird er sie abkauen mit seinem *Babababababababa* und *Ähähähähähähähäh*. Eines Tages, Bimbam, werden wir an diese Zeit zurückdenken, dann nämlich, wenn unser Brösel wieder spricht. Wenn er uns erzählt, wie das so war, als er nicht geredet hat. Er wird uns genau erklären, was wir alles falsch gemacht haben, wetten, Bimbam? Aber dann sind wir mal an der Reihe! Dann zahlen wir es ihm heim, gell, Bimbam. Dann muss er all das nachholen, wovor er sich gedrückt hat. Er ist ein, nein zwei Jahre lang nur für den Haushalt zuständig. Er muss alles aufwischen, was runtergefallen ist. Er muss uns beim Essen bedienen und dir deinen Napf füllen. Hin und wieder darfst du ihn auch an den Ohren ziehen. Bimbam bellte begeistert.

»Die Ärzte in Freiburg haben doch nicht gesagt, dass Brösel dann wieder spricht?«, bremste Helmut mich abends, als ich ihm zuversichtlich erzählte, Aljoscha würde bestimmt bald

wieder sprechen. »Das Kästchen ist doch nur dazu da, die Absencen zu vermindern oder verhindern.«
»Bei Aljoscha ist alles möglich.«
»Ja, aber bisher haben wir das immer nur im Schlechten erlebt.«
»Und genau deshalb wird es auch im Guten klappen.«
»Frauen und Logik«, seufzte Helmut, grinste dann. »Klar. Das leuchtet mir ein. Verstehe nicht, warum ich nicht selbst draufgekommen bin.«

Auf einmal war Weihnachten, und wie im Vorübergehen wurde ich einundvierzig Jahre alt. Nicht, dass ich diesen Geburtstag vergessen hätte, aber wir waren zu erschöpft, ihn zu feiern, wie schon den vierzigsten im Jahr davor. Was wir nicht vergaßen, war das Hähnchen für den Fuchs – ein Brauch bei uns. Am Heiligen Abend vor der Bescherung marschiert unsere Familie zu unserem »Hausfuchs« und legt ein Hähnchen vor seinen Bau. Dieser Fuchs war nicht wirklich zutraulich, er konnte sich wegen der Hunde auch nicht zu nah ans Haus wagen, doch an kalten Winterabenden hatten wir ihn schon auf der Terrasse entdeckt – als würde er sich gern zu uns gesellen in unserem gemütlichen Wohnzimmer. Besonders Aljoscha liebte den Fuchs. Als er noch sprechen konnte, hatte ich meinen Jungs oft Geschichten vom Fuchs vorgelesen. Und da es nicht so viele davon gab, wie ich brauchte, hatte ich welche erfunden. Der Fuchs borgte sich die Schlitten der Buben aus und fetzte damit den Hügel am Waldrand hinab. Heißa, was für eine Freude! Aljoscha und Joshua klatschten begeistert in die Hände und hüpften Trampolin in ihren Betten. Manchmal veranstaltete der Fuchs auch ein Wettrennen mit seinem Freund, dem Dachs. Mit vier Jahren erfand Joshua seine eigenen Geschichten. Aljoscha und ich freuten uns eine Zeitlang sehr darauf, was der Fuchs in Joshuas Geschichten alles erleben würde. Als Aljoscha uns nicht mehr ver-

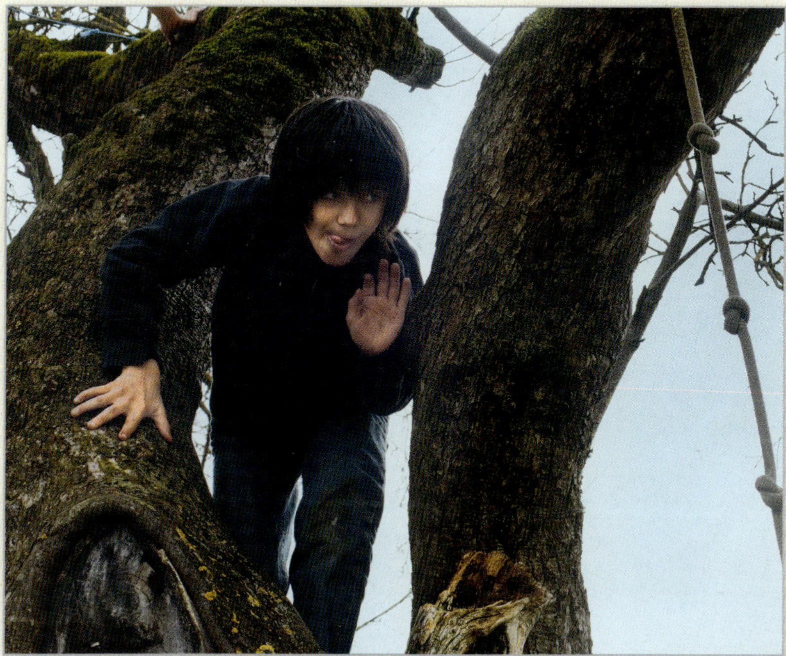

Aljoscha macht seinem
Spitznamen Mogli alle Ehre.

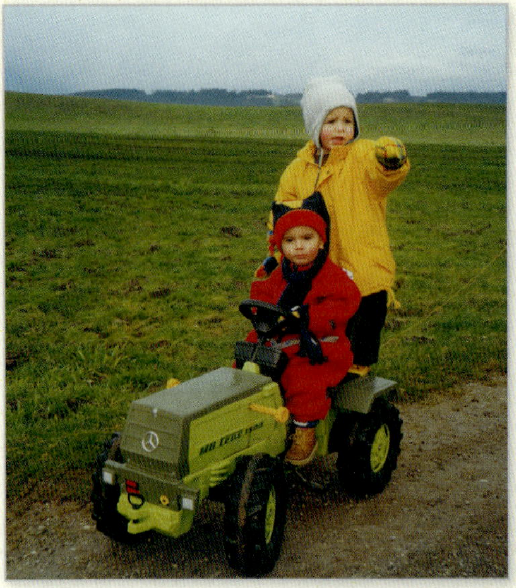

Aljoscha als Steuermann und
Joshua zeigt, wo's langgeht

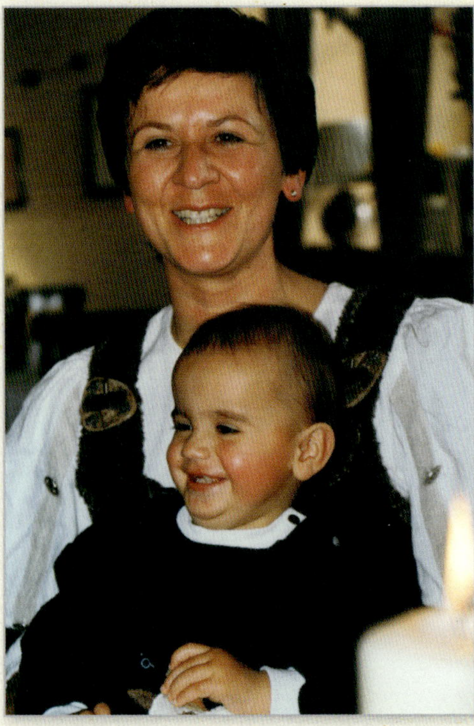

Auf dem Fest nach
Aljoschas Taufe,
November 1998

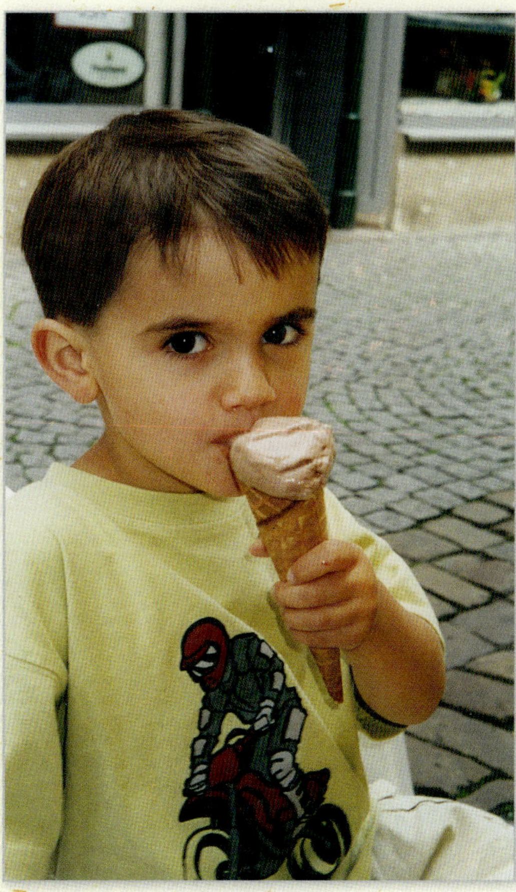

Aljoscha 2001, kurz vor Ausbruch
der Krankheit

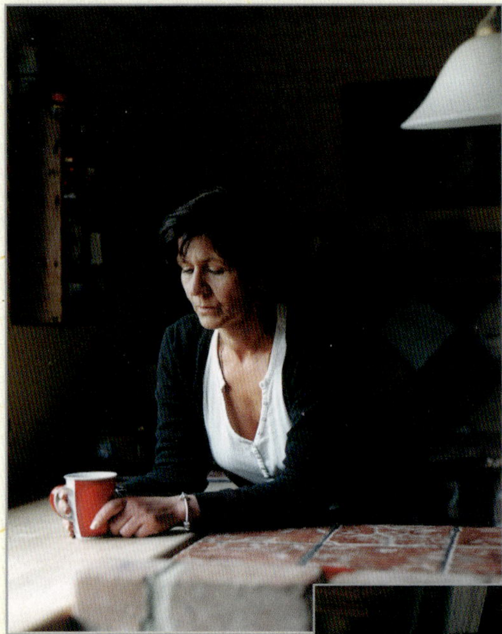

Plötzlich ist nichts mehr, wie es vorher war.

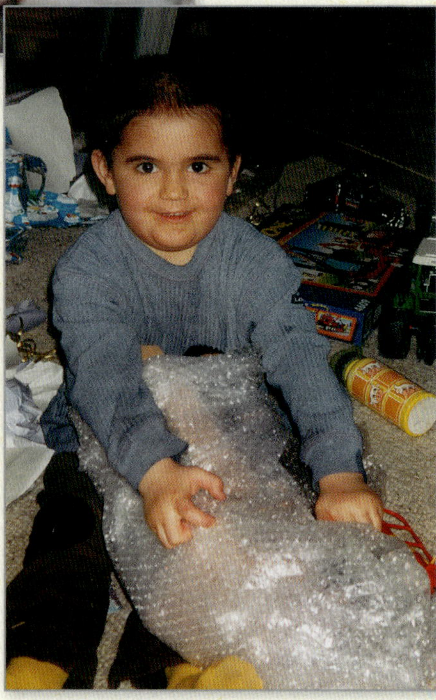

Der kleine »Butter« – Aljoscha nach der Kortisontherapie, Weihnachten 2001.

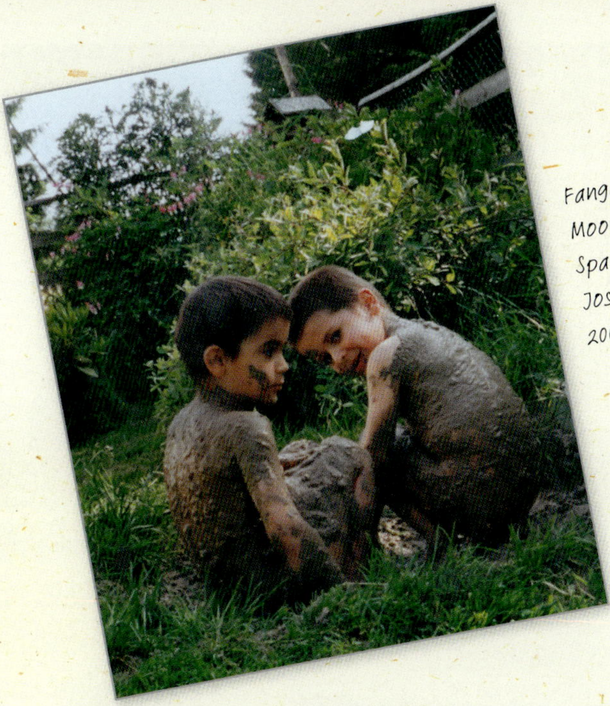

Fangoparty? Moorbad? Hauptsache Spaß. Aljoscha und Joshua im Matsch, 2002.

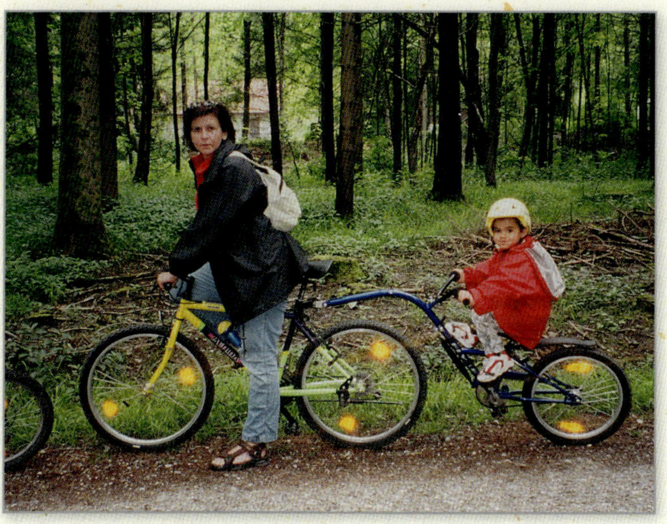

Ein Familienausflug mit dem Fahrrad: so gesichert kann Aljoscha seine Mutter nicht überholen, 2003.

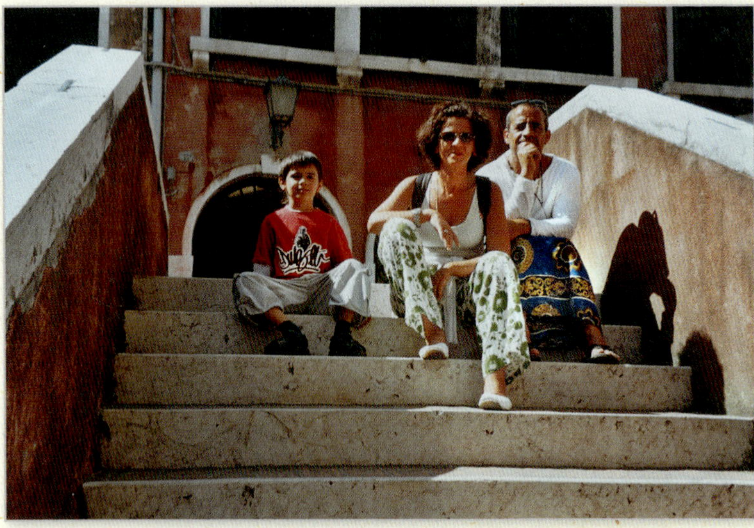

Der Schein trügt: Nie mehr Venedig!

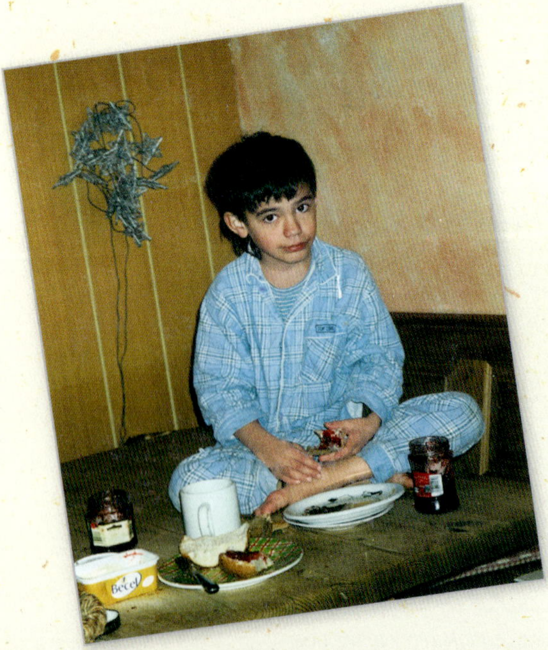

Alioscha frühstückt am liebsten auf dem Esstisch.

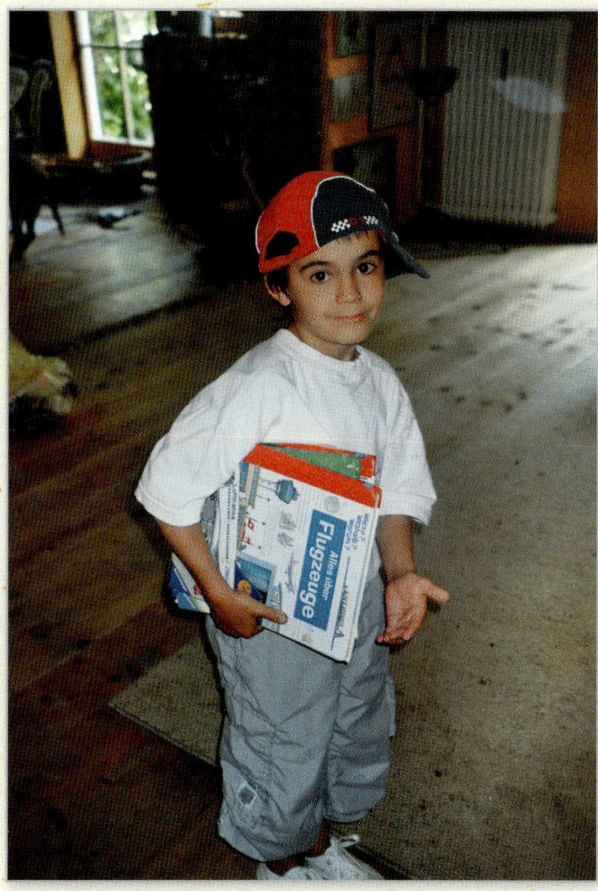

Ohne meine Bücher verlasse ich dieses Haus nicht:
Aljoscha auf dem Weg in den Kindergarten, 2004.

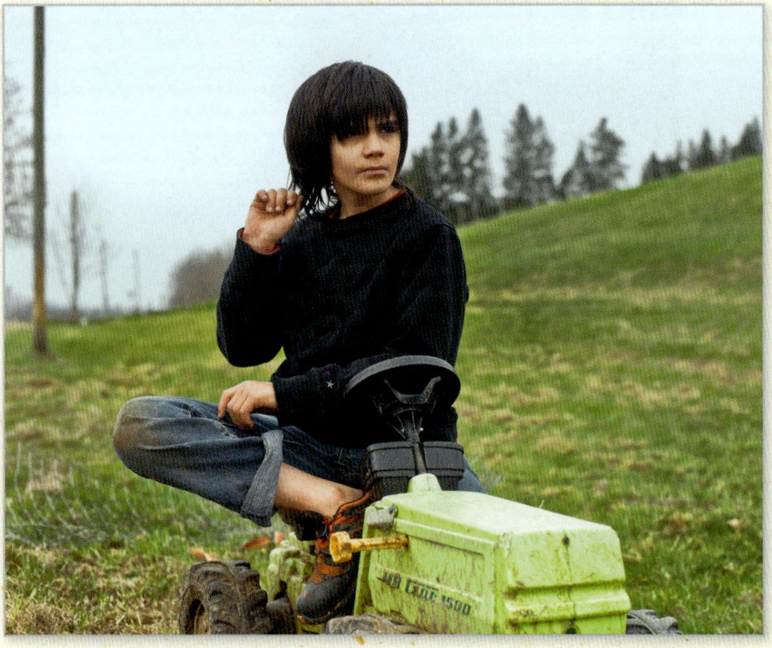

Was könnte ich als Nächstes anstellen?
Aljoscha bei der Arbeit auf Theos Wiese, 2009.

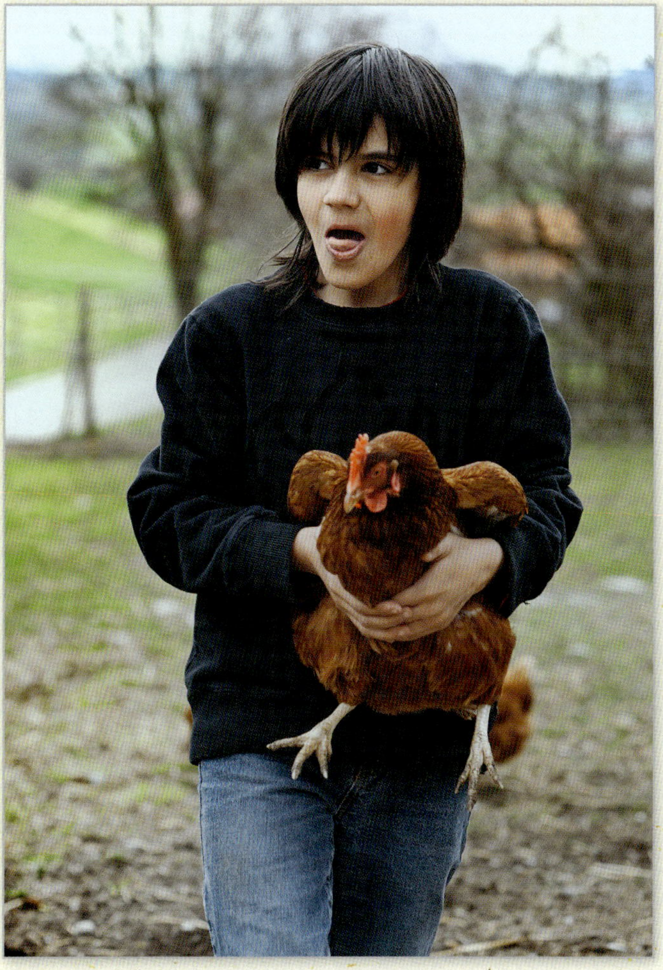

Aljoscha auf der Jagd: Flink wie der Fuchs!

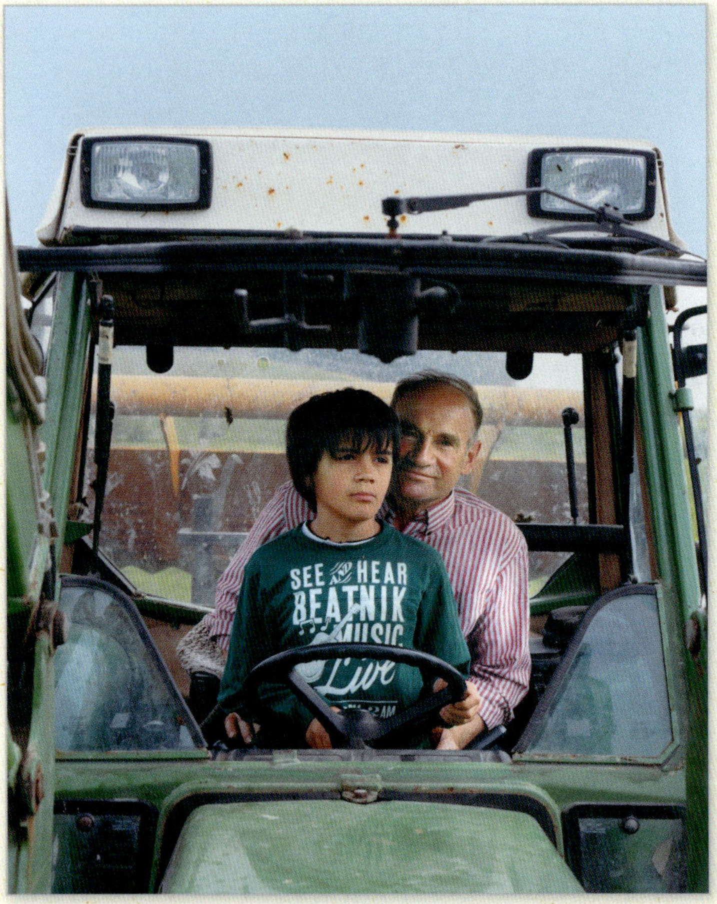

Aljoscha und sein Freund Theo auf dem Fendt, 2009.

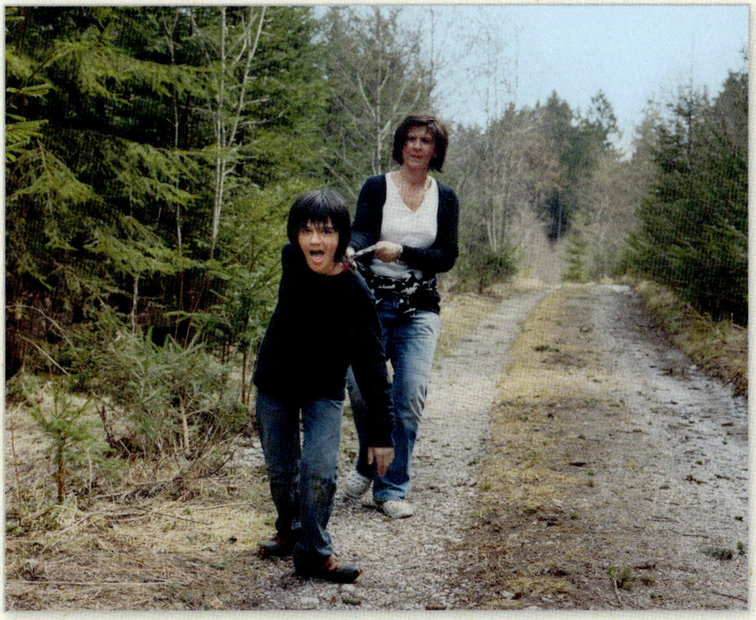

Schneller, Mama!

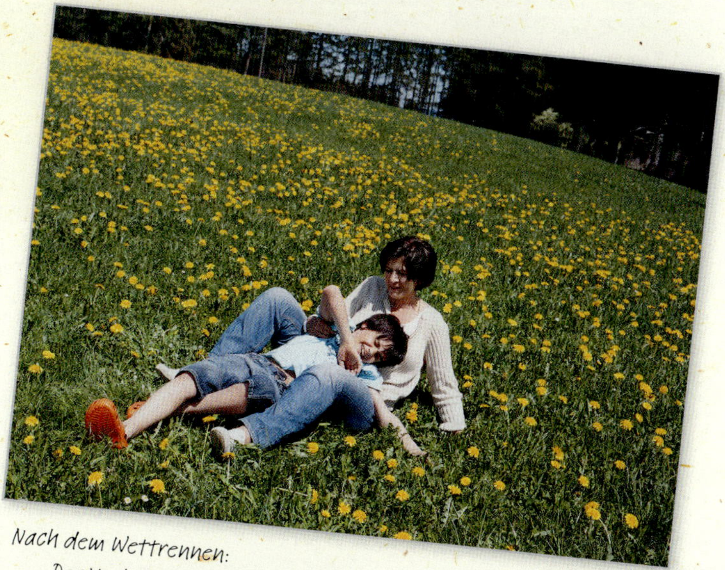

Nach dem Wettrennen:
Der Verlierer wird durchgekitzelt.

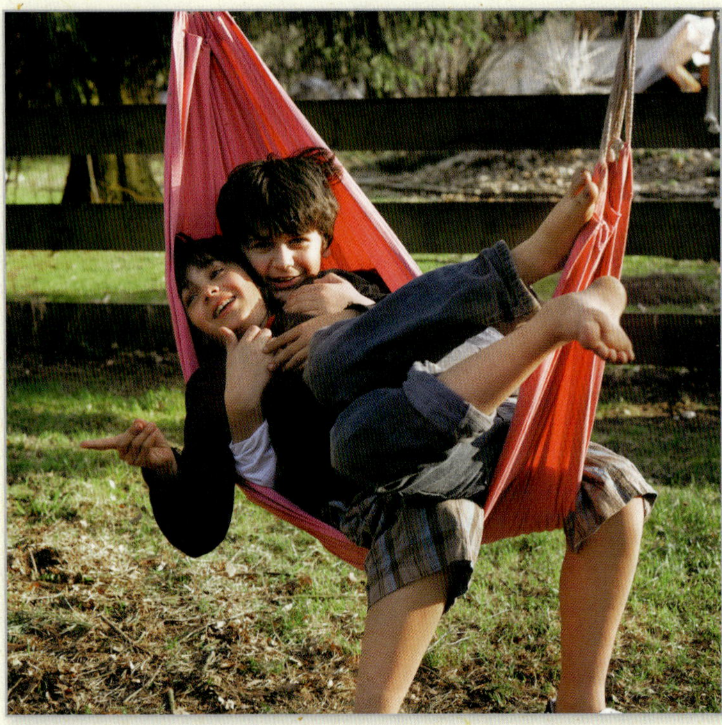

Auch große Jungs haben sich lieb – Aljoscha und Joshua in der Hängematte, 2009.

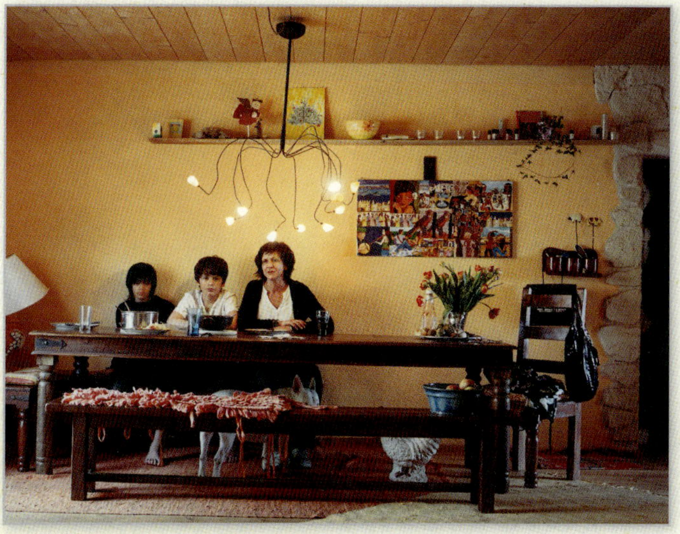

Ein friedliches Mittagessen: Hilfe, wir werden normal!

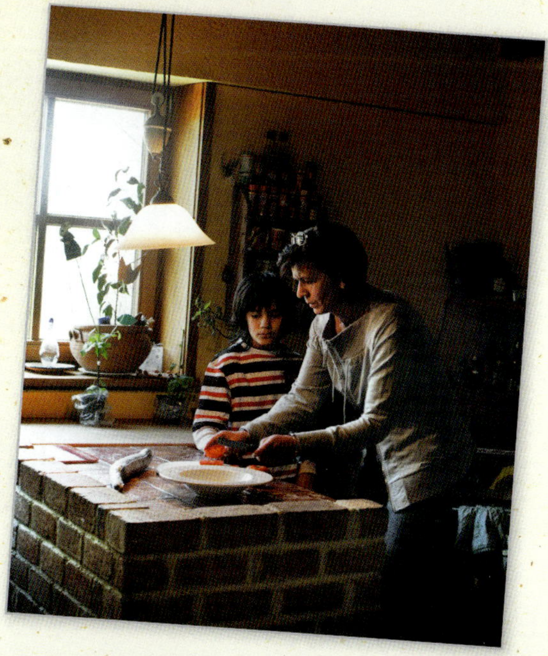

Alioscha liebt es, beim Essenmachen zu helfen.

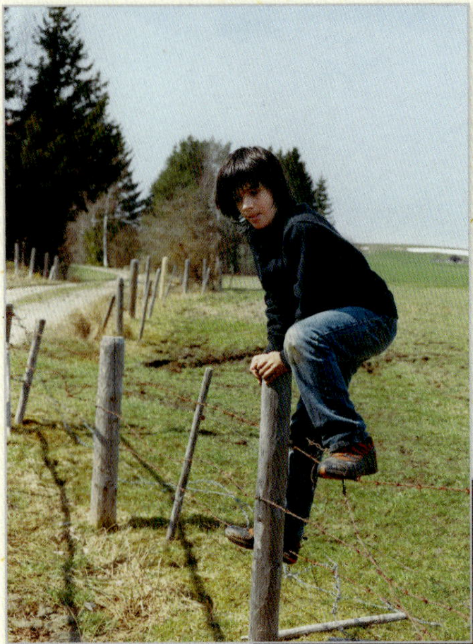

Der Ausbrecherkönig:
Und weg ist er wieder.

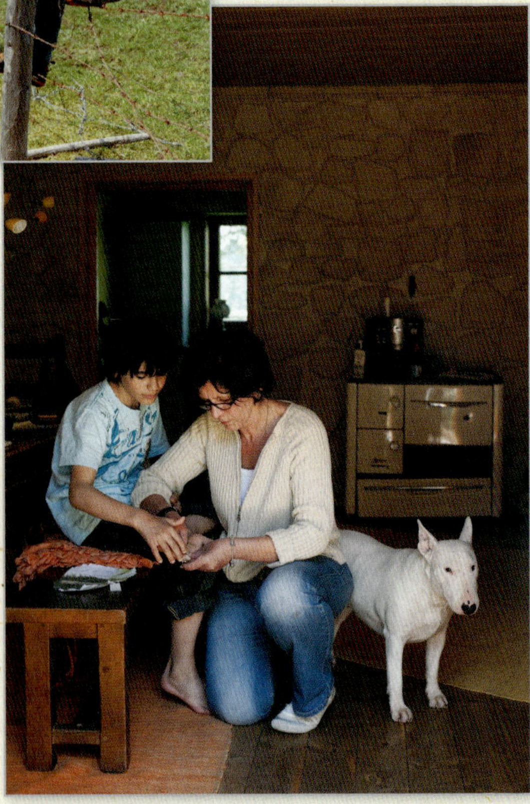

Ein Dorn im Fuß?
Mogli kennt keinen
Schmerz. Nur Emma
macht ein langes
Gesicht.

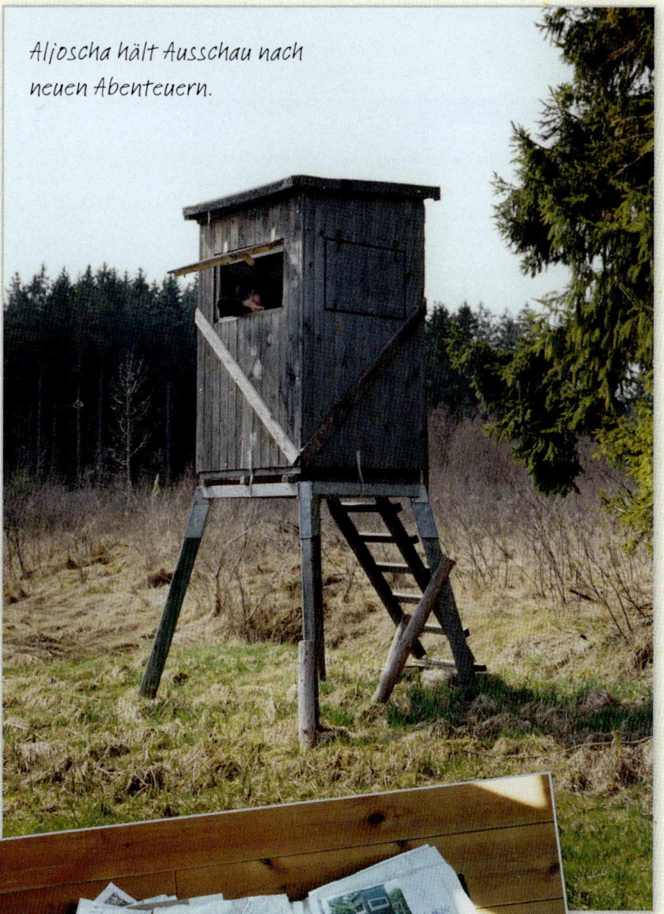

Aljoscha hält Ausschau nach neuen Abenteuern.

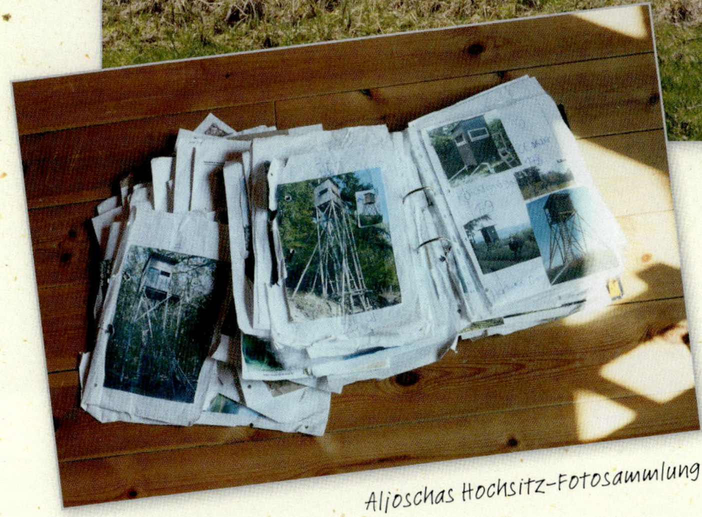

Aljoschas Hochsitz-Fotosammlung

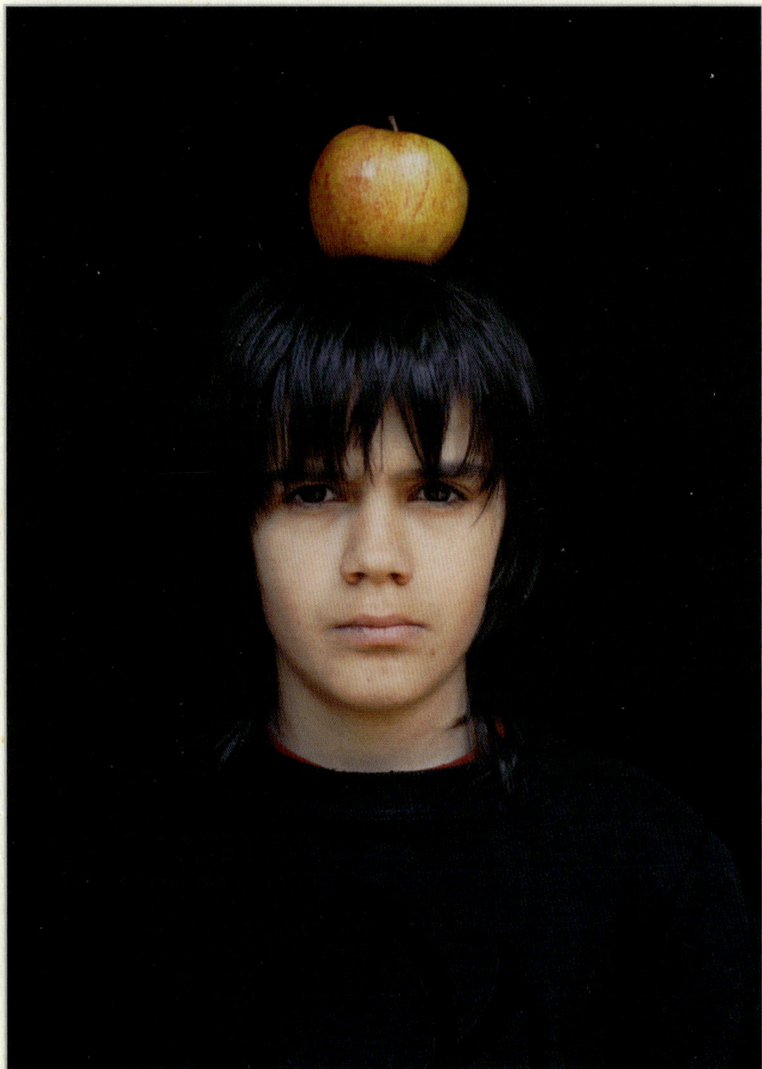

stand, wollte ich keine Fuchs-Geschichten mehr erzählen und hören, auch wenn Joshua mich manchmal darum bat. Ich brachte es einfach nicht übers Herz, es tat mir zu weh.
»Ein andermal, Joshua«, vertröstete ich ihn, und irgendwann fragte er nicht mehr.

Am ersten Januar war Aljoscha plötzlich weg. Wir durchsuchten das Haus und den Garten zweimal. Er war wie vom Erdboden verschluckt.
»Lass uns noch mal suchen«, schlug Helmut vor.
»Wir müssen draußen suchen. Das ist so. Ich kenne das. Er ist weggelaufen.«
»Aber es ist doch viel zu kalt.«
»Eben! Wir müssen uns beeilen.«
»Was hat er denn an?«
Ich zuckte mit den Schultern. »Das spielt keine Rolle. Vielleicht hat er es unterwegs schon ausgezogen.«
»Dann finden wir ihn. Irgendwo müssen die Klamotten doch rumliegen!«
»Die Jeans und der rote Anorak.«
»Der leuchtet wenigstens.«
»Wenn er nicht erfroren ist!«
»Kuffi, beruhige dich! Er ist bestimmt nicht weit!«
Ich hätte schreien mögen. Aljoscha konnte schon sehr weit sein – das hing davon ab, wie lange er unterwegs war. Wieder mal war er durch das Fenster in seinem Zimmer entwischt, deshalb hatten wir es nicht bemerkt. Draußen hatte es drei Grad minus, und es würde bald dunkel werden. Wir suchten im Zwei-Kilometer-Umkreis und erweiterten den Radius. Es dämmerte bereits, als wir ihn fanden. Nicht nur ich, auch Helmut war nur noch ein Nervenbündel. Joshua saß weinend allein zu Hause. Als Bimbam, den wir mitgenommen hatten, wild anschlug, glaubten wir zuerst, es liege daran, dass wir uns nah beim Fuchsbau befanden. Dann sahen wir ihn.

Aljoscha. Eng zusammengekuschelt lag er als rote Kugel am Eingang am Fuchsbaus. Ein schöner, trockener überdachter Platz auf dieser großen Wiese mit dem offenen Stadel.
»Aljoscha!«, rief ich.
»Er hat bestimmt einen Anfall!«, vermutete Helmut.
Doch als wir näher kamen, sahen wir, dass Aljoscha schlief. Tief und fest und friedlich. Bimbam stupste ihn heftig wedelnd. Da öffnete er die Augen, schaute uns einen Moment verwundert an und streckte dann die Arme nach uns aus. Mir liefen die Tränen übers Gesicht, und ich musste mich kurz an Helmut festhalten, um nicht umzukipppen. Neben unserem Kind knieten wir nieder. Helmut strich ihm über den Kopf.
»Brösel, Brösel«, sagte er.
»Er ist wie Mogli«, sagte ich.
»Ja«, sagte Helmut mit rauer Stimme und hob ihn hoch. »Mogli, jetzt trage ich dich heim.«
Am Carport erwartete Joshua uns. Seine Zähne klapperten mehr vor Aufregung denn vor Kälte. Wir schimpften ihn nicht. Wir verstanden, dass er es nicht mehr ausgehalten hatte.
»Mama! Papa! Brösel! Bimbam! Er hat ihn gefunden, oder?«
»Ja, Joshua. Stell dir vor, er war beim Fuchs. So was darf man nie, nie, nie machen, hörst du!«
»Und Jungs in deinem Alter dürfen im Winter auch nicht allein aus dem Haus«, ergänzte Helmut.
»Aber ich war doch nur bis hier.«
»Schon gut, Joshua, schon gut.«
»Wenn ich gefroren hätte, Papa, wäre ich in dein Auto gestiegen und hätte die Standheizung angedreht.«
»Das ist eine gute Idee, Joshua. Noch besser wäre es gewesen, ins Haus zurückzugehen. Wenn dir kalt ist, gehst du ins Haus zurück, versprochen?«
»Wo ist der versteckte Schlüssel?«, wollte ich wissen.
Joshua sagte es und streichelte über Aljoschas Gesicht. Der war wieder eingeschlafen. Was er wohl träumte? Was er wohl

erlebt hatte in diesen Stunden beim Fuchs und wo auch immer.
»Ich bin froh, dass wir ihn wiederhaben, Mama.«
»Wir auch, Joshua.«
»Stell dir vor, wir hätten ihn nicht gefunden!«
»Lieber nicht.«
»Einen Mogli verliert man nicht«, sagte Helmut.
»Mogli?«, fragte Joshua.
»Ja. Dein Bruder ist ein kleiner Mogli, das haben wir eben festgestellt.«
Joshua betrachtete Aljoscha mit neuem Respekt und entschied dann. »Mama, ich passe trotzdem gut auf ihn auf.«
Ich drückte ihn fest an mich. »Gut, dass ich dich habe, mein Großer!«
»Und ich lauf ganz bestimmt nicht weg!«, bekräftigte Joshua.
»Das weiß ich.«
»Mogli, Mogli, Mogli«, auf einem Bein hüpfte Joshua die Steinplatten entlang zum Haus.

Ich mochte nicht daran denken, wie mein Alltag bald wieder verlaufen würde, wenn Helmuts Urlaub vorüber wäre. Wenn ich wieder ganz allein mit Aljoscha und den Katastrophen wäre, die sich bereits abzeichneten. Denn mit dem ersten Schnee im Januar kehrten Aljoschas Absencen zurück. Die ersten paar wollte ich gar nicht gesehen haben. Ich versuchte mir vorzumachen, ich hätte mich getäuscht. Das sind bestimmt meine Nerven, sagte ich mir. Ich sehe Gespenster, versuchte ich mich zu beruhigen. Auch Helmut wollte nichts davon wissen, als ich eines Abends zart andeutete, dass Aljoscha vielleicht eine oder zwei Absencen gehabt habe. Dass es eher fünf oder sechs waren, verschwieg ich.
»Kuffi, das gibt es nicht. Er hat doch jetzt sein Kästchen. Das bildest du dir ein.«

»Aber es sah so aus, als ob …«
»Man schaut halt manchmal abwesend drein. Da ist nichts. Bestimmt nicht.«
»Wahrscheinlich hast du recht.«

Am nächsten Abend lag Aljoschas Gesicht plötzlich in seinem Pfannkuchen mit Erdbeermarmelade, und so rot er danach war, so blass waren Helmut und ich. Wir sagten beide kein Wort. Helmut trug Aljoscha ins Bad und wusch ihm das Gesicht, ich räumte den Tisch ab. Meine Hände zitterten so sehr, dass die Teetassen auf den Tellern hüpften. Wir waren beide abgrundtief enttäuscht, geschockt, verzweifelt. Nicht mal Helmut schaffte es, sich zu einem »Das war nur eine Ausnahme« durchzuringen. Es hätte auch nicht lang gedauert, bis wir gemerkt hätten, dass es eben keine Ausnahme war, ganz im Gegenteil. Aljoschas Absencen waren die Regel.

Ich wollte ihm trotzdem ein schönes Leben ermöglichen. Im letzten Winter hatte es mit dem Skifahren nicht geklappt. Vielleicht diesmal. Jetzt erst recht!
Joshua wollte unbedingt snowboarden. An einem strahlend schönen Mittag zog ich mit meinen Buben los. Der Himmel leuchtete blau über dem Allgäu im Winterschmuck. Milliarden Brillanten glitzerten im Schnee, die Alpen ragten wie eine aufgeklappte Kaiserkrone empor. Die weiße weite Landschaft mit ihren Hügeln und Senken war zu einem Kalenderbild erstarrt. Lang muss man im Allgäu nicht fahren bis zum nächsten Kinderskilift. Aljoscha, der an diesem Tag gut drauf war, rannte auch gleich zielstrebig los. Da er sich prinzipiell nichts erklären ließ und es auch sehr umständlich gewesen wäre, wenn ich versucht hätte, ihm das Skifahren mit Gebärden beizubringen, ließ ich ihn einfach ziehen. Aljoscha probierte lieber aus. Also sollte er mal machen. Und er machte

seine Sache wirklich gut, nachdem er die anderen Kinder eine Weile beobachtet hatte. Geduldig (!) stellte er sich in die Reihe, wartete (!), bis er dran war, hielt sich am Bügel des Kinderlifts fest und ließ sich hochziehen. Ohne eine Kurve zu fahren, schoss er den kleinen Hügel hinunter und bremste, indem er sich in den Schnee fallen ließ. »Babababababababa!«, juchzte er. Joshua und ich klatschten in die Hände. Ich war mächtig stolz auf Aljoscha. Nach diesem Erfolgserlebnis konnte ich mich ein wenig um Joshua kümmern, der sich ebenso geschickt auf dem Snowboard zeigte, mit dem kleinen Unterschied, dass er bremsen lernte.

Der Nachmittag verging schnell, und beide Jungs waren begeistert. Am nächsten Tag fuhren wir wieder zum Kinderskilift, und es klappte noch besser. Am dritten Tag war Aljoscha morgens schlecht gelaunt. Aus Erfahrung wusste ich, dass ich an solchen Tagen besser zu Hause blieb. Doch Joshua wollte unbedingt snowboarden, und so ließ ich mich überreden, obwohl ich kein gutes Gefühl hatte. Es lief dann auch von Anfang an alles schief. Aljoscha drängelte am Lift, stieg über andere Skier und verließ die Spur nicht, als er aus dem Lift fiel. Es war ihm egal, dass die anderen Kinder einen Bogen um ihn machen mussten. Manchen stellte er ein Bein, sprich einen Ski, und sie flogen ebenfalls aus dem Lift. Ich stand unten am Hügel und hoffte, er würde endlich aufstehen. Rufen hatte ja keinen Sinn. Ich fuchtelte durch die Luft – doch natürlich schaute Aljoscha nicht in meine Richtung. Um mich herum wurde das Murren anderer Mütter lauter. Eine Frau, die am Hang stand, versuchte Aljoscha aus der Spur zu zerren, damit die Bahn frei wäre. Aljoscha schrie und schlug und trat um sich. Ich stapfte den Berg hoch. Als ich bei der Frau angelangt war, bekam ich kaum mehr Luft und keuchte, sie solle meinen Sohn loslassen.

Ich wurde mit Schimpfwörtern überschüttet.

»Mein Sohn ist krank. Er kann Sie nicht verstehen!«

»Ja, und warum kommen Sie dann mit so einem hierher, wo normale Menschen Spaß haben wollen?«
»Weil mein Sohn auch ein bisschen Spaß haben soll!«
Aljoscha hatte sich mittlerweile davongemacht und fuhr talwärts mitten hinein in die wartende Menge, die kreischend auseinanderstob, um sich gleich darauf wieder zusammenzurotten und die amüsante Unterbrechung des beschaulichen Nachmittags in gespannter Empörung weiterzuverfolgen. Aljoscha stürzte, ein Mann wollte ihm helfen, da brüllte er erst recht los. Ich hastete den Berg hinab, stolperte, kugelte durch den Schnee, rappelte mich hoch und weiter. Ich wollte nur noch weg.
Joshua – ein Häuflein Elend mit einem Snowboard im Arm – stand an unserem Auto und schaute in eine andere Richtung. So sollte er es in Zukunft noch oft machen. In peinlichen Situationen gehörte Joshua nicht mehr zu uns.
Aljoscha flippte mittlerweile völlig aus. In hohem Bogen warf er seine Handschuhe in die Menge, die Ski gleich hinterher. Als er mich kommen sah, spurtete er los. Fast erwischte ich ihn, doch durch den rutschigen Skianzug entwischte er mir. Er brüllte wie am Spieß. Endlich packte ich ihn. Da trat er mit seinen Skischuhen nach mir, was höllisch weh tat. Doch jetzt hatte ich ihn wenigstens. Ich musste mich auf ihn setzen, um ihn zu halten, und bemühte mich, ihn zu beruhigen. Keine Chance. Ein Mann brachte mir Brösels Skier und Handschuhe. Ich konnte mich nicht so bedanken, wie ich es gern getan hätte, denn Aljoscha entwickelte unglaubliche Kraft.
Ein anderer Mann kam zu mir. »Ich bin Arzt«, stellte er sich vor. »Brauchen Sie Hilfe? Soll ich den Notarzt rufen?«
Mir war zum Heulen. Aber wenigstens einer, der erkannte, dass dies kein Fall für Super Nanny war.
»Da drüben steht mein Auto. Wenn ich es bis dorthin schaffe, dann geht es schon«, sagte ich.
»Wie Sie meinen.«

Der Mann mischte sich wieder unter die anderen Schaulustigen. Ich war ganz allein auf der Welt und zog und schubste und hielt mein Kind, das sich gebärdete wie ein Wahnsinniger.

Mit letzter Kraft schaffte ich es bis zum Auto. Todunglücklich schlüpfte Joshua auf den Rücksitz und schnallte sich in seinem Kindersitz an. Er sagte kein Wort. Ich drückte Aljoscha auf seinen Sitz und schlug die Wagentür zu. Augenblicklich war Brösel still. Vielleicht fühlte er sich im Auto sicher, ich weiß es nicht. Zitternd und heulend stand ich neben meinem Auto. Ich konnte nicht fahren. Ich war fix und fertig. Am Lift normalisierte sich der Betrieb wieder.
Ich fragte Joshua: »Möchtest du noch mal snowboarden? Der Papa holt dich dann ab? Er könnte vielleicht gleich kommen, wenn ich ihn anrufe?«
Joshua schüttelte den Kopf. Seine schönen vollen Lippen waren schmal und blass.
»Wirklich nicht?«
»Heim«, sagte er.
»Joshua, du bist ganz toll gefahren«, sagte ich.
Ein paar Tränen liefen ihm über das Gesicht. Mein Herz weinte mit ihm.
Als wir zu Hause waren, gebärdete ich Aljoscha mit Hilfe seiner Skischuhe, dass er mir sehr weh getan habe und ich sehr traurig sei.
Da nahm Aljoscha meine Hand und streichelte mich. In diesem Moment wusste ich wieder, dass nicht mein Sohn böse zu mir war. Es war die Krankheit, die ihn in ihren Fängen hielt. Am nächsten Tag kehrten die Absencen mit voller Wucht zurück. Im Nachhinein bin ich mir sicher, dass er das gespürt hat. Er konnte es natürlich nicht einordnen und mir nicht mitteilen. Ich hätte es wissen müssen. Am Abend dieses Tages begann es wie verrückt zu schneien. Ein Gewit-

ter jagte das nächste. Es blitzte und donnerte ohne Unterlass.
»Wie in Moglis Kopf«, sagte ich zu Helmut.

Als ich beim Neurozentrum Freiburg anrief, schöpfte ich wieder Hoffnung. Dort war man nicht sonderlich überrascht von der Rückkehr der Absencen, wenn man es auch bedauerte, sondern sprach von der richtigen Einstellung, die erst noch gefunden werden müsse. Am besten, ich käme bald vorbei. Schon am nächsten Tag fuhr ich nach Freiburg und ließ das Kästchen in Aljoschas Brust mit Hilfe eines Geräts so einstellen, dass es öfter Impulse abgab.
Derart gerüstet, wagte ich mich im Februar dann auch zu einer Mutter-Kind-Kur in den Bayerischen Wald. Ich fuhr mit beiden Buben – wollte mich dort trotzdem richtig erholen, denn es gab ein getrenntes Programm für Mütter und Kinder. Ich freute mich sehr darauf und war voller Ideen, die regelrecht aufblühten, als ich den Prospekt der Klinik durchblätterte. Urlaub! Entspannung! Erholung! Vielleicht sogar mal ein Buch lesen. Ein ganzes Buch! Wie immer kam alles anderes. Aljoschas Absencen machten uns einen dicken Strich durch die Rechnung. Er fiel ständig um, und deshalb konnte er nicht in den Kindergarten der Kurklinik. Gerade mal eine Stunde am Tag nahm man ihn mir ab. Eine Geste des Mitleids. Das bedeutete für mich: kein Hallenbad, keine Massage, kein Sport – sondern das Gleiche wie zu Hause. Am liebsten wäre ich sofort heimgefahren, doch Joshua hatte Freunde gefunden und wollte unbedingt bleiben, also erfüllte ich ihm den Wunsch und langweilte mich und war schlecht drauf, denn ich konnte nichts unternehmen, nur auf Aljoscha aufpassen.

Während der Kur wurden Aljoschas Absencen immer schlimmer. Ich machte mir große Sorgen. War das Kästchen falsch eingestellt? Ich rief in Freiburg an. Nach vielen Telefonaten erfuhr ich, dass ein Techniker, der gerade im Bayerischen Wald unterwegs war, Aljoschas Kästchen erneut einstellen würde. Ein Arzt aus Freiburg, der extra anreisen würde, wollte die Aktion überwachen. Zu dritt standen wir dann in unserem engen Zimmer um Aljoscha herum, und die Impulszahl wurde erhöht in der Hoffnung, dass dies die Absencen eindämmen würde. Leider blieb es bei der Hoffnung: Es brachte nichts, absolut nichts.

Nach drei Wochen Kur hätte ich erst recht eine Kur benötigt. Wir fuhren nach Hause, und dort ging der ganz normale Horror weiter. Zum Beispiel damit, dass Aljoscha unfreiwillig zum Ladendieb wurde, als er mir beim Einkaufen ausbüxte. Er hatte keine Lust, Lebensmittel einzukaufen, er wollte in die Buchhandlung, dort gab es nämlich tolle Traktorbücher. Nachdem ich in dem Lebensmittelgeschäft sämtliche Warengänge mehrfach durchsucht hatte, spurtete ich los durch Marktoberdorf. Zuerst in eine Traktorwerkstatt, dort lagen Hochglanzprospekte aus, von denen er nie genug einsammeln konnte. In manchen Werkstätten verdrehten die Angestellten schon die Augen, wenn wir auftauchten.

»Haben Sie einen kleinen Jungen gesehen?«

Kopfschütteln.

Also weiter zur Buchhandlung.

»Ja, er war hier.«

»Und wohin ist er?«

Achselzucken.

Lieber Gott, lass ihm nichts passiert sein. Lass ihn nicht über eine Straße laufen, bitte, bitte beschütze ihn.

Keine Spur von Aljoscha. Auch nicht im Spielzeugladen. Panisch rief ich Helmut an. Er brach seine Fahrstunde ab und klapperte dann mit mir gemeinsam alle möglichen und unmöglichen Geschäfte ab. Mittlerweile bekam ich kaum mehr Luft vor Angst um mein Kind. Wir waren kurz davor, die

Polizei anzurufen, als Helmut ihn fand. Er war schon bei der Polizei: saß begeistert in einem Polizeiauto. »Babababababa!« So ein toller Tag! Er hatte in irgendeinem Geschäft einen riesengroßen Plastiktraktor entdeckt und einfach an der Kasse vorbei nach draußen getragen. Er war sich keiner Schuld bewusst. Er konnte nicht verstehen, dass dies nicht erlaubt war. Geld bedeutete nichts in seiner kleinen Welt. Sehr wohl bedeutete es aber etwas in der Welt der Kassiererin. Sie rief die Polizei. Die zwei Beamten waren sichtlich erleichtert, als sie Aljoscha in unsere Obhut übergeben konnten. Sie hatten keine Ahnung, was sie mit ihm tun sollten. Das hatten wir gemeinsam.

Wir starteten dennoch immer wieder Versuche, mit Aljoscha etwas Schönes zu unternehmen, obwohl wir jedes Mal scheiterten und uns dann jedes Mal vornahmen: Nie wieder! Aber was sollte bei einem Ausflug ins Bauernhofmuseum schon passieren. Ein paar Schafe streicheln und eine Kuh melken – das war doch nicht gefährlich. Nein, war es nicht. Vielleicht interessierte Aljoscha sich deshalb auch nicht dafür. Er wollte vom Heuboden springen. Das war die Attraktion für alle Kinder. Aus zwei Metern Höhe in das weiche Heu fallen. Genial! Aljoscha riss sich Schuhe und Socken von den Füßen und erklomm die Leiter.

»Babababababa!« und »Ähähähähähähäh!«, rief er aufgeregt und drängelte sich auf der schmalen Leiter voran, schob andere Kinder zur Seite und war dabei nicht zimperlich. Die Kinder sahen sich verunsichert um. Was war denn das für einer? Warum gab der so komische Laute von sich? Aljoscha, endlich oben, sprang dann doch nicht. Ging vor und zurück und hielt den ganzen Betrieb auf. »Babababababa, ähähäh hähähähäh!«

»Spring doch endlich!«, riefen die anderen Kinder. Eltern blickten besorgt zu ihren Sprösslingen. Joshua hatte sich

weggedreht und studierte konzentriert einen Riegel an der Stalltür. Aljoscha hüpfte auf dem schmalen Absprungbrett von einem Bein auf das andere.
»Spring! Spring! Spring!«
Aljoscha rutschte aus, knallte mit seinem Kinn auf das Brett und plumpste ins Heu. Alle schrien. Dann war es einen Moment lang still, totenstill. Ich stürzte zu meinem Kind. Das Kinn ist gebrochen! Die Zunge ist ab! Er darf sie nicht verschlucken! Ich rechnete mit dem Schlimmsten. Aljoscha sprang auf. Keine Träne in den Augen. Er rieb sich kurz das Kinn und rannte aus dem Heustadel. Der Weinkeller seines Schutzengels würde bald vergrößert werden müssen.

Es wurde Frühling, und Aljoscha war hin und hergerissen zwischen Tatendurst und Absencen. Ich war nur noch erschöpft. Helmut zeigte Frühlingsgefühle. Sie hatten zwei Räder, und er legte sie mir immer wieder auf den Tisch: Motorradprospekte. Eine Weile übersah ich sie, denn das waren nicht die Bikes, von denen wir früher gesprochen hatten. Es waren Höllenmaschinen. Von solchen war nicht die Rede gewesen. Mit zwei Harleys wollten wir um die Welt, wenn die Kinder aus dem Haus waren.
Helmut seinerseits sagte auch nichts zu den Prospekten. Er ließ sie einfach liegen. So ging es zwei, drei Wochen. Fast war es ein Spiel. Mir war nicht wohl dabei. Ich fragte Andrea um ihre Meinung. Sie diagnostizierte Midlifecrisis und kannte – ach, wie sehr sie Helmut manchmal ähnelte – gleich zwei, drei andere Kandidaten, die sich in reiferem Alter solche Maschinen gekauft hatten. Andrea meinte, ich solle das nicht so ernst nehmen. Ich solle meinem Mann die Freude gönnen.
Welche Freude, dachte ich bei mir. Die Freude, vor seiner Familie zu flüchten? Wann wollte er denn Motorrad fahren? Er war ohnehin kaum zu Hause, und ein Motorrad würde

bedeuten, dass ich noch mehr belastet wäre durch seine weitere Abwesenheit.

Lola schonte mich nicht. »Das klingt, als wollte er weg«, sagte sie am Telefon.
»Ja.« Meine Stimme klang gepresst.
»Eine Harley reicht ihm wohl nicht? Er muss so schnell weg, dass ein Chopper zu langsam wäre.«
Ich schluckte. »Früher haben wir gemeinsam weggewollt. Früher sind wir gemeinsam gereist. Früher ...«
»Ja«, sagte Lola. »Ich weiß.« Sie ließ mir Zeit für den Schmerz, der manchmal mit aller Gewalt durchbrach. Den Schmerz über all das, was ich verloren hatte. Meine Ehe. Lebensfreude. Unbeschwertheit. Lachen. Ein normales Leben. Perspektiven. Eine sorgenfreie Zukunft. Und schöne Tage. Freude.
»Vielleicht beruhigt er sich ja wieder?«, versuchte Lola mich zu trösten.
»Und wenn er sich doch eins kauft?«
»Seit wann machst du dir Gedanken über die Zukunft?«
»Ich habe Angst, dass er sich vor der Verantwortung drücken will. Das wäre doch super für ihn. Er hockt sich auf sein Motorrad und ist frei.«
»Jetzt warte erst mal ab!«

Ich wartete ab. Es kamen neue Prospekte. Ich beobachtete unsere Beziehung. Mir fiel auf, dass wir kaum mehr miteinander sprachen. Wir erzählten uns nichts mehr. Und was noch viel schlimmer war: Ich wusste gar nicht, was ich Helmut gern erzählt hätte. Es gab immer nur Katastrophen. Verzichtete ich darauf, davon zu sprechen, wusste ich nichts anderes. Ich hatte den Blick und die Sprache für die schönen Dingen des Lebens verloren.
Ich rief Lola an.

»Lola, was redest du mit Peter?«
»Wie meinst du das?«
»Also, wenn ihr allein seid! Was redet ihr dann?«
»Hm. Geht es dir gut, Manuela?«
»Ja, ja, jetzt sag mal!«
»Also warte … wenn er von der Arbeit kommt … hm. Wahrscheinlich fragt Peter, was es zu essen gibt.«
»Wie?«, rief ich enttäuscht.
»Er hat eben Hunger«, entschuldigte Lola ihren Mann.
»Klar.«
»Oder ich sage, er soll mal den Grill anschmeißen«, blieb Lola beim Essen.
»Im Winter?«
»Quatsch!«
»Und sonst?«
»Was sonst? Was meinst du?«
»Euer Liebesleben.«
»Wenn er von der Arbeit kommt?«, rief Lola entsetzt.
»Ja, also … ja, ja, das meine ich.«
»Aber da hat er doch den Kopf nicht frei! Mensch, Manuela! Was ist mit dir?«
»Ich weiß nicht mehr, wie das geht!«
»Wie was geht?«
»Wie man mit seinem Mann redet.«
»Was???«
»Ich weiß es wirklich nicht. Wir haben uns nichts mehr zu erzählen, wir reden immer nur über die Kinder beziehungsweise über Aljoscha.«
»Das kenne ich. Wenn Peter von der Arbeit kommt, erzähle ich, was Niklas gemacht hat.«
»Das sind bestimmt keine Horrorstorys, sondern schöne Geschichten.«
»Na ja. Doch. Also im Vergleich zu Aljoscha … da hast du schon recht.«

»Und dann? Später? Wenn ihr im Bett seid? Was redet ihr da?«
Lola lachte.
»Zuerst mal bringt er Niklas ins Bett, und dann … also dann schauen wir fern, oder ich blätterte in ein paar Modezeitschriften, kennst mich ja …«
»Und dann?«
»Wie, und dann?«
»Na, und dann!«
»Ach so. Ja dann. Also dann … dann reden wir nicht mehr.«
»Wie oft?«
»Wie oft wir dann nicht mehr reden, meinst du?«
»Exakt.«
Ich hörte das Grinsen in Lolas Stimme »Ich fange morgen mit einer Strichliste an und lege sie dir am Monatsende zur Unterschrift vor.«
»Morgen erst?«, ließ ich mich von ihrem heiteren Ton anstecken.
»Und bei dir?«, wollte Lola wissen.
»Ich weiß eben nicht … also … ich meine: Was ist normal?«
»Kürzlich habe ich gelesen, 1,3-mal pro Woche«, klärte Lola mich auf.
»Und was passiert, wenn man unter den Durchschnitt fällt?«
»Dann muss man das irgendwann alles nachholen, eventuell mit einem zwanzig Jahre jüngeren Liebhaber«, prustete Lola heraus, und ich lachte einfach mit, und für ein paar Sekunden war alles leicht und locker.

SOMMER 2003

Kuffi, komm mal mit zum Carport, ich möchte dir was zeigen!«

Mir schwante das Schlimmste. Die Jungs wussten es schon, wie ich in ihren begeisterten Gesichtern las. Und dann sah ich sie auch. Eine gelbblaue Feuermaschine. Fast 300 km/h Spitzengeschwindigkeit. Meine Beine verwandelten sich in Gummischlangen.

»Das ist ein Motorrad für einen Dreißigjährigen«, stieß ich hervor. »Nicht für dich! Bist du verrückt?«

»Was anderes fällt dir dazu nicht ein?«

»Du hast Familie!«

»Na und? Darf ich deshalb keinen Spaß mehr haben?«

Ich schwieg.

»Kuffi, sie ist doch wunderschön, oder?«

Ich bemühte mich, meine Tränen zu unterdrücken. Er hatte es also doch getan. Fassungslos starrte ich ihn an.

Helmut machte eine großartige Geste zu seiner neuen heißen Flamme. »Das ist eine CBR 600 F Valentino Rossi!«, pries er mit gespielter Lockerheit.

Die Jungs rannten aufgeregt um die Höllenmaschine. »Valentino Rossi, Valentino Rossi!«, sang Joshua den Namen des italienischen Motorradfahrers und vielfachen Weltmeisters. Wollte mein Mann in dessen Fußstapfen treten?

»Papa, ich will mitfahren! Bitte! Bitte!«

Aljoscha saß schon im Sattel und jubilierte »Babababababa!« und »Ähähähähä!«.

Mama war die Spielverderberin.

Ich war so tief enttäuscht, dass mir schlecht war. Warum hatte Helmut das getan! Ohne konkret mit mir darüber zu sprechen! Nun hatte ich ihn wieder ein Stück verloren. Billig war diese Weltmeisterin bestimmt auch nicht gewesen. Ich war wütend. Sehr wütend. Doch ich verstand ihn. Er wollte leben.

»Willst du denn weg von uns?«, fragte ich ihn direkt. Meine Stimme zitterte.

Helmut nahm mich in den Arm. »Kuffi! Mach kein Drama draus. Das ist nur ein Motorrad. Du bist meine Familie! Ihr seid meine Familie!«

»Warum machst du dann so was?«

»Weil ich ein bisschen Spaß haben will!«

»Spaß haben«, wiederholte ich und war mir sicher, dass mehr dahintersteckte, als Helmut vielleicht selbst wusste.

»Jetzt mal den Teufel nicht an die Wand«, sagte Lola. »Er braucht das vielleicht. Männer sind so.«

»Und ich?«

»Ja, was brauchst du eigentlich?«, griff sie die Frage auf.

Verdächtig war, dass ich sie nicht beantworten konnte. Manchmal, wenn ich kurz Ruhe hatte, wusste ich nichts mit mir anzufangen. Ich wollte so viel und konnte mich nicht entscheiden, womit ich beginnen sollte, und es war immer zu wenig Zeit. Ich kam innerlich nie zur Ruhe … Ich war dauernd auf dem Sprung, immer geplagt von einer inneren Rastlosigkeit. Nur abends nicht. Da war ich fix und fertig.

»Schau, Kuffi«, sagte Helmut, »du schläfst ja sowieso, da kann ich genauso gut noch mal weg.«

»Ja.«

»Was soll ich denn hier alleine rumsitzen?«, fragte Helmut.

»Ja, ja. Geh nur.«

»Es steht doch nichts an, oder?«

»Nein, nein«, sagte ich, denn wenn ich angefangen hätte aufzuzählen, wäre ich bis morgen früh beschäftigt gewesen. Da legte ich mich doch lieber schlafen.

»Also dann«, sagte Helmut. Meistens fügte er noch hinzu. »Du weißt, dass ich euch alle liebe.« Und weg war er. Mit irgendwelchen Fahrschülern zog er um die Häuser; jungen Menschen, die nachts hellwach waren. Einige von ihnen adoptierte er quasi, wurde zu ihrem Ersatzpapa, hörte sich ihre Sorgen und Nöte an, und alle fanden diesen charismatischen Typ wahnsinnig toll. Seine starken Auftritte verschlief ich glatt.

Ich wollte auch »leben«! Mal raus. Einfach weg. Dazu hätte ich ihn gebraucht. Wir konnten immer nur getrennt ausgehen. Vielleicht wollten wir das mittlerweile auch? Meine Ehe war in eine Schieflage geraten, und ich hatte keine Ahnung, wie ich sie retten sollte. Und wann! Ein Tag hat doch nur vierundzwanzig Stunden … zum Glück. Ich wollte weiter mit diesem verrückten Mann zusammen sein, bei dessen Anblick mir als Erstes durch den Kopf geschossen war: Lass die Finger davon! Mit so einem wirst du nicht glücklich. Der ist zu wild, der will zu viel und alles auf einmal. Das ist einer von den Stars, bei denen du immer zu kurz kommst, die es nie würdigen, dass du für sie Licht machst, damit sie im Mittelpunkt stehen. Aber mit einem Star ist das Leben spannend. Ach, ich war verloren, als ich diesen dunkelhaarigen exotischen Mann mit den brennend braunen Augen und dem durchtrainierten Body zum ersten Mal sah beim Rod-Stewart-Konzert 1991 in Stuttgart.

»Wer ist das?«, fragte ich jemanden aus seiner Clique und erntete ein Grinsen, weil nicht nur ich das wissen wollte. Später erfuhr ich, dass er die gleiche Frage über mich gestellt hatte.

Als ich Helmut näher kennenlernte, zeigte er sich anders, als ich gedacht hatte. Er war gar nicht so … arrogant. Er war einfach ein liebenswerter Chaot. Und ziemlich zuverlässig für

einen Mann seiner Sorte, der genau wusste, wie er auf Frauen wirkte. Ich glaube, wenn wir zwei gesunde Kinder gehabt hätten … wir hätten es schaffen können. Doch ein Kind wie Aljoscha ist der Super-GAU für eine Beziehung. Eigentlich hielten wir dieser extremen Belastung ziemlich lange stand.
Meine Mutter war zuerst gar nicht begeistert von Helmut. Erstens war er kein Krawattenmann – einen solchen hätte sie sich für ihre Tochter gewünscht. Und zweitens zog ich nach einem Jahr Wochenendbeziehung nach Tübingen. Dort betrieb Helmut ein Fitnessstudio – da war immer was los, und wir verbrachten eine verliebte Zeit wie im siebten Himmel. Ich fand schnell einen Job und lernte die wunderbare Lola und viele andere nette und interessante Leute kennen, die meisten waren Freunde und Bekannte von Helmut. Darunter viele sehr attraktive Frauen. Es gefiel mir, dass er so umschwärmt war, doch ich hatte am Anfang auch sehr mit meiner Eifersucht zu kämpfen, bis ich nach und nach souveräner wurde und begriff: Er meint mich. Er will mich wirklich. Ich war ihm nicht langweilig oder zu ruhig, ganz im Gegenteil. Es faszinierte ihn, dass ich anders war. Ich stand nicht auf der Bühne, sondern hinter dem Scheinwerfer. Ich knipste das Licht an, und er strahlte bei seinen großen Auftritten. Nach fünf Jahren zu zweit kündigte sich Joshua an. Wir freuten uns wie verrückt auf unser erstes Kind, und ich sorgte mich nicht mehr, dass Helmut der falsche Mann für mich wäre, im Gegenteil: Er hatte mir nun oft genug bewiesen, dass er genau der Richtige war.

Im Neurozentrum in Freiburg sagte einmal jemand zu mir. »Wenn du deine Ehe retten willst, musst du dein Kind ins Heim geben.«
»Wenn darauf das Glück meiner Ehe gebaut wäre, wäre es kein Glück«, erwiderte ich.
Ich habe mir oft Gedanken darüber gemacht, weil ich von an-

deren darauf angesprochen wurde. Von manchen vorsichtig – wie Lola –, von anderen vehement, entweder extrem positiv oder negativ.

Andrea zeigte kein Verständnis für Eltern, die ihr Kind ins Heim brachten. »Ein Kind kann man doch nicht abschieben!«, regte sie sich auf, wann immer das Thema zur Sprache kam.

Lola meinte, dass es nichts nutze, wenn zum Schluss alle krank und depressiv seien und nicht mehr ein und aus wüssten. Aber das könnten natürlich nur die Eltern entscheiden, und es stehe niemandem zu, darüber zu richten.

Für mich war ein Heim niemals eine Lösung. Aljoscha in ein Heim zu stecken, hätte bedeutet, mein Kind aufzugeben. Davon abgesehen war das Landau-Kleffner-Syndrom nicht mit den herkömmlichen Alternativen kompatibel. Aljoscha war körperlich topfit, über seine geistige Entwicklung wusste man nichts, er war nicht taub und hörte trotzdem nichts. Ich hätte nicht leben können mit dem Gefühl, fremden Menschen mein Kind auszuliefern. Das wäre eine Niederlage für mich gewesen. Ich hätte aufgegeben. Den Kampf verloren. Ich hätte versagt.

Als Mutter ist es meine Aufgabe, für meine Kinder einzustehen. Ich wollte Kinder, also muss ich auch dafür geradestehen, egal, was kommt. Aljoscha ist mein Sohn. Ich habe ihn lieber bei mir, auch wenn es manchmal kaum auszuhalten ist, als ihn ein paar Dutzend oder Hunderte von Kilometern weg zu wissen – das wäre noch schlimmer. Eine Mutter muss für ihr Kind da sein. Auch wenn sie Gefahr läuft, dabei draufzugehen. Das ist meine Meinung. Warum das bei mir so ist, weiß ich nicht. Es kommt aus meinem tiefsten Inneren. Die ernsthaften Bedürfnisse meiner Kinder sind immer wichtiger als meine eigenen. Ich verstehe es, wenn andere Mütter in einer ähnlichen Situation ihre Kinder weggeben. Das muss jeder für sich entscheiden. Manchmal denke ich mir, es wäre besser, viel mehr Mütter und Eltern würden ihre Kinder weggeben, denn jedes Kind, das geschlagen oder gequält wird, hat einen besseren Start ins Leben verdient, und viele Menschen möchten gern adoptierten oder in Pflege angenommen Kindern ihre Liebe schenken. Ich weiß sehr wohl, dass es Situationen gibt, in denen man so überfordert ist, dass man scheinbar nicht mehr anders kann, als Gewalt einzusetzen. Ich bin unendlich dankbar, dass mir das nie passiert ist. Vielleicht habe ich mit meinem eher ruhigen und ausgleichenden Gemüt auch Glück gehabt, dass ich mehr aushalte als andere, cholerischere Charaktere. Ich bin dankbar, dass ich meine Kinder nie geschlagen habe. Ich könnte sonst nicht in Frieden mit mir leben. Es gab viele Szenen mit Aljoscha, in denen ich sehr an mich halten musste. Der Zorn in diesem Kind machte mich wahnsinnig. Ich balancierte oft auf der Grenze. Aljoscha hat mich zur Weißglut gebracht, besonders später, als er älter wurde. Doch ich bin nie abgestürzt. Ich habe nur selten vergessen, dass es die Krankheit ist, die seine Taten steuert.

Deshalb war es für mich keine Perspektive, meine Ehe durch einen Heimplatz für Aljoscha zu retten. Ich klammerte mich lieber an die Hoffnung, dass es ihm eines Tages bessergehen und die Liebe seiner Eltern wieder erblühen würde.

In diesem Sommer entwickelte Aljoscha einen unglaublichen Freiheitsdrang – sogar wenn andere Kinder da waren. Einmal besuchte mich eine Mutter mit ihrer Tochter, ich kannte sie aus dem Kindergarten und freute mich sehr darüber, denn Besuch hatten wir nur selten. Ich mochte die Frau recht gern, sie war immer sehr freundlich zu mir gewesen.

»Und wie geht es dir jetzt?«, fragte sie, wir standen im Garten auf dem Weg zum Haus, ich wollte Kaffee machen. Bimbam war im Haus eingesperrt und jaulte.

»Komme gleich wieder!«, rief ich, spurtete ins Haus und

befreite Bimbam von Aljoscha, der ihn ständig am Schwanz zog, spurtete zurück. Aljoscha hinter mir her. »Ach, hallo, Aljoscha«, sagte die Mutter, Aljoscha zog und zerrte am Gartenschlauch. »Moment!«, rief ich. Ich ahnte, was er plante, rannte zu ihm und entwand ihm den Schlauch. »Also, es geht ganz gut!«, rief ich im Vorbeirennen, blieb keuchend stehen. Die Tochter presste sich ängstlich an ihre Mutter. »Der Joshua ist leider nicht da. Er ist heute mit seinem Papa unterwegs«, erklärte ich. Aljoscha riss Blumen aus den Töpfen und schnappte sich ein kleines Beil, mit dem wir Brennholz für den Feuerkorb spalteten. »Bin gleich wieder da!«, ich raste zu ihm, er kreischte und schlug Haken; im Rennen zog er sich auch noch die Hose aus, das T-Shirt war schon weg, nun fetzte er in seiner Unterhose herum, das Beil schwenkte er wie ein Indianer sein Tomahawk, seine schwarzen Haare flatterten, und man sah das Kästchen in seiner Brust deutlich. Jetzt fehlte nur noch meine Fernbedienung.

»Wie gesagt«, wiederholte ich völlig außer Atem, das sichergestellte Beil in der Hand, »aus dem Gröbsten sind wir raus.«

Aljoscha brüllte wie am Spieß.

»Wie bitte?«

»Aus dem Gröbsten sind wir raus.«

»Das freut mich zu hören.«

»Wie bitte?«

»Das freut mich zu hören«, sagte sie und verabschiedete sich dann schnell. Einen Kaffee wollte sie nicht mehr. Ich verstand eigentlich gar nicht, warum. Es war doch ein schöner sonniger Nachmittag, wir hätten gemütlich auf der Terrasse sitzen und uns darüber unterhalten können, dass unsere Kinder – ihre Tochter und mein Sohn – die Kindergartenzeit nun hinter sich hatten und bald eingeschult würden. Oder über etwas anderes. Lieber über etwas anderes.

Aljoscha wollte nur noch draußen sein und am liebsten jenseits unseres Gartens. Auch wenn er keinen Traktor sah – er rannte einfach los, über die Wiesen in den Wald, und weg war er. Und ich hinterher. So ging das nicht mehr weiter. Ich verbrachte meine Zeit nur noch als Jägerin meines Kindes.
»Ich will mal versuchen, ihn laufen zu lassen«, sagte ich zu Helmut.
»Gute Idee«, unterstützte er mich.
»Ich bleibe einfach sitzen und warte, bis er wiederkommt.«
»Irgendwann kommt er bestimmt wieder.«
»Ja. Spätestens wenn er Hunger hat.«
»Und einen guten Orientierungssinn hat er auch.«
»Eben. Also kann eigentlich gar nichts passieren.«
»Stimmt, Kuffi. Er findet sicher heim.«
»Das wäre doch mal einen Versuch wert.«
»Unbedingt.«
»Dann wäre ich auch nicht mehr so nervös, und vielleicht würde er dann auch nicht mehr so oft weglaufen, vielleicht macht ihm das ja gerade Spaß, wenn er weiß, dass ich hinter ihm her bin.«
»Das ist durchaus möglich«, grinste Helmut. »Mir würde es auch Spaß machen, wenn ich wüsste, dass du hinter mir her bist.«
Ich musste lachen. Helmut auch. Dann schauten wir uns fast ein wenig erschrocken an. So einen Ton hatten wir schon lange nicht mehr angeschlagen. Es lag wohl an diesem überirdischen Sommer, und wir saßen nachts hin und wieder sogar zusammen auf der Terrasse – als wollte Helmut mir beweisen, dass Valentino Rossi nur die zweite Geige spielte.

Selbstverständlich rannte ich am nächsten Tag wieder hinter Aljoscha her. Ich hatte viel zu viel Angst um ihn, als ruhig zu Hause zu bleiben, wo mich die schrecklichen Bilder quälten, was alles geschehen könnte. Mein Herz raste. Ich spurtete los. Zuerst zu Fuß, dann mit dem Rad und zum Schluss mit dem Auto. Von einem Nachbarn zum nächsten und sprach wandernde Touristen an – verrückterweise kamen sie meistens aus Ostdeutschland: »Haben Sie ein Kind gesehen? Ein wunderschönes schwarzhaariges Kind mit großen braunen Augen?«

Manchmal fand ich irgendwo unterwegs ein T-Shirt, Schuhe. Ich sammelte die Klamotten ein und war erleichtert, auf der richtigen Fährte zu sein. Manchmal sah ich Mogli auch rennen. Ohne Schuhe in einem Affenzahn über Stock und Stein. Er hasste Klamotten und am meisten Socken und Schuhe. Sie behinderten seinen Freiheitsdrang. Er wollte immer nackig sein. Und rannte ohne Ziel. Er rannte einfach, weil er musste, vielleicht weil er auf der Flucht war. Vor sich selbst oder vor dem Gewitter in seinem Kopf, das ihn zum Rennen trieb.

Manchmal fand ich aber auch nur die Klamotten. Von meinem Sohn keine Spur. Nach einer halben Stunde Suche wurde ich nervös. In der ersten halbe Stunde war ich noch hoffnungsvoll. Es gab ein paar Orte, bei denen ich einen Treffer landen konnte. Wenn Aljoscha sich dort jedoch nicht aufhielt, geriet ich in Panik. Hatte ein grauenhaftes Gefühl im Bauch. Und immer diese Bilder im Kopf, was ihm passiert sein könnte. Viel zu viele Bäche in der Gegend. Hin und wieder Stiere auf den Weiden. Das große Güllesilo, das Aljoscha wie magisch anzog. Es war zwar eingezäunt – aber davon würde er sich kaum aufhalten lassen. Oder er saß bei einem Irren im Auto. Oder rannte über die Straße. Schon hörte ich die Martinshörner und sah Blaulichter zucken. Oder war er inzwischen zu Hause? Schnell zurück. Nein, da war er nicht. Das Telefon klingelte. Eine Nachbarin fragte:

»Suchen Sie Ihren Sohn?«

»Ja! Ja!«

»Das dachte ich mir. Ich habe Sie eben vorbeiradeln sehen. Sie waren ganz schön schnell. Respekt! Ich habe gerufen, aber Sie haben mich nicht gehört. Also er ist hier. Ich habe ihn gerade gefunden. Er ist anscheinend durch ein Fenster eingestiegen, und jetzt sitzt er im Kinderzimmer meiner Tochter und spielt mit einem Traktor.«

»Entschuldigung! Danke! Ich komme gleich.«

»Machen Sie sich keinen Stress. Er ist ganz lieb. Und zwei Stück Kuchen hat er auch schon verdrückt.«

Die wenigsten Menschen waren so freundlich und entspannt wie diese Nachbarin. Viele schleuderten mir hasserfüllt entgegen, was Aljoscha angestellt hatte. Oft klang es, als wäre er ein Verbrecher. Und natürlich war immer ich schuld. Ich ließ ihn nackt laufen. Ich brachte ihm keine Manieren bei. Ich maßregelte ihn nicht. Wegen mir schrie er so. Wegen mir redete er nicht. Er war ein total verzogener Bengel, der weggesperrt gehörte.

Das brachte Andrea in Rage. »Du musst ihnen sagen, immer wieder sagen, dass er krank ist!«, erklärte sie mir unaufhörlich, und ich nickte und vergaß es ganz schnell. Das merkte Andrea.

»Sag mal«, fragte sie mich eines Nachmittags, als unsere Kinder friedlich miteinander spielten, auch Aljoscha. »Wieso machst du den Leuten im Dorf und überall sonst nicht deutlich klar, dass Brösel krank ist? Ich zum Beispiel habe sehr viel dabei gelernt, mit einem Behinderten umzugehen, ich habe … Manuela?«

Hitze stieg mir ins Gesicht. Am liebsten wäre ich weggerannt.

»Manuela?«, fragte Andrea besorgt.

Ich musste mich sehr beherrschen, nicht in Tränen auszubrechen. Andrea musterte mich erschrocken. »Habe ich etwas Falsches gesagt, habe ich … oje! Du magst es nicht, wenn man Aljoscha als behindert bezeichnet?«

Es fiel mir sehr schwer, das zuzugeben. Andrea hatte den

Nagel auf den Kopf getroffen. Ich hatte dieses Wort noch nie, nie, nie ausgesprochen, und ich würde es auch nicht aussprechen, es wäre mir wie eine Kapitulation erschienen.

»Das verstehe ich«, sagte Andrea mitfühlend. »Und vielleicht ist er das ja auch nicht. Das ist doch nur ein Wort. Aber weißt du, für die anderen Menschen ist es leichter, wenn sie das deutlich gesagt kriegen, weil sie dann andere Maßstäbe anlegen.«

»Aber damit mache ich ihn dümmer, schlechter, weniger wert, als er ist.«

Andrea starrte mich fassungslos an. »Nein! Mein Gott, Manuela!«

»Aljoscha ist …«, meine Stimme wurde dünn.

Andrea setzte sich neben mich und legte mir den Arm um die Schultern. »Ich will es dir doch nicht schwerer machen! Ich will es dir leichter machen, Manuela. Schau doch mal … Brösel ist … nun, ich sag mal, er ist anders als die meisten, okay?«

Ich nickte.

»Was ich meine, ist, dass man von einem Menschen, der anders ist als die meisten, viel lernen kann. Es ist nämlich so, dass man oft Angst vor Situationen oder Menschen hat, die einem fremd erscheinen. Das bedeutet, dass ich wegen Brösel keine Berührungsängste mehr mit anderen Menschen habe, die nicht der Norm entsprechen. Kürzlich war ich mit Lukas beim Einkaufen, und da sahen wir einen Mann im Rollstuhl. Er fuhr in der Kassenschlange ständig vor und zurück – total rücksichtslos, immer den anderen in die Haken und Schienbeine. Alle haben gemurrt und sich aufgeregt. Keiner hat was getan oder gefragt, ob er helfen könnte. Bis so ein junger Typ, vielleicht wusste er das vom Zivildienst, dem Behinderten, also dem Mann im Rollstuhl, etwas in den Mund geschoben hat, und da habe ich kapiert. Klar! Der hatte die Fernsteuerung für seinen Rollstuhl, den er mit dem Mund bedient, verloren. Wenn man so was weiß, dann fühlt man sich nicht mehr angegriffen. Dann hat man Mitgefühl, dann …«

»Ich will kein Mitleid!«

»Hey!« Andrea schüttelte mich leicht. »Du bist bockig wie Brösel.«

Wider Willen musste ich lächeln. Es sah bestimmt recht schief aus. »Okay«, ergab ich mich.

»Als ich damals nach Deutschland kam«, begann Andrea, und ich hörte an ihrer Stimme, dass sie mir auch etwas anvertraute, »da war es nicht immer leicht für mich. Ich war eine Fremde. Fremd wie Brösel. Es gab viele Menschen, die nett zu mir waren und mir offen und neugierig begegneten. Es gab aber auch welche, die waren zurückhaltend bis vorsichtig. Sie kannten mich nicht, sie wussten zu wenig von mir, und das hat sie ängstlich gemacht. Diese Ängstlichkeit wiederum hat sich manchmal in Ablehnung gezeigt. Wir lehnen häufig ab, was wir nicht kennen. Das ist so. Das ist ein uraltes Programm, das im Reptiliengehirn abläuft. Früher hat uns das beim Überleben geholfen.«

»Du liest zu viel«, grinste ich.

Andrea knuffte mich. »Und du hast zu wenig Zeit zum Lesen.«

»Fühlst du dich jetzt auch noch manchmal … fremd?«, fragte ich.

»Lenk nicht ab!«, forderte Andrea. »Ich meine, dass viele Leute, die dir das Leben schwermachen, weil sie ablehnend auf Aljoscha reagieren, dir anders begegnen würden, wenn sie wüssten, was Sache ist. Vielleicht würden sie sogar fragen, ob du Hilfe brauchst.«

»Und was ist Sache?«, fragte ich.

»Sache ist, dass Aljoscha zwar älter als drei Jahre aussieht, aber ungefähr so alt ist, also geistig. Vielleicht ist er auch zweieinhalb oder zwei …«

»… eher drei«, unterbrach ich.

»Die Leute, die ihn sehen, erwarten von ihm das Verhalten eines älteren Kindes, denn so schätzt man ihn ein. Wenn du ihnen sagst, dass er das nicht ist, dann …«

»… ist er behindert!«

»Nein, Manuela! Dann hat er bessere Chancen. Und du auch. Weißt du, es ist manchmal schwer auszuhalten für mich, wie du im Dorf allen öffentlichen Veranstaltungen ausweichst. Das tut mir vor allem für Joshua leid. Du weißt, dass ich ihn immer gerne mitnehme, aber manchmal denke ich, er würde sich auch sehr freuen, wenn seine Mutter dabei wäre!«

»Seine Mutter, ja. Aber nicht Aljoscha. Ohne ihn kann ich nicht kommen Und mit ihm will ich nicht, weil wir nicht gern gesehen sind. Immer passiert was. Wie damals im Freibad. Oder beim Fußball. Oder als er im Kindergarten auf das Klettergerüst hoch ist. Nein danke. Ich gehe nicht gern mit Aljoscha irgendwohin.«

»Weil die Leute auf ihn reagieren, als wäre er unerzogen.«

Ich nickte.

»Wenn die Leute aber wüssten, dass er«, Andrea atmete tief durch, »auf eine Art behindert ist, dann würden sie sein Verhalten anders beurteilen.«

»Das träumst du doch!«

»Nein, davon bin ich überzeugt.«

Ich schwieg eine Weile. Ich fühlte mich durchschaut und unwohl und gleichzeitig sehr gut aufgehoben. Eine seltsame Mischung.

»Euer Kernproblem ist es«, fuhr die kluge Andrea fort, »dass die Kommunikation mit Aljoscha abgebrochen ist. Erziehung findet hauptsächlich auf der Sprachebene statt. Wie sollte er dir – auch mit Gesten – etwas beschreiben, wofür er noch keine Worte gelernt hatte, als seine Sprache anfing zu versiegen?«

»Und was soll ich also tun?«

»Sag den Leuten, dass er ungefähr drei Jahre alt ist«, verlangte Andrea. Das sagt sie mir heute noch. Es ist eine der schwersten Übungen meines Lebens. Obwohl Aljoscha heute geistig keine drei Jahre mehr ist. Er macht große Fortschritte. Doch damals, ja, Andrea hatte recht, und obwohl das ein sehr unangenehmes Gespräch für mich war, schätzte ich mich glücklich, sie als Freundin an meiner Seite zu wissen. Eine Freundin, die kurz darauf, ohne sich lang bitten zu lassen, bei Joshua und ihren Söhnen blieb, denn wir hörten laute Schreie – und Aljoscha war verschwunden.

»Lukas, Joshua – wo ist Aljoscha?«

Achselzucken.

Ich spurtete los. Eine unserer Nachbarinnen hatte von Theo eine Riesenladung Kuhmist geliefert bekommen. Aljoscha stand hoch oben auf dem Anhänger und warf mit dem stinkenden Mist um sich. Mit bloßen Händen. Leuchtend vor Begeisterung spielte er Traktor. Dass er dabei auch mal die Nachbarin und ihre Bekannte traf, die zeternd und schreiend um den Anhänger rannten, störte ihn nicht. Ich kletterte auf den Anhänger, übergab mich dabei fast und bugsierte Aljoscha hinunter. Er sah aus, als wäre er in eine Odelgrube gefallen.

»Dem ghörat eune gschmiert!«

Freundlich wandte ich mich der Frau zu. »Meine Oma hat mir früher erzählt, dass sie im Krieg oft barfuß in Kuhfladen stand. Da war es schön warm.«

Die Frau zeigte mir den Vogel.

»Gut gemacht«, lobte Andrea mich, »aber …«

»Vor so einer stell ich mein Kind doch nicht bloß!«

Andrea drückte mir die Hand und rümpfte gleich darauf gequält ihre Nase. »Denk mal darüber nach, ob du Aljoscha bloßstellst, wenn du andere an seine Krankheit erinnerst, oder ob du ihm und dir hilfst. Und jetzt würde ich vorschlagen, nehmt ihr beide eine Dusche!«

Aljoscha lief nicht weg, weil er ungezogen war. Er lief weg, weil er krank war. Etwas in seinem Gehirn gab ihm diesen Impuls, und dann musste er einfach losrennen. Er hatte es nicht unter Kontrolle. Weil die wilden schwarzen Balken, die ich von seinem EEG kannte, mit ihm Achterbahn fuhren, konnte er auch nicht ruhig sitzen. Er musste sich ständig bewegen. Er musste das tun, sonst würde er vielleicht verrückt.

Ich hätte ihn anbinden können.

Wollte ich das?

Nein.

Was hätten die anderen, die sich über ihn beschwerten, wohl gesagt, wenn er durch ihre Gärten rannte, wenn ich ihn angebunden hätte? Dann wäre ich die gleiche Rabenmutter gewesen, die ich ohnehin schon war. Oder noch schlimmer: Die bindet ihr Kind an wie ein Vieh! Egal, was ich tat, ich konnte es niemandem recht machen.

»Also«, sagte ich abends zu Helmut, »müssen sie uns eben so hinnehmen. Den wilden Aljoscha mit seinem verrückten Gehirn und die Mutter, die die gleiche Krankheit hat wie er, die Mutter spinnt komplett, steht auf einem Traktor mit Mist und erzählt wirres Zeug von Leuten, die sich in Kuhfladen wärmen, offensichtlich haben die eine Erbkrankheit. Die Mutter läuft genauso hektisch rum wie ihr Sohn und rast auf dem Fahrrad durch die Gegend. Hört nichts, sieht nichts, findet keine Ruhe, wie auch er keine findet.«

Helmut lachte.

Was ich nicht sagte, war, dass dies die Momente waren, in denen ich Aljoscha am intensivsten spürte. Wenn ich so war wie er. Immerhin: Ich zog mich nicht aus. Aber vielleicht passierte das demnächst. Helmut würde sich wahrscheinlich darüber freuen.

HERBST 2003

Aljoscha schob einen seiner Plastiktraktoren am Zaun entlang über die Wiese. Er war sehr beschäftigt mit der Feldarbeit und auch gründlich, deshalb arbeitete er sogar jenseits unseres Zauns. Ich hatte einen Stuhl zum Zaun getragen und saß nun am Rand der kleinen Straße, die oberhalb unseres Grundstücks verläuft. Hier fahren nur selten Autos. Das Problem ist die untere Straße, dort patrouillierte Aljoschas Schutzengel … hoffentlich! Ich langweilte mich. Doch ich wollte Aljoscha die Freude an seinem Spiel gönnen, und so blieb ich sitzen.

Hoch konzentriert schnitt Aljoscha das Gras: Er hob beide Arme über den Kopf, womit er das Mähwerk nach oben fuhr. Dann drückte er einen Knopf an seinem Traktor, und die Arme fuhren wieder nach unten. Zwei Scheren, seine Zeige- und Mittelfinger, schnitten nun Gras. Aljoscha schob seinen Traktor ein Stück weiter und begann wieder von vorne. Ständig redete er dabei mit sich selbst und gebärdete dazu. So, wie wir Selbstgespräche führten, führte Aljoscha Selbstgebärden. Ich schaute ihm gern dabei zu, denn so konnte ich einen Blick in sein Innenleben werfen. Schade war nur, dass das Gras nicht tatsächlich gemäht war. Aljoscha entdeckte eine Stelle, die er auf unserer Seite des Grundstücks vergessen hatte. Er wuchtete seinen Traktor über den Stacheldraht, blieb stehen, suchte meinen Blick. Ich schüttelte den Kopf. Ich hatte keine Lust, ihm beim Grasschneiden zu helfen. Ehrlich gesagt litt ich seit Monaten unter einer Traktorphobie. Aljoscha unterbrach seine Feldarbeit. Das kam mir komisch vor. Lieber mal nachsehen.

»Was ist los?«, fragte ich ihn und wunderte mich, dass er sich am Zaun festhielt. Als ich näher kam, sah ich, dass er nicht anders konnte: Der Stachel des Drahts hatte sich bis zum Anschlag in seinen Daumen gebohrt. Kein Mucks kam über Aljoschas Lippen. Da der Stachel gebogen war, wusste ich nicht, in welche Richtung ich ziehen sollte. Ich bewegte den Finger leicht hin und her, bis der Stachel aus dem Fleisch flutschte, und mit ihm ein Schwall Blut. Ich gebärdete Aljoscha: Lauf schnell nach Hause! Schweigend rannte er los, ich hinterher. Im Badezimmer angekommen, ließ ich Wasser über die Wunde laufen, um zu sehen, ob sie gerissen war, nein, »nur« ein großes Loch im Daumen. Ich klebte ein Pflaster auf die Wunde. Es hielt nicht. Noch ein Versuch. Da begann Aljoscha zu lachen. Vielleicht war es der Schock – jedenfalls standen wir beide vor dem Waschbecken und kriegten uns nicht mehr ein. Dann schnappte Aljoscha sich eine Packung Gummibärchen und machte es sich mit einem Stapel Bücher auf dem Sofa bequem. Für ihn war der Fall erledigt. Mich beschäftigte er noch länger. Nicht nur, weil ich die Blutstraße von der Terrasse bis zum Bad fortwischte. Warum spürte Aljoscha keinen Schmerz oder spürte er doch etwas – und was?

Meine Mutter rief an. Es gab günstige Augenblicke und weniger günstige. Ich war innerlich noch mit dem Stacheldraht beschäftigt und erzählte ihr davon. Meine Mutter konnte sich nicht darüber freuen, dass alles glimpflich verlaufen war. Sie dachte an die Konsequenzen. Blutvergiftung zum Beispiel.
»Der hot beschtimmt wieda koin Schua akappt?«
»Ja. Du weisch doch, dass er meischtns barfuß herumrennt.«
»Aber, Meisle, des isch gfährlich, wenn er wo neidappt.«
»Er isch doch gimpft«, erinnerte ich sie.
Meine Mutter seufzte.
»Was soll i denn machen? I zieh ihm die Schuhe an, er zieht

sie sich wieder aus. Was glaubsch du, wie viel Zeit i jeden Tag durch das Unterholz kriech – auf der Suche nach seine Schuh! I weiß gar id, wie viele wir schon verloren haben.«

Meine Mutter seufzte.

»Schau, Mama – immerhin wohnen wir für einen Barfußläufer ideal. Stell dir vor, wir dädn in der Stadt leben.«

»Um Gottes willa!«, rief meine Mutter. »Des däd gar id gehja mit den ganza Autos, dem Verkehr und die hoha Häusa. Do isch so viel los. Und die ganze Leit!«

Und die Nachbarn, dachte ich bei mir.

Meine Mutter wohnt auch in ruhiger Lage, in Sonthofen. Wir besuchen sie, wenn möglich, einmal in der Woche. Am Telefon hören wir uns fast täglich, meine Mutter ist immer auf dem neuesten Stand – diese Telefonate waren in schwierigen Zeiten ein großer Trost für mich. Wenn wir die Oma besuchten, wollte Joshua meistens »Fleisch und Nudeln« essen, und er war sehr stolz, dass er ihr jedes Mal ein paar neue Wörter aufschreiben konnte, denn seit Herbst war er ein Schulkind. Ich hatte mir im Vorfeld Gedanken gemacht, wie ich das schaffen könnte, ob er gleich von Beginn an Hausaufgaben machen müsste, woher ich die Zeit nehmen sollte, in Ruhe mit ihm zu lernen – es war alles überflüssig. Joshua ging sehr gern in die Schule, und seine Hausaufgaben erledigte er sorgfältig und pflichtbewusst. Ich musste ihn nicht dazu drängen oder ihm helfen. So blieb Joshua seinem Ruf treu: mein bestes Pferd im Stall. Um 11.30 Uhr kam er von der Schule nach Hause, so hatten wir zwei Stunden für uns, ehe Aljoscha aus dem Kindergarten zurückkehrte. Manchmal spielten wir in der Zeit Mensch ärgere dich nicht. Das liebte er. Oder er wollte mit mir Fahrradfahren. Auch bei der Oma wurde Mensch ärgere dich nicht gespielt. Ich schaute derweil mit Aljoscha Bücher an. Ein entspanntes Gespräch mit meiner Mutter war nicht möglich, denn nicht nur Aljoscha, auch

Joshua verlangte Aufmerksamkeit, er spielte schon ziemlich gut und gewann ohnehin immer – ob nun rechtmäßig oder aus großmütterlicher Gutmütigkeit. Ich passte auf, dass Aljoscha keine Schränke ausräumte. Wenn wir Glück hatten, verlief der Besuch friedlich. Aljoscha hinterließ dennoch meistens ein Schlachtfeld. In Omas Wohnzimmer steht ein großer Schrank voller Fotoalben, die es ihm besonders angetan hatten. Ich habe mich manchmal gefragt, ob er verstand, dass dies die Bilder seiner Familie und Vorfahren waren. Er konnte sich stundenlang damit beschäftigen. Von den Fotos aus seiner eigenen Kleinkinderzeit war er regelecht begeistert. Wie gerne hätte ich gewusst, ob er sich an die eine oder andere Situation erinnerte. Was ging in ihm vor, wenn er die Fotos betrachtete? Manchmal kam er mit einem Foto zu mir. Aljoscha inmitten von Weihnachtsgeschenken, glücklich strahlend auf seinem Bobbycar. »Babababa«, machte er.
»Ja, Brösel, das bist du.«
Er zeigte die Gebärde für Oma – ein Dutt auf dem Kopf – und deutete auf ein anderes Bild.
»Ja, des isch dei Oma. Mei, war i do no jung!«, lachte meine Mutter.
Solche Momente waren unendlich kostbar für mich, denn sie bewiesen mir, dass nicht alle Fäden zu meinem Kind abgerissen waren. Dass es noch etwas gab, woran wir eines Tages anknüpften könnten.

Die Besuche bei meiner Mutter waren anstrengend für mich. Erstens wollte ich ihr nicht zu viel Chaos zumuten, und zweitens musste ich dauernd übersetzen oder maßregeln.
Aljoscha kramte in dem Kästchen herum, wo manchmal Süßigkeiten versteckt waren.
Warte, bis wir gegessen haben, gebärdete ich ihm.
Aljoscha kramte weiter.
»Loss'n doch«, sagte die Oma.

Und wenn ich ihn ließ, sagte sie: »Sag ihm, er soll jetzt nix essa!«
Es war wie bei anderen Omas auch – aber unter erschwerten Bedingungen. Manchmal träumten meine Mutter und ich davon, wie schön es gewesen wäre, wenn Aljoscha seinen Opa kennengelernt hätte. Die beiden hätten sich bestimmt super verstanden, da waren wir sicher. Mein Vater war am liebsten draußen und ist auch auf die Jagd gegangen. Das hätte Joshua gefallen. Und Aljoscha erst recht.
»Aber da hätta mucksmäuslestill sei miassa«, sagte meine Mutter.
»Vielleicht wäre er das gewesen?«
»Dei Bapa hätt dem Brösel viel beibrocht. Die hättn mitnanda im Kella handwerkern kenna. Des hätt dem Bua bestimmt gfalla.«
Ich nickte.
»Der Helmut isch ja id so a Handwerka?«
»Muss ja id jeder alles können«, sagte ich und erkundigte mich nach einer Nachbarin. Von Helmut sagte ich nichts. Meine Mutter auch nicht. Sie wusste, dass er selten zu Hause war. Auch wenn ich es nicht ausdrücklich erwähnte. Sie ist einfach: meine Mutter. Und deshalb hörte sie sich jeden Tag am Telefon meine gleiche Leier an. Wie oft Aljoscha abgehauen war. Wie beschissen es mir ging. Dass ich am liebsten alles hinschmeißen würde. Und so weiter und so weiter. Jeden Tag. Einer Freundin hätte ich das nicht zumuten können. Meine Mutter hat es sich angehört. Jeden Tag aufs Neue mit demselben Mitgefühl. Das vergesse ich ihr nie. Damit hat sie mir oft genug die Kraft gegeben weiterzumachen. Und wenn ich gar nicht mehr konnte, brachte sie mich zur Vernunft mit ihrem mitfühlenden »Manuela, du muasch stark sei.«
Ja, Mama, wie du!

Nach drei Stunden fuhren wir normalerweise nach Hause. Manchmal blieben wir kürzer – es hing von Aljoschas Zustand ab. In diesem Herbst fuhr ich einmal einen kleinen Umweg. Ich weiß nicht, warum gerade an jenem Tag. Ich wollte zum Grab meines Vaters, der nur 43 Jahre alt geworden ist … bald würde ich auch so alt sein. Und ich hatte noch so viel vor … eines Tages, wenn meine Kinder groß wären. Mein Vater war nach einem Herzinfarkt an Krebs erkrankt und bald darauf gestorben. Ich habe kaum Erinnerungen an seine Krankheit – meine Mutter hat das von mir und meinem Bruder ferngehalten, so wie ich Joshua nicht belasten wollte mit meinen Sorgen um Aljoscha und … Helmut. In diesem Sommer und Herbst saß Helmut ständig auf seiner Signorina Valentino Rossi, und wenn mir manchmal die Parallelen zum Leben meiner Mutter einfielen, wurde mir ganz flau. Auch meine Mutter war oft allein gewesen. Mein Vater war im Außendienst tätig und in seiner Freizeit als leidenschaftlicher Jäger ständig unterwegs mit seinem alten Jeep. Das Gefährt machte einen solchen Krach, dass ich mich wunderte, wenn er mit Beute nach Hause kam. Es mussten doch alle im Wald gewarnt sein, dass der Jäger anrückte. Die Ehe meiner Eltern bestand im Großen und Ganzen aus einem abwesenden Vater und einer Mutter, die alles zusammenhielt. Nein, ich wollte nicht intensiver darüber nachdenken. Was ich sicher weiß, ist, dass es wunderschön war, wenn unser Papa zu Hause war. Auch wenn meine Eltern das immer bestritten, war es doch offensichtlich: Ich war Papas Liebling, mein Bruder Mamas Liebling – so wie es eben meistens ist.

Ich war noch nie mit beiden Kindern gleichzeitig am Grab meines Vaters gewesen. Aljoscha wollte über das Eisentor an der Friedhofsmauer klettern, ich zerrte ihn herunter. Er begann zu schreien. Dann merkte er, dass hier richtig was geboten war, und sprang auf und über Gräber und Grabsteine.

»Aljoscha, geh da weg!«, rief und gebärdete ich.
»Aljoscha, lass das sein!«
»Aljoscha! Hör auf!«
Warum war ich nur auf diese blöde Idee gekommen! Ich hätte nach Hause fahren sollen.
»Aljoscha, komm sofort her!«
»Aljoscha! Schluss jetzt!«
Ich konnte mir das Rufen nicht abgewöhnen, auch wenn es sinnlos war.
Joshua stand brav neben mir.
»Papa, schau«, sagte ich. »Das ist Joshua. Der würde dir gefallen. Ihr könntet zusammen auf die Jagd gehen.«
»Ui, ja«, stimmte Joshua zu. »Mama, mit meinem neuen Gewehr, oder?«
»Ja.«
Aljoscha flitzte schreiend an uns vorbei. Zum Glück waren wir allein.
»Und das, Papa«, sagte ich, »ist unser Springinsfeld.«
Neugierig kam Aljoscha näher. Ich gebärdete ihm, dass in diesem Grab mein Vater liege. Aljoscha zeigte mir, dass er aufs Klo müsse.
»Warte kurz«, bat ich ihn.
Aljoscha konnte nicht warten. In sicherer Entfernung von mir zog er seine Hose runter und pinkelte in hohem Bogen auf ein Grab.

Ich war mit den Nerven fertig, als wir im Auto saßen. Aljoscha wollte zu einer bestimmten Tankstelle. Dort gab es Traktor-Hefte, und außerdem hatte er Hunger. Er wollte eine Bifi-Salami. Joshua wollte ein Comicheft und ein Duplo. Ich wollte nach Hause. Es wurde laut. Und lauter. Ich bog ab zur Tankstelle und hatte dort kaum angehalten, als Aljoscha schon in den Laden spurtete. Mit lautem »Babababa« und »Ähähähäh« rannte er durch die Reihen und nahm alles an

sich, was ihm gefiel. Ich nahm es ihm weg. Wir wurden beobachtet. Man zeigte auf uns. Das übliche Spiel. An der Kasse drängelte Aljoscha sich vor. Warten war noch nie seine Stärke.
»Ich bin vor dir an der Reihe«, beschwerte sich ein Mann.
Aljoscha reagierte nicht. Ich zog ihn an der Schulter zurück. Er preschte wieder nach vorne. Mein Puls stieg, wie immer in solchen Situationen. Ich dachte an Andrea. Sollte ich mich jetzt in die Mitte des Ladens stellen und rufen: »Er ist eigentlich drei!?«
Mit der typischen Mischung aus Peinlichkeit und Trotz bezahlte ich. Joshua und Aljoscha liefen gut gelaunt mit ihrer Beute zum Auto. Abends lagen sie sogar mal wieder zusammen in einem Bett: in meinem. Aljoschas Bücher brauchten so viel Platz, dass Joshua sich dünne machen musste.
Aljoscha stubste Joshua am Arm. »Babababababa«, tönte er begeistert und zeigte Joshua etwas aus seinen Traktorbüchern.
»Ja«, erwiderte Joshua, »das ist ein Pflug, der gräbt die Erde um.«
Aljoscha fuhr mit der flachen Hand über Joshuas Arm, um zu zeigen, wie ein Pflug Rillen gräbt. Joshua lachte, weil das kitzelte, und krabbelte dann mit seinen Fingern Rillen auf Aljoschas Arm. Jetzt lachten sie beide.
An die Tür gelehnt, schaute ich meinen Buben zu. Das Herz ging mir auf in solchen Momenten. Aljoscha hing mit dem Kopf nach unten aus dem Bett.
Jetzt musste ich eingreifen. »Joshua, nicht so wild. Gleich fällt er raus.«
»Mama! Sei kein Spielverderber.«
»Pass auf, Joshua!«
»Ich halt ihn fest, Mama, kuck. Es gefällt ihm! Schau, wie er lacht.«
»Ja, ich seh's.«
»Ich lass doch meinen Bruder nicht fallen!«

»Nein, Joshua, das tust du nicht.«
»Mama, komm!«
Das ließ ich mir nicht zweimal sagen und bezahlte mit vierhändigem Durchkitzeln und kitzelte zurück, und irgendwann stand Helmut in der Tür, und für ein paar Augenblicke waren wir einfach eine fröhliche Familie.

WINTER 2003 BIS HERBST 2004

Im Winter konnte Helmut keine Ausflüge mit Signorina Valentino Rossi unternehmen. Eine gereizte Stimmung störte in unserem sonst so gemütlichen Zuhause. Doch wenn es drauf ankam, haben wir es immer geschafft: Unser Weihnachen verlief friedlich, und der Fuchs bekam sein Hühnchen.

Doch mein Alltag war alles andere als schön, und es fiel mir immer schwerer, meine Hoffnung aufrechtzuerhalten, dass mein, unser Leben noch einmal eine Wende zum Guten nehmen würde. Aljoschas Absencen hörten nicht auf. Ich hatte nach wie vor zu wenig Zeit für Joshua und andere Menschen, die mir auch wichtig waren, doch eben nicht so wichtig und bedürftig wie Aljoscha, und deswegen vernachlässigte ich sie. Nein, so hatte ich mir mein Leben nicht vorgestellt. Ich war unzufrieden und unglücklich und konnte mich abends, wenn Helmut nach Hause kam, nicht zusammennehmen, mit dem Resultat, dass er oft nur zu einer kurzen Stippvisite hereinschneite und sich bald wieder verabschiedete. Er hatte ganz spontan noch eine Fahrstunde oder musste den Wagen waschen oder wollte zum Sport oder zu einem Kumpel.

Manchmal fiel mir die Familie ein, wo ich als junges Mädchen in den USA als Au-pair gearbeitet hatte. Ein Beamter der Einwanderungsbehörde erklärte mir, es sei eine Schande für Amerika, dass ich mit so wenig Geld einreisen würde. Vierhundert Dollar! Nun ja, ich war ja auch zum Geldverdienen da. Ich war dreiundzwanzig Jahre jung und war in Los Angeles in einer XXL-Villa für ein zweijähriges verwöhntes Mädchen verantwortlich – und für einen Hund, der ein eigenes Zimmer bewohnte. Ich hatte nicht viel zu tun, es gab ein Kindermädchen, eine Köchin und eine Putzfrau. Wenn ich das als Vorbild für mein eigenes Familienleben auserkoren hätte, ich hätte niemals Helmut, sondern dem Rat meiner Mutter folgen und einen Krawattenmann heiraten müssen. Ich war begeistert von Los Angeles und schwärmte meiner damaligen Freundin am Telefon so lange davon vor, bis sie nachkam und eine Stelle in der Nachbarschaft antrat. Ach ja, ich hatte selbstverständlich ein Auto zur freien Verfügung. Ich genoss meine Freiheit und erhielt einen Vorgeschmack vom Reisen, das mir jahrelang das Wichtigste war. Kreuz und quer durch Amerika, Mexiko, Hawaii – die Welt war groß, und ich wollte so viel wie möglich sehen.

Reisen – das war nun für mich ein Fremdwort. Zum Glück hatte ich keine Zeit für Sentimentalitäten. Zudem war ich bedrückt wegen Helmut. Am schlimmsten war es für mich, dass ich unsere Krise nicht richtig an mich heranließ. Manchmal dachte ich, ich müsste trauriger sein, doch ich spürte nichts und konnte auch nichts ändern an unserer Situation. Ich war einfach nur müde. Und dabei unzufrieden. Wie sollte ich es da schaffen, Helmut ein schönes Heimkommen zu bieten? Ich war froh, wenn wieder ein Tag vorbei war.
Im Nachhinein glaube ich, dass ich manche von Helmuts Hilfen gar nicht gesehen habe. Ich war total überfordert und habe nichts Schönes mit ihm geteilt, immer nur Katastrophen. Er war doch mein Mann. Wem sollte ich von Aljosha erzählen, wenn nicht ihm? Helmut gefiel es nicht mehr bei uns. Andrea und Lola versuchten mir das eine Weile auszureden. Dann trösteten sie mich. Denn für beide – und viele andere – waren wir das ideale Paar: Ihr gehört einfach zusammen! Aber wir waren kaum mehr zusammen.

»In diesem Haus wird nicht mehr gelacht«, stellte Helmut eines Tages fest. Und weg war er – irgendwohin, wo noch gelacht wurde. Wenn ich manchmal lachte, dann meistens aus Verzweiflung. Ich lachte allein oder mit meinen Kindern.

Mein Jüngster unternahm eine Spritztour auf seinem Fahrrad zu Theos Wiese. Dort hatte sich seit dem letzten Regen ein riesiges Dreckloch aufgetan, gut vermischt mit Kuhdung. Was für ein Spaß: mit Vollgas rein in die Sch…
Irgendwann blieb er stecken. Das Rad kippte um, mein Sohn mit. Mitten rein. Er beschloss, sich umzuziehen. Zu Hause mit Schuhen und Klamotten durch das Haus und mit frischen Klamotten zurück zur Wiese. Bis ich begriff, was hier vorging, war es zu spät. Ich wusste, was ich nun tun würde: putzen, putzen, putzen. Vorher sein Fahrrad holen. Es steckte noch immer im Kuhdung. Die Bergung gestaltete sich schwierig und schmierig. Danach musste ich duschen. Als ich aus der Dusche kam, sah ich gerade noch Joshuas neue strahlend weiße Turnschuhe aufblitzen – an Aljoschas Füßen. Seit wann schlüpfte er freiwillig in Schuhe? Mir schwante Übles. Das stinkende Dreckloch zog Aljoscha wie magisch an, und als ich dort keuchend anlangte, steckten Joshuas neue Turnschuhe bereits im Schlamm. Weiß waren sie nicht mehr. Ich hatte große Lust, meinen Sohn zu erschlagen. Strumpfsockig und frohgemut stand er neben den Schuhen. Ob ich sie in die Waschmaschine geben konnte? Wie eine Wilde tobte ich auf der Wiese herum. Aljoscha ergriff die Flucht und radelte nach Hause, und ich konnte abwägen, ob ich die Schuhe retten wollte. Ich entschied mich für die Schuhe – und kämpfte mit der Scheiße. … Ob Aljoscha zu Hause wohl die Socken auszog … Nein, natürlich nicht. Eine Dreckspur verlief über den Teppich. Auf dem Weg ins Bad konnte ich seine streng riechenden Klamotten einsammeln. Die Spurensicherung ergab, dass Aljoscha zuerst versucht hatte, seine Füße im Wasch-

becken zu reinigen, wobei er das ganze Bad verdreckt und überschwemmt hatte. Schließlich entschloss er sich, ein Bad zu nehmen. Und so saß er nun in der Wanne. Wahrscheinlich hatte er eine halbe Flasche Schaumbad ins Wasser gekippt. Nur sein Kopf schaute aus den weißen Wölkchen. Entspannt und zufrieden. Was für ein toller Tag! Sollte ich jetzt schimpfen? Was brachte das? Ich umwickelte die Schuhe, stopfte sie in die Waschmaschine und hoffte, sie würden wieder weiß und ihren Dungduft verlieren. Aljoscha machte es sich mit Kissen und Decken gemütlich und schaute bestimmt zum hundertsten Mal das Dschungelbuch an. Der kleine Pascha signalisierte mir, er habe Hunger. Mutter eilte in die Küche und servierte einen Teller Entenfleisch. Mein Pascha zeigte mir, dass ihn nun auch dürstete. Mutter reichte ihm einen Becher Saft. Wohlwollend nickte er mir zu. Die Magd kann sich zurückzuziehen. Das tat sie auch. Sie stand auf der Terrasse, rauchte eine Zigarette und sagte sich wie ein Mantra: *Er ist krank. Er ist drei. Oder zweieinhalb. Er versteht nicht, was er tut. Er versteht keine Erklärungen. Er tut das nicht mit Absicht. Er begreift die Konsequenzen seiner Taten nicht. Das kann er nicht. Er ist krank.*

Aljoscha gab ein paar Töne von sich. Er wollte einen Nachschlag. Mutter brachte ihm mehr Entenfleisch. Er strahlte mich an und verdrückte die Portion mit großem Appetit. Ein schöner Anblick. Bimbam, in der Hoffnung auf einen Bissen, kuschelte sich eng an Aljoscha. Ein friedliches Bild, wenn man nur den Hund und das Kind betrachtete und nicht den Teppich. Wieso regte ich mich eigentlich auf? Es war doch alles in Ordnung!

»Nein, es ist nicht in Ordnung«, sagte Helmut, »wir brauchen endlich jemanden, der dich entlastet.«

»Wie soll das denn gehen?«

Wir hatten solche Gespräche schon öfter geführt. Ich wusste,

dass Helmut es gut meinte, doch ich konnte mir einfach nicht vorstellen, Aljoscha einer fremden Person anzuvertrauen.
»Dann lass uns wenigstens in den Urlaub fahren«, sagte Helmut.
Ich horchte auf. Was waren das für Töne?
»Alle zusammen!«, bekräftigte Helmut.
Ich wollte nicht mit Aljoscha in den Urlaub, das war stressiger als daheim. Doch ich merkte, dass Helmut es ernst meinte. Ich spürte, dass ihm an unserer Beziehung lag. Er kam eben nur manchmal nicht gut mit der Situation zurecht.
»Also gut«, sagte ich.
»Kuffi, wir machen uns eine richtig schöne Zeit!«

Die Hauptsaison war vorüber, es würde schon klappen. In Italien war es uns immer gutgegangen. Dieser Urlaub würde uns wieder zusammenbringen, je näher er rückte, desto überzeugter war ich.
Wir mieteten einen kleinen Bungalow auf einem Campingplatz an der Adriaküste. Leider war von Nebensaison noch nichts zu merken – der Campingplatz war proppenvoll. Gut für Joshua, der sofort Anschluss fand und begeistert von seinen tollen neuen Freunden erzählte. Schlecht für mich, denn für Aljoscha war der Campingplatz eine Art Abenteuerspielplatz. Wenn wir nicht ständig strikt auf ihn aufpassten und ihn beschäftigten – und das bedeutete vor allem: mit ihm Traktorbücher durchblättern oder landwirtschaftliche Tätigkeiten nachahmen –, wurde er zu laut, viel zu laut für einen Campingplatz, oder er büxte aus. Wir fanden ihn meistens schnell. Irgendwo schrie irgendjemand empört auf. Und dann begann das übliche Spiel. Wir entschuldigten uns. Aljoscha fing zu brüllen an. Wir entschuldigten uns noch mal und zerrten Aljoscha aus dem fremden Zelt oder Wohnwagen. Es gelang uns einfach nicht, eine hohe Punktzahl bei den Sympathiewerten zu erreichen. Es war wie zu Hause: Wir waren

Außenseiter. Dabei waren wir doch wirklich eine nette Familie!
Familie – mit der Betonung auf Kinderbetreuung –, das war Helmuts und meine Hauptbeschäftigung. Für den Neuanfang unserer Beziehung hatten wir keine Zeit. Einer von uns passte auf Aljoscha auf, der andere tröstete vielleicht Joshua, weil einer seiner neuen Freunde abgereist war oder abreisen musste, oder kaufte ein oder bereitete das Essen vor. Joshua, das war uns beiden klar, sollte in diesem Urlaub im Mittelpunkt stehen. Das klappte aber nicht, wenn wir zu viert waren, denn Aljoscha schaffte es immer, Joshua diesen Status streitig zu machen. Also teilten wir uns auf. Helmut spielte mit Joshua Minigolf oder fuhr Tretboot, ich blieb bei Aljoscha; später baute ich eine Sandburg mit Joshua, und Helmut mähte und odelte.
Auf meine Ansichtskarte an Lola aus dem Urlaub schrieb ich im PS: Wie hoch ist eigentlich der Durchschnitt im Urlaub?

Wenn wir wirklich mal zu zweit auf der Hollywoodschaukel vor unserem Bungalow saßen, ertrug Aljoscha das nicht: mein Jüngster war extrem eifersüchtig. Ich sollte ihm gehören. Immer. Rund um die Uhr. Wenn ich mich an Helmut anlehnte, musste Aljoscha sofort dazwischen. Und dann kam Joshua auch noch an. Aljoscha schob ihn weg. Sobald Helmut ihn in seine Schranken wies, fing er zu schreien an. Oft trickste Helmut ihn aus. »Schau mal, ein Traktor«, gebärdete er.
Aljoscha schaute – und schwups war sein Lieblingsplatz eng bei Mama besetzt.
Ich habe Helmut dieses Verhalten hoch angerechnet. Natürlich wusste ich, dass ich selbst Aljoscha viel öfter hätte Grenzen setzen sollen. Doch manchmal brauchte ich das Schmusen mit ihm. Es tat mir gut zu sehen, dass er nicht nur aggressiv war, sondern eben auch ein ganz liebes Kind. Seine

zärtliche Seite erlebte ich ohnehin viel zu selten. Er zeigte sie mit Vorliebe, wenn er um seinen Platz an meiner Seite kämpfte. Wenn ich mit ihm allein war, erlebte ich ihn meistens wenig zugewandt.

Jeden Morgen holte Helmut Frühstück im Supermercato des Campingplatzes. Er nahm beide Jungs und Bimbam mit und dehnte das Einkaufen lang aus, damit ich wenigstens morgens ein wenig Ruhe genießen konnte. Aljoscha verhielt sich im Supermercato wie bei Tengelmann. Lautstark raste er durch die Gänge. Zog mal hier, mal dort was aus einem Regal. Da kam der Metzger, ein Riesenkerl in weißer Schürze mit einem langen Messer um die Ecke. Helmut entschuldigte sich. Der Metzger lachte. »Bambini!« rief er, was so viel bedeutete wie: Das sind Kinder, die dürfen das, ist es nicht schön, dass sie so sind, wie sie sind? Der Metzger legte sein Messer beiseite und hob Aljoscha hoch. Seltsamerweise ließ er es mit sich geschehen. Die beiden freundeten sich an. Aljoscha durfte beim Wurst- und Fleischschneiden zuschauen – vielleicht erinnerte ihn das ans Mähen – und Helmut und Joshua konnten jeden Morgen mit Muße einkaufen.
»Ich würde so gern in Italien leben«, sagte ich zu Helmut.
»Ja!«, bekräftigte er aus ganzem Herzen.
»Alle sind so nett hier und so offen, und Kinder dürfen einfach Kinder sein.«
»Mir würde es hier auch ohne Kinder gut gefallen«, sagte Helmut.
»Mir auch«, seufzte ich.
»Wo ist eigentlich Aljoscha?«
»Aljoscha!«
»Brösel!«
»Eben war er doch noch da. Eben saß er noch hier …«, ich wies auf die Hollywoodschaukel.
Wir starteten die nächste Runde Aljoscha suchen. Und fan-

den ihn am Tisch einer fremden Familie. Vater, Mutter, drei Kinder, Aljoscha und eines seiner Traktorbücher. Aljoscha deutete auf etwas und gestikulierte. Die Familie nickte. Aljoscha deutete auf etwas anderes und gebärdete, dass er Mist ausfahren würde. Mit Theo. Die Familie nickte. Die Mutter stellte einen Teller mit Kuchen vor Aljoscha. Die drei Kinder, etwa drei, fünf und sieben Jahre, machten Aljoschas Gebärden nach, formten ein T für Theo. Aljoscha nickte und rief sein Glück laut in die Welt hinaus. »Babababababababa!«

Helmut und ich stellten uns vor. Wir erfuhren, dass Aljoscha jeden Tag mal vorbeikam. Alles hatte damit angefangen, dass er sich ein Würstchen aus dem Wohnwagen stibitzt hatte.

»Meine Schwester ist gehörlos«, erklärt uns der Familienvater, »da kamen mir die Töne vertraut vor, und wir haben uns ja dann auch recht gut verständigt, oder?«

»Sieht so aus«, stammelte ich.

»Wir wissen nur nicht, wie er heißt. Er kommt ja immer nur auf einen Sprung vorbei.«

»Mogli«, sagte Helmut.

»Brösel«, sagte ich.

Aljoscha zog mich an der Hand und gebärdete mir, dass ich den anderen erzählen sollte, wer Theo war. Dass Theo einen Traktor, nein zwei Traktoren habe. Eine alten und einen neuen. Dass Theo damit das Gras mähe, das sooooo hoch stand. Dass Theo das Gras dann auch wende. Und Mist ausfahre.

Ich wollte das nicht übersetzen. Aljoscha wurde ungeduldig. Riss mich am Arm und begann von neuem. Ich gab nach und erklärte.

»Aha, Theo!« Die Familie nickte und machte das Zeichen für T. »Theo also!«

»Wir dachten, er meint Traktor. Weil er doch immer Bücher von Traktoren dabeihat.«

Abends sagte Helmut zu mir »Vielleicht würde er doch ganz gut durchkommen ohne uns.«
»Nur, wenn es mehr solche Menschen wie diese Familie gäbe«, erwiderte ich.
Leider war diese Familie eine Ausnahme. Jeden Tag beschwerten sich meistens Väter bei uns. Aljoscha hatte das Spielzeug ihrer Kinder »gestohlen« oder »beschmutzt« oder »entwendet« oder »beschädigt« und so weiter und so weiter.
Helmut entschuldigte sich und sagte, dass unser Sohn krank sei und es nicht so gemeint habe, sicher wollte er nichts stehlen oder kaputt machen, er habe sich einfach über das tolle Spielzeug gefreut. »Hat unser Junge einen materiellen Schaden verursacht? Können wir Ihnen diesen ersetzen?«
Manchmal dachte ich an Andrea. Sollte ich ihnen allen sagen, dass mein Kind drei Jahre alt war, obwohl er eigentlich schon sieben war? Sollte ich durch die vielen Gänge des Campingplatzes rennen und am besten mit einem Megaphon in Deutsch, Holländisch, Englisch und Französisch verkünden: »Ich bitte um Milde! Er ist ein Kind! Er ist nicht sieben! Er ist drei! Er meint es nicht so! Er will nur spielen! Bitte begegnen Sie ihm freundlich und offen, dann ist er das auch.«
Ich brachte es nicht übers Herz.

»Was hältst du davon, wenn wir einen Ausflug nach Venedig machen?«, fragte Helmut mich eines morgens.
»Venedig!« Ich liebe diese Stadt. »Mit Aljoscha?«
»Er ist doch gerade recht gut drauf. Und es sind bestimmt nicht mehr so viele Touristen dort. Lass uns einfach hinfahren«, schlug Helmut vor, »es gefällt dir bestimmt«, und ich sagte ja.
Nach einer Stunde Fahrt stellten wir unser Auto auf einem riesigen Parkplatz ab und fuhren mit dem Bus weiter. Der Himmel strahlte tiefblau. Schon am Vormittag hatte es an die dreißig Grad, und es wimmelte nur so von Touristen. Tausende

von schwitzenden Menschen drängen sich durch die schmalen Gassen. Venedig war wie eine gigantische U-Bahn zur Stoßzeit. Man wurde an feuchtkalte Arme gedrückt, schnupperte sich förmlich durch Drogeriemärkte und konnte einiges aus dem Leben anderer erfahren. Helmut und ich waren sehr nervös. Wir durften Aljoscha auf keinen Fall verlieren – das wäre eine Katastrophe. Immer wieder drängte uns die Menge von unseren Kindern weg. Der Weg zum Markusplatz, wohin wir geschoben wurden, erschien endlos. Keine Chance umzukehren. Wir waren gefangen. Und wir hatten Durst. Wir hatten Hunger. Unsere Beine waren schwer. Nur Bimbam war gut drauf und wedelte unaufhörlich. Aljoscha schaute sich gehetzt um. Sprang hin und her. So ein Menschenauflauf war extrem anstrengend für ihn. Er konnte das nicht verarbeiten. Es waren viel zu viele Eindrücke und Sinnesreize für sein nervöses Gehirn. Und all die Geräusche, die er vielleicht nicht unterscheiden konnte. Auf einmal warf er sich auf den Boden und versteckte sein Gesicht in den Händen. Die Masse walzte weiter. Manche Leute traten fast auf unser Kind. Helmut und ich knieten neben ihm. Vor etwa zehn Jahren waren wir während einer Reise durch Portugal in dem Wallfahrtsort Fatima gewesen. Dort hatten sich Pilger demütig auf die Erde geworfen, so wie Aljoscha jetzt. Wir wollten ihn hochheben, er sträubte sich und begann dann fürchterlich zu schreien und war überhaupt nicht mehr zu beruhigen. Seine Schreie schnitten tief in mein Herz. Warum hatten wir ihm das angetan? Wir hätten es besser wissen müssen! Wir wollten alle weg von hier, nur weg, doch das war einfacher gesagt als getan. Helmut machte sich auf die Suche nach einer Gondel, ich wartete im Schatten mit dem bedrückten Joshua und dem schreienden Aljoscha. Kaum in der Gondel, blühte Aljoscha auf. Er wollte springen und toben, alles, bloß nicht sitzen bleiben. Ich bewunderte den Gondoliere für seine Geduld, sein Geschick und seinen grandiosen Gleichgewichtssinn. Helmut und ich waren erschöpft. Wir versuchten Aljoscha festzuhalten. Wir hatten keinen Blick mehr für die schöne Stadt, keinen Blick für nichts. Wir waren urlaubsreif. Und mehr als das. Wir konnten nicht mehr. Beide. Das wurde uns bei diesem Ausflug nach Venedig mit aller Deutlichkeit klar.

Als die Kinder an diesem Abend schliefen, fällten wir die Entscheidung, Aljoscha am Kopf operieren zu lassen. Wir hatten schon oft darüber gesprochen, sehr oft, doch eher als vage Möglichkeit, denn wir wussten um die Gefahren. Die Ärzte hatten uns umfassend aufgeklärt. Wenn man versuchte, die krampfenden Nervenstränge in Aljoschas Gehirn mikrochirurgisch zu durchtrennen, lief man Gefahr, die falschen Nervenstränge zu erwischen. Sollte die Operation missglücken, wäre Aljoscha gelähmt oder würde nicht mehr schlucken können oder alles zusammen. Im schlimmsten Fall könnte er sich überhaupt nicht mehr bewegen, würde nur noch im Bett liegen. Dieses Risiko war uns immer zu hoch gewesen. Doch an diesem Abend redeten wir mehr über die Chancen als über die Risiken. Wir beide waren tief erschüttert von dem Anblick unseres hilflos am Boden liegenden Kindes. Er hatte sich in unsere Seelen gebrannt.
»Vielleicht haben wir einfach so viel Zeit gebraucht, um uns zu dieser Entscheidung durchzuringen«, sagte Helmut.
»Wenn die Operation glückt, dann …«, ich konnte nicht weitersprechen. Als würde diese letzte Hoffnung zerbrechen, sobald ich sie laut werden ließe.
»Dann?«, fragte Helmut
Ich schwieg.
»Dann sind wir eine normale Familie«, übernahm Helmut.
»Und wenn nicht?«
Helmut legte den Arm um mich. Sachte schaukelten wir hin und her.

»Aljoscha ist stark. Und zäh. Er wird das überstehen. Er hat schon so viel geschafft.«
»Ja.«
»Kuffi.«
»Ja?«
»Eine andere Möglichkeit gibt es nicht.«
»Ja«, schluchzte ich. »Das ist es ja. Dass wir in einer Sackgasse festhängen.«
»Sag so was nicht. Wir haben einfach lang gebraucht, um uns zu entscheiden – und nun gehen wir diesen Weg, und alles wird gut werden, okay, Kuffi?«
Ich nickte.

Aljoscha war sehr ruhig in den letzten drei Urlaubstagen – als ahnte er etwas von unserem nächtlichen Gespräch, das ja vor allem Folgen für ihn haben würde. Sein Kopf würde aufgeschnitten werden. Manchmal wenn er schlief, schaute ich ihn mir an, meinen Brösel. So friedlich sein Gesicht. Nichts wies auf die Gewitter in seinem Kopf.
Es heißt, dass manche Epileptiker vor einem Anfall eine gewisse Unruhe verspüren. Anderen wird es übel, oder sie bekommen Kopfschmerzen. Dadurch erkennen sie, wann sie besonders gut auf sich aufpassen und sich in Sicherheit bringen müssen. Aljoscha war zu klein gewesen, um ihm zu erklären, was da passierte. Deshalb konnte er die Vorboten – falls er sie spürte – wahrscheinlich nicht deuten. Deshalb war er doppelt einsam und isoliert mit seiner schweren Krankheit. Es fehlte ihm die Möglichkeit, sich mitzuteilen. Die Krankheit hatte die Brücke zur Außenwelt abgebrochen, als er dabei war, sie aufzubauen. Er war zu klein, um ein Lasso ans andere Ufer zu werfen. Er war ganz allein.

Als wir wieder zu Hause waren, wollte Bimbam nicht mehr fressen, und wenn man ihn berührte, zuckte er zusammen, besonders am Maul. Beim Tierarzt hob Aljoscha Bimbams Oberlippe hoch und zeigte die Gebärde für Schmerzen: mit der flachen Hand auf der Brust kreisen. Die Diagnose traf uns sehr: Kieferkrebs. Er war doch erst neun Jahre alt. Vielleicht war die Diagnose auch so schlimm, weil Aljoschas Operation bevorstand. Nun kam noch vor ihm Bimbam unters Messer, sogar zweimal. Doch er war nicht mehr zu retten. Schweren Herzens entschieden wir, ihn zu Sandy und Gina in den Hundehimmel zu schicken. Joshua schrieb einen Brief, den wir Bimbam mit auf den Weg gaben. *Lieber Bimbam, schade, dass du nicht mehr bei mir bist. Jetzt kannst du mit Gina und Sandy über eine große Wiese rennen. Sag ihnen viele Grüße von mir. Der liebe Gott passt jetzt auf dich auf.*

Aljoschas große Operation sollte in Freiburg stattfinden – falls es überhaupt möglich war. Es mussten gründliche Voruntersuchungen durchgeführt werden. Erst nach Abschluss aller Untersuchungen würden die Ärzte entscheiden, ob die Operation bei Aljoscha sinnvoll wäre und man das Risiko verantworten könnte. Aljoscha fand den Aufenthalt im Krankenhaus wie immer spannend, und er mischte die Stationen gehörig auf. Ansonsten war er der geduldigste Patient, den man sich vorstellen kann. Kaum sah er einen Weißkittel, schnellte sein Arm vor, und er deutete auf die Ellenbeuge. Dort hinein musste die Spritze. Er bekam viele Spritzen und sogar zwei Vollnarkosen bei den Untersuchungen. Die Tests verliefen alle gut. Für einige Untersuchungen reisten wir sogar nach Tübingen, weil es dort Geräte gab, mit deren Hilfe man feststellen konnte, wo genau der Herd der epileptischen Aktivitäten bei Aljoscha saß.

So hatte mich der Krankenhausalltag wieder. Es war alles wie immer. Warten, warten, warten. Untersuchungen. Aljoscha suchen. Warten, warten, warten. Arztgespräche. Aljoscha beruhigen. Telefonate mit Helmut. Warten, warten, warten. Aljoscha hinterherrennen. Mich bei Patienten entschuldigen. Traktorbücher anschauen. Ob es wohl hier irgendeine Station für mich gab? Im Neurozentrum mussten sie doch so was haben, eine Abteilung für Traktorphobikerinnen!

Ich war sehr nervös diesmal, denn ich wusste, was auf dem Spiel stand, und ich konnte es auch nicht vergessen. Bei allen gründlichen Voruntersuchungen: Die Operation blieb ein Risiko. Was würde das für Brösel bedeuten? Wie würde unser Leben weitergehen? Würde alles klappen? Oder würden wir unseren Alltag durch die Operation verschlimmern?

Zwischendurch durften wir nach Hause. Da fiel mir der Verlust von Bimbam erst recht auf. Heimkommen und von einem Hund begrüßt werden, als wäre man jahrelang fort gewesen … das ist einfach umwerfend!

Mit Helmut redete ich vor der Operation wenig über die Operation. Wir hatten alles schon Dutzende von Malen durchgesprochen. Helmut versuchte, mich aufzubauen und mir Mut zu machen. Manchmal fiel mir der Beginn von Aljoschas Krankheit ein, als wir beide glaubten, er habe Wasser im Ohr. Ich konnte es nicht fassen. Wie naiv wir damals gewesen waren. Wie gutgläubig. Wie ahnungslos. Manchmal wünschte ich mich zurück in diese Zeit, die mir in der Erinnerung so leicht und unbeschwert vorkam. Gleichzeitig wollte ich nie wieder dorthin zurück, denn dann stünde mir all das Schreckliche ja noch bevor, an dessen Endpunkt wir nun angekommen waren. Die Operation war die letzte Möglichkeit, Aljoscha zu helfen. Ich betete, dass nun alles gut werden würde. Dass die Ärzte die richtigen Nervenstränge durchtrennten. Dass Aljoscha, mein geliebter Brösel, wieder gesund würde mit einem EEG, das einem lieblich plätschernden Bächlein ähnelte.

25. NOVEMBER BIS SILVESTER 2004

Am 24. November abends kamen Helmut und Joshua nach Freiburg. Joshua war mächtig stolz, denn er war von der Schule freigestellt. Zum Glück war er zu klein, um die Tragweite der Situation zu begreifen. Er freute sich einfach, mit seinem Papa zu verreisen und mich und Aljoscha zu sehen – wie Aljoscha, der auch nichts davon ahnte, was ihm am nächsten Tag geschehen würde: Sein Kopf würde geöffnet werden, und nicht bloß ein kleines bisschen, sondern fast rundherum. Dr. Wolff hatte die Länge des Schnitts mit einem schwungvollen U auf ein Blatt Papier gezeichnet. Die ganze rechte Kopfseite würde aufgeschnitten. Dann würde Aljoschas Schädeldecke abgehoben und neben ihn gelegt werden. Auf dem Monitor des EEG würde man erkennen, welche Nervenzellen krampften. Diese Nervenstränge würden mikroinvasiv durchtrennt. Dann würde der Deckel wieder zugemacht und … *Aljoscha spricht,* dachte ich für mich. Ich sagte das nicht laut. Ich wollte nicht hören, was ich zu hören vermutete. Dass das nicht möglich sei. Dass es bei der Operation um Aljoschas Anfälle gehe, nicht um sein Sprachvermögen. Dass ich mir keine zu großen Hoffnungen machen sollte. Aber was hatte ich denn, außer meiner Hoffnung? Und außerdem gibt es immer wieder mal ein Wunder, eine medizinische Sensation. Warum sollten nicht wir mal diesen Sechser im Lotto gewinnen?

Die letzten Stunden vor der Operation verbrachte ich an Aljoschas Bett; Helmut war mit Joshua im Schwesternheim untergebracht. Ich schaute aus dem Fenster und beobachtete, wie es allmählich Tag wurde, zuerst nur ein Schimmer, der gräulich ins Zimmer schwappte, das sich in immer helleres Licht auflöste – natürlich hatte ich kaum geschlafen in dieser Nacht. Und dann kam die erste Schwester herein. Es ging los!

Aljoscha wollte frühstücken. Das fiel heute aus. Bevor er sich aufregte, hatte er schon ein Beruhigungsmittel erhalten. Dann fuhren wir mit dem Lift in den Keller.

... wird er bald wieder Lift fahren ... ohne mich? Wird er nächste Woche noch so rennen können wie jetzt? Wird er schlucken können und selbständig atmen? Wird er ganz der Alte sein – bis auf die krampfenden Nervenstränge? Mir war flau, und ich hatte große Angst. War unsere Entscheidung richtig? Ich würde nie, nie, nie mehr Frieden finden, wenn die Operation fehlschlug. Wie könnte ich es mir verzeihen, meinem Kind eine Verschlimmerung angetan zu haben!

Die Pfleger hatten ernste Gesichter. Normalerweise waren sie zu Späßen aufgelegt. Nicht heute. Alle wussten, was Aljoscha bevorstand, und allen war das Risiko der Operation bewusst.

»Also, dann«, sagte einer der beiden jungen Männer, als wir vor der Klapptür standen, hinter der mein über alles geliebter Brösel gleich verschwinden würde. Wie klein sein liebes Gesichtchen aussah. Schlafend lag er in dem viel zu großen Bett. Ich küsste seine weiche, warme Wange. Eine Träne fiel auf seine Schläfe und rann in sein schönes dichtes Haar. Einen Augenblick lang tröstete mich das. Diese Träne würde ihn begleiten. Sie würde verdunsten auf seiner linken Kopfseite. Dort würden die Ärzte nicht schneiden. Ein silberner Schutzschild. »Brösel«, flüsterte ich in sein Ohr. »Brösel, werd wieder gesund!« Ich wollte noch so viel mehr sagen, doch ich fand keine Worte dafür. »Bis später, Brösel!«

Die Klapptür fiel zu. Ich traf Helmut und Joshua im Flur auf unserer Station.

»Und jetzt, Mama?«, fragte Joshua.

»Jetzt warten wir«, erwiderte Helmut und nahm meine Hand, und ich nahm die von Joshua. So saßen wir, ich glaube stundenlang, obwohl das nicht sein kann, weil Joshua bestimmt nicht so lange sitzen geblieben wäre – vielleicht aber doch. Zwischendurch ging Helmut mit ihm frühstücken.
»Komm doch mit, Kuffi.«
»Ich kann nichts essen.«
»Aber hier kannst du auch nichts tun.«
»Mir ist wohler, ich bleib da.«
»Ich bring dir was mit, Mama.«
»Das ist lieb, mein Großer.«

Ich dachte nichts. Ich ging auf und ab. Auf und ab. Auf und ab. Irgendwann kamen Helmut und Joshua wieder. Helmut schaute ein Buch mit ihm an. Ich konnte nicht sitzen. Ich musste gehen. Auf und ab. Auf und ab. Manchmal trafen sich Helmuts und meine Blicke. Wir schauten uns an wie müde Krieger. Drei Jahre Kampf lagen hinter uns. Dies war unsere letzte Schlacht, und es lag nicht in unseren Händen, wie sie ausgehen würde. Fünf Stunden Warten dehnten sich in meinem Gefühl zu fünfzig Stunden. Und ich lief auf und ab und auf und ab.
»Das kann doch nicht so lang dauern«, sagte Helmut irgendwann. Joshua war in seinem Schoß eingeschlafen.
»Das ist bestimmt ein gutes Zeichen«, behauptete ich.
Ja, es war ein gutes Zeichen, wie ich der Miene von Dr. Wolff entnahm, der extra von Tübingen angereist war, um der sechsstündigen Operation beizuwohnen, und nun freudestrahlend auf uns zueilte. Er leuchtete förmlich. Meine Beine zitterten. Ich musste mich setzen.
»Es ist alles gutgegangen!«, rief Dr. Wolff schon von weitem. »Wir haben die beteiligten Nerven durchgetrennt! Nur diese!«

Kurz darauf durften wir Aljoscha auf der Intensivstation besuchen. Er war völlig verkabelt und sah elend aus mit all den Schläuchen am Kopf und im Mund. Joshua streichelte einen kleinen Bröselfuß, Helmut und ich hielten seine Hände. Die Geräte, mit denen seine Funktionen überprüft wurden, piepsten gleichmäßig. Ein beruhigendes Geräusch.

»Mama«, sagte Joshua, »ein Fuß ist noch frei. Für Bimbam.«

Zwei Stunden später sah Aljoscha schon ganz anders aus. Munter zeigte er uns, dass er Hunger hatte. Das Beatmungsgerät wurde abgestellt. Und dann die Intensivstation. Dort sollte Aljoscha mindestens eine Nacht bleiben, doch er war zu lebhaft und wurde auf Station gebracht. Die Ärzte konnten es kaum fassen.

»Jetzt glauben es mir meine Kollegen hier auch«, sagte Dr. Wolff zu mir. »Ich habe immer gesagt, dass Aljoscha sich sehr gut und schnell erholt. Aber diesmal legt er ja wirklich einen Affenzahn vor!«

Am nächsten Vormittag schenkten wir Aljoscha ein Fendt-Traktorenbuch. Es war so schwer, dass er es kaum hochheben konnte. Er umarmte es wie einen lieben Freund und drückt es lang und fest an seine Brust. Helmut und Joshua fuhren zurück nach Hause. Bald würden Aljoscha und ich bei ihnen sein.

Am dritten Tag nach der Operation stand Aljoscha auf und schlurfte mit dem dicken Fendt-Buch durch den Flur. Er setzte ein Bein vor das andere. Er ging. Er aß jeden Tag mit gutem Appetit. Er schluckte. Er atmete. Er war noch immer unser Brösel. Die Operation hatte keine Einschränkung seiner körperlichen Fähigkeiten mit sich gebracht. Und auch nicht seiner Begeisterungsfähigkeit: Aljoscha wollte seine große Freude über das Buch unbedingt mit allen anderen Patienten teilen, die es genauso begeistert durchblättern sollten wie er. Obwohl er normalerweise auf wenig Verständnis stieß, strahlte er nach seiner Operation eine solche liebenswürdige und berührende Weichheit aus, dass viele Menschen, die sich das zuvor wahrscheinlich nicht hätten träumen lassen, interessiert nickten und sich von den Traktoren – oder Brösel – verzaubern ließen. Weiße Kopfverbände nickten »Ah« und »Oh« und beugten sich über Aljoschas Buch. Dann zog Aljoscha weiter zum Nächsten. Er wollte alle teilhaben lassen an seiner großen Freude. Überglücklich folgte ich ihm. Gab es eigentlich etwas Großartigeres auf der Welt als Traktoren?

Als Lola uns einmal besuchte, sagte ich ihr, dass ich damit haderte, dass wir der Operation nicht früher zugestimmt hätten.
»Den Schuh brauchst du dir aber jetzt nicht anzuziehen«, wurde Lola deutlich. »Alles zu seiner Zeit, und genau jetzt war der richtige Zeitpunkt.«
Damit tröstete sie mich sehr. Und dann lenkte sie meinen Blick in die Zukunft: »Jetzt wird alles gut. Jetzt könnt ihr endlich anfangen zu leben. Und du wirst sehen: Auch mit Helmut wird es wieder besser. Eure Beziehung war einer übermenschlichen Belastung ausgesetzt. Das habt ihr verdammt gut hingekriegt. Jetzt, Manuela, seid ihr mal wieder dran.«
»Ja!«, erwiderte ich voller Zuversicht.

Alle Untersuchungen verliefen zufriedenstellend. Aljoschas Haare wuchsen schnell nach. Bald schon würde man die große Narbe, die sich in Hufeisenform über seine rechte Kopfseite zieht, nicht mehr sehen. Das nutzlose Kästchen in seiner Brust war auch endlich weg! Zwölf Tage nach der schweren Operation waren wir wieder daheim. Nun würde unser neues Leben beginnen. Aljoscha hatte keine Absencen!!! Trotzdem musste ich gut auf ihn aufpassen, denn er sollte mit der Narbe nirgends anstoßen und erst recht nicht auf den Kopf fallen. Dort musste erst alles wieder zusammenwachsen. Genäht war ja nur die Haut außen. Aljoscha war freundlich und meistens gut gelaunt. Manchmal schaute ich ihn einfach nur an und freute mich. Jetzt hatte ich den Beweis. Die Krankheit steckte hinter seinem manchmal so schwer zu ertragenden Verhalten. Es waren die Gewitter in seinem Kopf, die ihn so aggressiv gemacht hatten.

»Weißt du, was ich mir zu Weihnachten wünsche?«, fragte ich Helmut.
»Was denn?«, fragte er neugierig, denn so etwas hatte ich noch nie geäußert.
»Stell dir mal vor«, begann ich, »wir sitzen unterm Christbaum und …«
»Und?«
»Und plötzlich spricht Aljoscha.«
»Was?«
»Ja. Er redet. Einfach so.«
Helmut hob beide Hände wie ein Priester beim Segen. »Die Erfüllung dieses Wunsches liegt außerhalb meiner Macht.«
»Ja, das weiß ich. Aber stell dir das doch mal vor.«
»Hm. Das wäre der Kracher. Und noch dazu an Weihnachten, also am Tag nach deinem Geburtstag, das wäre ja wie Weihnachten und Geburtstag an einem Tag«, grinste Helmut.
»Was er wohl sagen würde?«, sinnierte ich.
»Also, ich vermute …«, Helmut verzog sein Gesicht als würde er angestrengt nachdenken, »… also, er wird den Traktor, den wir ihm schenken, auspacken, an die Wand werfen, die Nase rümpfen und sagen: Ein Ferrari wär mir lieber gewesen.«
Ich prustete laut heraus. »Hey! Er ist nicht wie du!«
»Ach, manchmal wohl schon«, gab Helmut zu.
»Endlich gibst du das mal zu!«
»Und du?«, fragte Helmut. »Was glaubst du?«
»Hm. Das ist gar nicht so einfach.«

»Wenn er was sagt, dann sagt er bestimmt was total Irres. Irgendwas, womit keiner rechnet.«
»Zum Beispiel?«, fragte ich.
»Wenn ich groß bin, werde ich Landwirtschaftsminister.«

Aljoscha sprach nicht an Weihnachten. Es war trotzdem wunderschön. Friedlich, besinnlich, glücklich und erholsam. Am Heiligen Abend legten Aljoscha und Joshua ein Hühnchen vor den Fuchsbau. Wir unternahmen lange Spaziergänge, und oft schob Helmut meine Hand in seine Jackentasche. Er legte den Arm um mich und biss mich manchmal im Vorübergehen in den Nacken. Wenn die Kinder schliefen, saßen wir lange zusammen. Es war ... fast perfekt. Nur ein Hund fehlte. Obwohl wir uns immer wieder versicherten, dass das Leben ohne Hund viel einfacher sei: Wir vermissten die Gegenwart eines vierbeinigen Freundes. Wir wollten begrüßt und angestupst werden, wir wollten schreien, wenn eine wedelnde Rute etwas vom Tisch zu fegen drohte, und entsetzt sein über die verheerenden Buddelein. Wir wollten einen weichen Bauch kraulen und knuddeln und die zuckenden Pfoten bei den wilden Hundeträumen beobachten – ohne Hund waren wir nicht komplett.
Kurz nach Weihnachten schauten wir halt mal so rum. Total unverbindlich. Nur mal so, weil wir gerade nichts Besseres zu tun hatten. Wir würden jetzt ganz bestimmt keinen Hund anschaffen. Niemals. Wir waren froh um jede Belastung weniger. Wir genossen unsere Freiheit. Wir waren total immun. Bis uns diese weiße Wurst anschaute. Ein Mini-Bullterrier, zehn Wochen alt. Es knallte und funkte. Es hatte uns erwischt. Alle. Am nächsten Wochenende flogen Helmut und Joshua nach Berlin. Total unverbindlich, einfach um mal zu schauen. Berlin ist eine Reise wert, und Joshua war noch nie geflogen. Nein, das hatte gar nichts mit diesem Bullterrier zu tun. Man konnte ihn sich ja mal anschauen. Eher zum Spaß,

keineswegs aus ernsthaftem Interesse. Und eigentlich hatte man dazu gar keine Zeit. In Berlin wurde so viel geboten. Auf keinen Fall würden wir uns jetzt einen Hund anschaffen. Wir waren doch nicht verrückt!

ERSTES HALBJAHR 2005

Aljoscha und ich waren aus dem Häuschen, seitdem Helmut angerufen und uns erzählt hatte, er würde ein kleines Präsent aus Berlin mitbringen und ich sollte das Nötigste besorgen. Aljoscha lief immer wieder zum Fenster und hielt Ausschau nach den dreien. Hin und wieder fragte er mich in Gebärdensprache, wann sein Bruder und Vater und der Hund kommen würden. Er fragte sinngemäß. Wann kommt der Weiße und deutete dabei auf seine Zähne. Oder er machte eine wiegende Bewegung, was bedeutete: Hundebaby. Ich zeigte auf die Uhr und kreiste zweimal um das Zifferblatt. Fünf Minuten später fragte er erneut.

»Du musst warten«, sagte ich und unterstrich das, indem ich mit der Hand eine Bewegung machte, als würde ich einen Ball topsen – so wie beim Basketball, nur langsamer.

Aljoscha schüttelte den Kopf. Er wollte nicht warten.

Doch, gebärdete ich. Wir müssen warten.

Aljoscha schleppte Paul, unseren zweijährigen Kater, an, der davon alles andere als begeistert war, und setzte ihn vor mir auf den Boden. Aljoscha zeigte mit beiden Händen die Gebärde *klein*. Paul wollte flüchten. Aljoscha hielt ihn fest und schaute mich fragend an.

»Ja«, sagte ich und nickte. »So klein wie Paul ist das Hundybaby. Papa und Joshua«, ich gebärdete Vater und Bruder, »bringen es hierher.«

Aufgeregt nickte Aljoscha und deutete auf meine Uhr.

Ich nickte und drehte zwei Kreise über der Uhr.

Es rührte mich, wie sehr er sich freute.

Endlich war es so weit. Joshua stürmte als Erster ins Wohnzimmer – dann kam Helmut, und auf seiner Hand saß ein winzig kleines … Mäuschen?
Nein, eine Handvoll Hund mit Schlappohren. Oh, wie süß! Oh, wie niedlich! Zum Reinbeißen! Wir konnten uns gar nicht beruhigen. Jeder wollte die Kleine streicheln, anfassen, auch mal haben. Und Joshua musste mir erzählen, dass das Fliegen so toll war. Dass oben immer die Sonne scheint und die Wolken wie Berge aussehen.
»Nicht so wild, Aljoscha!«, rief ich, weil Aljoscha das kleine Bündel grob packte.
»Du musst vorsichtig sein, sie ist noch ganz klein!«, bekräftigte Helmut und zeigte es Aljoscha, indem er ein imaginäres Baby vor dem Bauch wiegte. »Du musst lieb sein.« Helmut streichelte sich an der Backe.
Aljoscha bettete das flauschige Hundebaby auf das Sofa. Kaum saß es, sprang es auch schon runter und raste herum. Wir klatschten in die Hände vor Freude und Begeisterung und konnten uns nicht sattsehen. »Babababababababa!«
Ich holte zur Vorsicht eine Rolle Küchentücher – ich vermutete, die Kleine war noch nicht stubenrein – und musste dann einfach stehen bleiben an der Schwelle zwischen Küche und Wohnzimmer, am Rand meiner Familie, und sie betrachten, alle miteinander. In diesem Augenblick war ich so glücklich, dass ich fast keine Luft mehr bekam. Ich hätte es nicht für möglich gehalten, so ein schönes Gefühl noch einmal erleben zu dürfen.
Der kleine weiße Welpe sauste durch unser Wohnzimmer, stolperte, streckte alle viere von sich und wedelte, als müsste er gleich abheben. Eine Minute später fiel das Baby in Ohnmacht und schlief wie ein Stein, schön geborgen unter einem Schemel. Es störte sich nicht daran, dass wir vier drumherum standen und uns nicht sattsehen konnten.
»Mama, wie soll sie denn heißen?«, fragte Joshua.

»Wir haben uns schon die Köpfe zerbrochen, aber es sind uns keine passenden Namen eingefallen«, sagte Helmut.
Mir fiel auch keiner ein. »Ich rufe Lola an, die hat immer so tolle Namen für Tiere.«
Joshua war begeistert. »Ui, ja!«
Wir stellten das Telefon auf laut und beschrieben der armen Lola durcheinanderredend, wie unser neues Familienmitglied aussah. Wahrscheinlich verstand Lola kein Wort. Doch sie spürte das Richtige. Nachdem wir sie also mit Beschreibungen überschüttet hatten, sagte sie kurz und knapp: »Emma.«
Ja genau! Emma! Das war es. Warum waren wir nicht selbst draufgekommen?
»Lola, du bist …«, begann ich.
»… superklassespitzeprimatollirre«, vollendete Joshua.

Am nächsten Tag lernte Emma Paul sowie die beiden Meerschweinchen Rötte und Stewart und den Hasen Hase kennen. Besonders Hase faszinierte Emma. Am tollsten fand sie es, wenn sie in sein Freilaufgehege einbrechen konnte, das würde sie später oft tun und die beiden würden sich jagen, wer wen … nun, das war oft nicht erkennbar.

Wie alle ihre Vorgänger war Emma total auf Helmut fixiert. Wenn wir es uns abends auf der Couch gemütlich machten, musste Emma ganz nah zu Helmut. Und Aljoscha musste nah zu Emma, am liebsten legte er sich gleich auf sie, und Joshua schmiss sich auf Aljoscha. Man hätte meinen können, bei uns gäbe es nur einen schmalen Sessel, auf dem alle Platz finden müssten.
Aljoscha spielte gern mit Emma. Wild schreiend raste er davon und Emma, die das als Aufforderung verstand, hinterher. So jagten sie durch den Garten und manchmal auch darüber hinaus. Ob ich nun einen einfing oder zwei – das spielte keine

Rolle. Emma apportierte gern und wollte Stöcke geworfen kriegen, Aljoscha warf aber nicht, da sprang sie an ihm hoch, er fiel um, sie stieg über ihn drüber, er warf sie um, sie stupste ihn an, immer wedelnd. Emma war genauso ein Rüpel wie Aljoscha. Die beiden hatten sich gesucht und gefunden. Bei ihnen ging es grob zu. Von Zärtlichkeit keine Spur. Lieber Rugby. Wenn es gar zu wild wurde oder Emma knurrte, was Aljoscha vielleicht nicht hörte oder verstand, griff ich ein. »Mach mal langsam«, forderte ich Aljoscha mit einer Geste auf, als würde ich beim Nordic Walking Stöcke schwingen. Hin und wieder machte Aljoscha sich auch einen Spaß daraus, auf einen Baum zu klettern – und Emma hinterher. Bloß kam sie dann nicht mehr runter, und Aljoscha holte mich zur Hilfe, damit ich Emma rettete. Ich machte mir keine Sorgen mehr, wenn er kletterte. Ich fühlte mich sicher. Die Zeit der Absencen war vorüber! In dieser trügerischen Sicherheit durfte ich einige Wochen leben. Dann wurde es Frühling, und mit einem Schlag zerplatzten alle unsere Hoffnungen. Die Absencen kehrten zurück. Zu Beginn glaubte ich, ich würde mir das einbilden. So ähnlich wie nach der Operation, als Aljoscha das Kästchen in die Brust eingesetzt worden war. Das konnte doch nicht sein. Das durfte nicht sein! Ich sah bestimmt Gespenster. Nein, ich sah keine Gespenster – eines Nachmittags konnte ich Aljoschas Abwesenheit nicht mehr für allgemeine Zerstreutheit halten, er schlug mit dem Kopf auf den Tisch. Ich war so außer mir und verzweifelt, dass ich Helmut anrief. Seine Fahrstunde war gerade zu Ende, er kam sofort nach Hause.

»Kuffi, bist du sicher?«

»Absolut«, schluchzte ich.

»Verdammter Mist«, sagte Helmut, fasste sich. »Vielleicht war es doch keine?«

»Es war eine, Helmut«, weinte ich. Ich konnte nicht mehr aufhören. Sollte nun alles wieder von vorne beginnen? Und was? Aljoscha war austherapiert. Es gab auf der ganzen Welt keine Möglichkeit, die man noch versuchen könnte. Schluss, basta, finito. Was jetzt passierte – damit mussten wir uns abfinden. Wir waren am Ende angelangt. Helmut rief Dr. Wolff an. Er war genauso fassungslos wie wir. »Das kann eigentlich nicht sein … bitte, können Sie morgen oder übermorgen zu uns nach Tübingen kommen?«

»Meine Frau kommt«, sagte Helmut, und ich packte unsere Taschen.

Abends wurde auch Helmut Zeuge einer Absence.

»Gut, dass ihr morgen schon bei Dr. Wolff seid«, sagte er. »Und weißt du, Kuffi, vielleicht bleibt es ja bei diesem einen Mal …«

»Es ist noch nie dabei geblieben! Noch nie!«, schrie ich heraus.

In Tübingen erfuhren wir, dass das, was eigentlich nicht sein konnte, geschehen war. Das EEG zeigte es deutlich. Was tun?

»Wir erhöhen die Dosis des Petnidans, das Aljoscha ohnehin einnimmt«, schlug Dr. Wolff vor.

»Und dann?«, fragte ich.

»Warten wir ab.«

»Kann es denn sein, dass die Aktivitäten im EEG weiter zunehmen?«, fragte ich.

»Frau Kuffner – es tut mir leid … ich weiß es nicht.«

»Und was soll ich jetzt machen?«

»Fahren Sie nach Hause. Rufen Sie mich bei jeder Veränderung an.«

»Und wenn Sie noch einmal operieren? Vielleicht ist ein Nerv übersehen worden?«

»Meines Wissens ist diese Operation nirgends auf der Welt zweimal durchgeführt worden.« Dr. Wolff räusperte sich. »Ich forsche noch mal nach und rufe Sie an.«

Dr. Wolff hielt wie immer sein Wort. Nach Telefonaten mit Kollegen auf der ganzen Welt teilte er mir mit, dass der Eingriff bislang bei ein und demselben Patienten noch nie zweimal durchgeführt wurde. Dr. Wolff kannte keinen Arzt, der dieses Risiko eingehen würde.

»Aber das ist doch unlogisch«, widersprach ich. »Wenn man es einmal gemacht hat, kann man es doch noch mal machen.«

»Das Risiko ist zu groß.«

»Was haben wir also für eine Perspektive?«, fragte ich.

»Nun, wir haben sämtliche Medikamente ausprobiert ... Es gibt keine Lücke, die wir übersehen hätten, wir haben alles getan, was wir tun konnten, was wir wussten, was wir verantworten können, alles, Frau Kuffner. Aljoscha ist austherapiert.«

»Also warten«, antwortete ich mir selbst. »Immerhin, jeder Tag, der vergeht, bringt Aljoscha näher zur Pubertät. Und dann ...«

»Ja, durchaus, Frau Kuffner. Die Kinderepilepsie kommt in der Pubertät zum Stillstand.«

»Ist ja gar nicht mehr lang bis dahin«, packte ich meinen Galgenhumor aus, »nur noch ungefähr vier oder fünf Jahre.«

»Frau Kuffner, ich wünsche Ihnen alles Gute!«

»Ich weiß. Danke.« Meine Stimme drohte zu kippen. Ich verabschiedete mich schnell und legte auf.

Draußen wurde es Frühling und später Sommer, und ich bekam viel zu wenig davon mit. Seltsam, dass ich die Jahreszeiten früher intensiver erlebt hatte – oder erschien es mir nur so? Wie viele Stunden hatte ich mit Helmut auf der Terrasse gesessen ... nun saß ich alleine dort, wenn die Kinder schliefen. Ich hatte ein neues Hobby: auf Helmut warten. Helmut war viel unterwegs, auch abends und nachts in diesem Frühling und Sommer. Signorina Rossi scharrte ungeduldig mit den Hufen, blähte die Nüstern und wieherte wild. Da konnte Helmut nicht widerstehen und galoppierte los. Ich blieb zurück. Es wurde dämmrig und dunkel, spät und später, und ich saß in eine Decke gehüllt auf der Terrasse. Wo Helmut jetzt wohl war? Was er machte? Nachts würde er kaum Motorrad fahren. Wo trieb sich mein Mann rum? Bei jedem Motorradgeräusch hielt ich den Atem an. War das die Signorina? Nein, es tuckerte. Nein, das Geräusch kam nicht näher, entfernte sich. Die Stille breitete sich wieder aus. Grillen, Kuhglocken, hin und wieder ein Muhen, ein Rascheln. Ich fühlte mich sehr allein. In diesen Nächten auf der Terrasse hatte ich keine Angst, Helmut zu verlieren, ich hatte ihn bereits verloren, obwohl er irgendwann nach Hause kam. Sein Motorrad bog ab in unsere kleine Seitenstraße. Ein Lichtstrahl wischte durch den Garten. Am Carport gab Helmut noch einmal kurz Gas, dann war es still. Ich hörte den Ständer der Maschine aufklappen, Helmuts Schritte auf dem Kies.

»Hey, du bist ja noch wach!«, begrüßte er mich gespielt locker.

»Ja.«

»Schlafen die Kids?«

Blöde Frage, dachte ich, was sollten sie um ein Uhr morgens sonst tun.

»Ja.«

»Schön, dann hast du ja auch Feierabend.«

»Feierabend«, wiederholte ich. Was für ein Wort.

Helmut überhörte es. »Trinkst du noch ein Glas Wein mit mir?«

Um ein Uhr nachts? Er war aufgekratzt. Ich war wütend. Warum tat er so, als sei alles in Ordnung! Nichts war in Ordnung. Ein verheirateter Familienvater kam nicht dreimal in der Woche nach Mitternacht heim.

»Und?«, fragte Helmut nach.

Ich nickte. Ich wollte keinen Streit anfangen, wenn er schon mal hierhergefunden hatte.
»Gerade ist mir der Fuchs begegnet«, erzählte Helmut.
»Ach ja?«
»Ich habe ihn zum Glück rechtzeitig gesehen.«
»Das ist schön.«
Helmut reichte mir ein Glas Wein.
Ich sagte: »Danke«
Er sagte: »Bitte«, zog seine Lederjacke aus und setzte sich. Wir schwiegen. Unser Schweigen war viel lauter als die Kuhglocken und die Grillen. Nein, ich würde ihn nicht fragen, wo er herkam, ich kannte die Antwort. Er hatte lang gearbeitet und war danach noch mit einem Fahrschüler in einer Kneipe gewesen. Der Fahrschüler hatte Probleme gehabt. Helmut konnte ihn doch nicht alleine sitzen lassen. Seine Frau konnte er schon alleine sitzen lassen … Ich wünschte mir, er würde mich in den Arm nehmen. Er würde auf mich zukommen. Ich selbst war zu schwach, die drei, vier Schritte zu ihm zu gehen. Ihm traute ich es zu. Er war stark. Er war doch einmal mein Held gewesen. Doch mein Held war müde und schwieg. Er hatte mit anderen gelacht und gefeiert und geredet und wer weiß was sonst noch. Er braucht nichts mehr. Er war zufrieden und satt.
»Kuffi, ich geh dann mal ins Bett, hab morgen wieder einen langen Tag.«

Wie oft dachte ich in meinem Leben, ich sei am Ende angelangt, ich könnte nicht mehr. Seltsam: Man kann dann doch immer noch ein Stück weiter. Was blieb mir auch anderes übrig. Ich hatte keine Wahl. Es war, als würde mich jemand auswringen. Bis zum letzten Tropfen meiner Kraft wurde alles, was ich leisten konnte, aus mir herausgepresst, und wenn ich glaubte, ich wäre total ausgewrungen, drehte das Schicksal noch eine Runde weiter.

Es geschah an einem Sonntag im Frühling gegen fünf Uhr morgens. Ich wachte mit Herzklopfen auf. Kurz orientierte ich mich, dann hörte ich ein Jammern. Was war denn das? Und woher kam es? Es klang, als komme es aus dem Garten … Oder war das der Regen? Irgendwann in der Nacht hatte es zu schütten begonnen. Nein, da wimmerte etwas. Was konnte das für ein Tier sein? Ich schloss die Augen und konzentrierte mich. Aljoscha!!! Ich sprang auf und raste in sein Zimmer. Das Bett war leer. Ich fand ihn im Garten. Im klatschnassen Schlafanzug, mit dem Gesicht auf der Erde lag Aljoscha im Gras. Ein hilfloses kleines Bündel Mensch. Er bekam kaum mehr Luft. Feuchte Erdklumpen klebten in seinen Augen, seiner Nase und im Mund. Sein ganzer Körper war verkrampft.
»Helmut! Helmut!«
Ich riss Aljoscha an mich. Er war eiskalt und steif.
»Helmut!«
Helmut stammelte »O Gott«, rannte ins Haus und suchte das Notfall-Medikament. Ich trug Aljoscha ins Wohnzimmer. Wir zogen ihm den nassen Schlafanzug aus. Sein armer gequälter Körper war so verkrampft, dass wir die Rektiole kaum einführen konnten. Zum Glück wirkte sie schnell. Aljoschas Körper entspannte sich. Nur seine Beine nicht, sie blieben steif. Aljoscha war nicht ansprechbar. Helmut rief den Notarzt. Zehn Minuten später, die sich für uns wie hundert Stunden anfühlten, zuckte das blaue Licht durch unseren Garten. Ich zitterte am ganzen Körper. Aljoscha wachte nicht auf. Der Sanitäter beatmete ihn und verabreichte ihm Diazepam. Keine Reaktion.
»Brösel! Brösel! Bitte komm zurück! Bitte!«
Endlich traf der Arzt ein. Die Notarztwagen sind oft nur mit Sanitätern besetzt. Der Arzt spritzte Aljoscha ein krampflösendes Mittel.
»Vielleicht sollten wir einen Hubschrauber anfordern und ihn nach Freiburg fliegen lassen«, überlegte er.

Der Sanitäter nickte mit ernster Miene.

»Ja, das ist die beste Lösung«, entschied der Arzt. Er wirkte sehr nervös. Am Telefon erfuhr er von der Einsatzzentrale, dass wegen des starken Regens kein Hubschrauber starten könne.

»Dann nach Kempten ins Krankenhaus. Schnell!«

Helmut und der Sanitäter betteten Aljoscha auf die Trage. Seine Beine waren noch immer steif. Wir rannten zum Notarztwagen. Helmut würde bei Joshua bleiben. Er drückte mir das warme Tuch in die Hand, mit dem ich Aljoschas Gesicht notdürftig gesäubert hatte. Dann fuhren wir los. Sehr schnell. In den Kurven schlingerte der Wagen zweimal heftig. Warum fuhr der Sanitäter so schnell? War es … so gefährlich? Auf der B12 kam Aljoscha langsam wieder zu sich. Als wir im Krankenhaus anlangten, war er wach, aber eiskalt und völlig erschöpft. Bei der Aufnahme erntete ich vorwurfsvolle Blicke, warum der Patient so verdreckt sei.

Wir bekamen ein Zimmer zugewiesen. Aljoscha schlief sofort ein und schlief den ganzen Vormittag. Er erholte sich wie immer schnell. Ich war fix und fertig. Ich wollte nach Hause. Der Arzt wollte uns nicht gehen lassen. Das sei unverantwortlich. Das Kind müsse zur Beobachtung im Krankenhaus bleiben.

»Ich weiß, was ich tue. Zu Hause ist es am besten für meinen Sohn.«

Ich rief Helmut an, er holte uns ab.

»Wollen Sie noch mal zu uns kommen?«, fragte Dr. Wolff.

»Nein danke«, sagte ich. »Jetzt geht es wieder.«

»Frau Kuffner, ich habe doch noch eine Idee.«

»Ja?«

»Es gibt da ein neues Medikament. Es heißt Keppra und ist ganz frisch auf dem deutschen Markt zugelassen.«

»Und Sie meinen, das hilft uns?«

»Es ist einen Versuch wert.«

»Dann kommen wir. Morgen?«
»Sehr schön. Ich sage hier in der Klinik Bescheid. Wie immer gegen Mittag, Frau Kuffner?'«
»Ja. Bis morgen.«

Drei Tage später waren wir wieder zu Hause, und drei Wochen später wussten wir, dass auch Keppra nicht half. Wir kehrten zurück zu Petnidan. Das half anscheinend am besten, was bedeutete, dass die Absencen manchmal weniger wurden. Heute frage ich mich, was passiert wäre, wenn wir Aljoscha überhaupt keine Tabletten gegeben hätten. Vielleicht hätte das keinen Unterschied gemacht. Die schwarzen wilden Balken in seinem Gehirn waren unzähmbar, die machten doch, was sie wollten.

Und so ging es auf und ab. Ein paar Wochen lang hielten sich die Absencen in Grenzen, dann häuften sie sich so dramatisch, dass ich Aljoscha wie zu Beginn seiner Kindergartenzeit ständig in Kempten abholen musste, weil er dauernd umfiel. Auch im Auto konnte er sich nicht aufrecht halten, kippte immer wieder weg, schlug mit dem Kopf gegen die Fensterscheibe. Einmal war Joshua mit dabei und griff von hinten nach vorne, um Aljoschas Kopf festzuhalten.
»Mama, ich trage ihn.«
»Das machst du super.«
»Mama, ich hab ihn ganz gut.«
»Ja, halt ihn schön fest.«
Alle paar Kilometer übergab sich Aljoscha. Seine Brust und sein Bauch waren vollgespuckt, der gelbliche, säuerlich riechende Brei troff auf den Autositz. Ich fuhr mit zusammengekniffenen Lippen und rasendem Herzen.
»Mama, es ist ganz schlimm, oder?«, fragte Joshua.
»Das wird schon wieder«, bemühte ich mich um Fassung.
»Gleich sind wir beim Doktor.«

»Du bist immer still, wenn es ganz schlimm ist. Der Papa redet viel, wenn es ganz schlimm ist.«
»Ach so? Ja. Ja, das stimmt. Das hast du gut beobachtet, Joshua. Aber es ist sicher nicht so schlimm, wie es aussieht«, versuchte ich ihn und mich zu beruhigen. »Gleich sind wir da.« Der Kinderarzt war jetzt mein hauptsächlicher Ansprechpartner. Nicht nur für Aljoscha. Auch für mich.
»Nehmen Sie Johanniskraut«, riet er mir einmal. Oder: »Bitte versuchen Sie, wenigstens ein Wochenende ohne Ihre Familie zur Ruhe zu kommen.«
Ich hatte den Wagen gerade auf dem Parkplatz beim Kinderarzt abgestellt, da verzerrte sich Aljoschas Gesicht grauenhaft. Seine Augen verdrehten sich nach oben, sein Mund öffnete und schloss sich, und er machte merkwürdige Schmatzgeräusche. Es klang ekelhaft. Sein Gesicht war nur noch eine Maske. Starr. Verzerrt. Entsetzlich. Was war das? Hilfe! Ich fuhr mit meinem Finger in seinen Mund. Nicht, dass er die Zunge verschluckte.
»Brösel!«
Keine Reaktion.
Ich zog ihn aus dem Auto und rannte in die Praxis. Joshua lief entsetzt hinter mir her.
»Mama! Mama, was ist mit Brösel?«
»Später, Joshua. Wir reden später darüber. Jetzt muss der Arzt ihm erst helfen.«
Ich legte Aljoscha auf einer Liege ab, da kam er wieder zu sich. War das ein Anfall? Und warum hatte sich sein Gesicht verzerrt, warum dieses Schmatzen?
»Mama, muss der Brösel jetzt sterben?«
Ich schüttelte den Kopf. »Nein! Nein, Joshua!«
Joshua fing an zu weinen. Ich umarmte ihn und hielt gleichzeitig Aljoschas Hand. »Er wird nicht sterben, hörst du, er wird nicht sterben«, sagte ich. Es klang wie eine Beschwörung.

Endlich kam der Arzt. Nach einer kurzen Untersuchung erhielt ich die Diagnose: ein Infekt. Was für eine gute Nachricht! Erleichtert fuhren wir nach Hause.
Wie immer wurde Brösel sehr schnell wieder fit. Das Im-Bett-Liegen machte ihm auch nicht viel aus, da er ein neues Hobby gefunden hatte.

Aljoscha hatte die Schere als Werkzeug entdeckt, und seither war nichts mehr vor ihm sicher. Wo auch immer er einen Traktor abgebildet fand: Der gehörte ausgeschnitten, egal, ob aus Büchern, Zeitungen, Zeitschriften, Katalogen. Dabei gab sich Aljoscha keiner übertriebenen Liebesmüh hin. Hauptsache, die Schrift war weg. Die wollte er nicht. Die störte ihn – so erklärte ich es mir. Mit der Schrift konnte er ja nichts anfangen. Die Buchstaben verschandelten die schönen Bilder. Seinen ersten Bildband *Fendt-Traktoren* hatten wir ihm nach der Operation geschenkt. Nun, ein halbes Jahr später, bearbeitete er das sechste Buch. Aus den fünf Vorgängern hatte er alle Bilder ausgeschnitten. Es passierte immer das Gleiche: Zuerst trug Aljoscha das neue Buch tagelang mit sich herum. Jeder musste es gefühlte hunderttausendmal begeistert mit ihm anschauen. Wenn diese Phase vorüber war, verschwand er mit dem Buch in seinem Zimmer und widmete sich den rund einhundertvierzig Seiten. Auf jeder Seite befanden sich mehrere Bilder, die er alle ausschnitt. Das dauerte. Ich hütete mich, ihn davon abzuhalten, auch wenn sein Zimmer hinterher mit Papierschnipseln übersät war. Wenn Aljoscha arbeitete, hatte ich Ruhe. Der Preis von 25 Euro pro Buch war mir diese Ruhe wert. Hatte Aljoscha alle Bilder ausgeschnitten, klebte er sie in einen Hefter mit leeren Seiten. Nach Fertigstellung dieser exklusiven Edition trug er den Hefter überall mit sich herum. Manche Bilder bekamen eine Sondergenehmigung. Sie wurden nicht archiviert, sondern sollten auf seine Hose oder sein T-Shirt. Aljoscha warb mich als Mitar-

beiterin an, indem er mir Nadel und Faden brachte. Doch wenn ich das Bild an die falsche Stelle nähte, kündigte er mir: Er zerschnitt die Hose oder das T-Shirt. Gewisse Favoriten durften sogar mit ins Bett. Er schlief dann mit einem Papierfetzen in der Hand ein. Eigentlich wunderbar, oder? Leider nur fast, denn irgendwann erlitt Aljoscha einen Wutanfall und zerriss den mühsam zusammengeklebten Hefter, warf ihn in die Ecke, trampelte darauf herum. Danach mussten wir SOFORT in die Stadt, um ein neues Fendt-Traktorenbuch zu kaufen, damit das Spiel von vorne beginnen konnte.
Es war schonender für meine Nerven, ich kaufte sofort ein neues Buch. Und alles begann von vorne. Aljoscha lief ein paar Tage damit rum, zeigte es jedem voller Freude und Begeisterung, als hätte er noch nie so was Tolles gesehen. Und dann begann die Schneide- und Klebearbeit. Selbstverständlich gab es in unserem Haushalt keinen Uhu-Kleber. Ich durfte mir das nicht mal ausmalen. Ich war ausreichend beschäftigt mit den Prittstiften. Die zogen kaum Fäden. Aber sie waren überall. Aljoschas Zimmer war eine Klebstofffabrik. Er drehte die Stifte stets bis zum Anschlag heraus und war nicht zimperlich in der Handhabung. Sein Zimmer klebte wie ein Fliegenfänger. Auch Emma blieb davon nicht verschont, manchmal war sie übersät mit Papierschnipseln. Helmut, Joshua und ich entwickelten sich zu Papiermonstern. Die Schnipsel klebten an unseren Schuhen, an der Kleidung, in unseren Haaren. Wir liefen herum wie aus Pappmaschee. Doch wir sagten nichts. Denn Aljoscha war ruhig, wenn er arbeitete. Und das war für uns das Paradies. Hin und wieder rutschten wir aus und fielen, das fand er lustig. Prittstiftreste sind übrigens viel glatter als Bananenschalen!

Wenn der Klebstoff ausging, mussten wir sofort! neuen kaufen. Ich beugte mich der Dringlichkeit. Es war besser für meine Nerven. In den einschlägigen Geschäften rannte Aljoscha zielstrebig in die jeweilige Abteilung und griff sich so viele Prittstifte, wie er packen konnte. Vier bis fünf Stück waren das jedes Mal, selbstverständlich die dickste Größe. Wenn wir danach noch zu einer Traktorwerkstatt fuhren, um Nachschub an Prospekten zu holen, war Aljoscha überglücklich. Mit vollem Einsatz arbeitete er beim Autofahren als Navi, zeigte nach links und rechts und wehe, ich bog falsch ab. Aljoschas Software schlief nie, er wusste genau, wo die wirklich wichtigen Orte lagen, und wurde sehr ungehalten, wenn ich sie nicht anfuhr.

In den Traktorwerkstätten und -läden verdrehten manche die Augen, wenn wir aufkreuzten. Die Hochglanzprospekte waren bestimmt nicht billig. Doch niemand verbot uns, welche mitzunehmen – obwohl wir nie einen Traktor kauften.

Es fiel mir sehr schwer zu verstehen, warum Aljoscha seine mit so viel Liebe und Begeisterung hergestellten Kunstwerke zerstörte. Es tat mir in der Seele weh. Ich fand keine Erklärung dafür, vielleicht gibt es auch keine, vielleicht überkam ihn einfach sein Jähzorn. Wenn Aljoscha wütend war, kannte er keine Grenzen, er hatte sich nicht mehr im Griff und machte oft Dinge kaputt, was ihm später leidtat. Er konnte sich nicht beherrschen, bei einem Wutanfall lief er aus dem Ruder. Immer wieder versuchte ich ihm zu erklären, dass er selbst für die Vernichtung seiner Werke verantwortlich war und ich keine Lust hatte, ihm ständig neue Traktorenbücher zu kaufen. Ich hielt ihm die Fetzen vors Gesicht und gebärdete so gut ich konnte den Zusammenhang. Aljoscha drehte mir den Rücken zu. Beleidigt. Er schmollte. Darin war er Weltmeister. Bis er sich flugs umdrehte, ein charmantes Lächeln im Gesicht, ein Buch in die Luft malte und Daumen und Zeigefinger aneinander rieb: Buch kaufen.

Wenn nun ich mich wegdrehte und schmollte, hatte ich schon verloren. Gegen den Weltmeister kam ich nicht an. Der konnte richtig aufdrehen und dermaßen brüllen, dass ich doch wieder nachgab. Natürlich nicht auf Anhieb. Wir kämpften miteinander. Ich gebärdete ihm, dass Mama kein Geld habe. Dass wir nicht einkaufen gehen würden – einkaufen bedeutet einen imaginären Einkaufswagen schieben. Ich zeigte auf ihn: »Du hast es«, ich zerbrach einen imaginären Stock in der Luft, »kaputt gemacht.« Ich schüttelte den Kopf. »Jetzt ist Schluss«, sagte ich und schlug mit der Handkante der rechten auf die flache linke Hand.

Aljoscha verstand das sehr wohl – und vergaß es gleich wieder. Kurz darauf fing er erneut davon an.

Ja, ich hätte warten könnte, ehe ich ihm das nächste Fendt-Traktorenbuch kaufte. Doch dann wäre er mir ständig ausgebüchst, da er sich gelangweilt hätte. Mit den Fendt-Büchern war er beschäftigt und brav. Also gab ich nach.

Das war auch die einzige Möglichkeit, ihn beim Einkaufen an meiner Seite zu halten. Sonst rannte er weg. In irgendeine Buchhandlung … und wie das ausgehen konnte, hatten wir ja schon erlebt. Joshua verstand es allerdings auch nicht, dass sein Bruder alles kaputt machte. Immer wieder fragte er mich: »Mama, warum macht das der Brösel?«

Ich blieb die Antwort schuldig.

Beim achten oder neunten Fendt-Buch bekam ich einmal einen Wutanfall. Ich tobte und wurde sehr laut. »Nie mehr«, rief ich, »bekommst du ein Buch. Es reicht. Wir haben keinen Geldesel!«

Aljoscha drehte sich weg.

Joshua wollte wissen, was ein Geldesel sei. Ich erklärte es ihm.

Mein kluger Junge erwiderte: »Mama, morgen, wenn du Brösel wieder ein Buch kaufst, erinnere ich dich daran, dass wir keinen solchen Esel haben.«

ZWEITES HALBJAHR 2005

Diesmal waren wir klüger und beschlossen, in den Sommerferien zu Hause zu bleiben. Wir würden Fahrradtouren unternehmen, schwimmen – schließlich kamen aus ganz Deutschland Touristen in unsere Gegend, da musste doch auch hier ein schöner Familienurlaub für uns möglich sein. Theoretisch ja. Praktisch war es schwierig, denn Helmut war oft fort. Er nutzte jede Gelegenheit, von zu Hause wegzukommen. Sein Auto war bestimmt das sauberste im Allgäu, und Signorina Rossi brauchte gerade im Hochsommer Auslauf. Für mich war das anstrengend. Ferien habe ich in den letzten Jahren immer gehasst, weil ich nie zur Ruhe kam, und diesmal dehnten sich die Sommerferien schier endlos. In den Jahren zuvor hatte Helmut großen Wert darauf gelegt, dass wir in den Ferien viel zusammen unternahmen. Traurig stellte ich fest, dass es diesmal anders war. Wenn ich Helmut beobachtete, erkannte ich, dass er nun auch am Ende war. Er hatte keine Kraft mehr. Dass Aljoschas Kopfoperation nicht den erhofften Erfolg gezeigt hatte, konnte er nicht verwinden.

Auch mir fiel das sehr schwer. Deshalb verstand ich es gut, dass Helmut das Weite suchte. Ich selbst wäre gern vor mir weggelaufen, deprimiert, wie ich war. Helmut hatte ständig spontan Fahrstunde und musste Unterricht halten und sich um Problemfälle kümmern, bei Prüfungsangst trösten. Das musste ich doch verstehen. Das war wichtig. Einmal warf ich ein Glas Marmelade nach ihm. Als es an der Wand zerschellte, war Helmut schon draußen. Ich schaute zu, wie die klebrige Pampe an der Wand entlangrutschte. Holunder. Dann

rief ich Lola an und beschwerte mich bei ihr, weil ich die Sauerei nun auch noch wegputzen musste.
Die Kinder hatten meinen Ausraster miterlebt. Aljoscha war begeistert und warf den ganzen Tag lang Gegenstände an die Wand. Joshua war bedrückt. Helmut gestand mir abends, er sei entsetzt gewesen: »So was bin ich normalerweise nur von Brösel gewöhnt.«
Joshua, mein bestes Pferd im Stall, versuchte es mir leichter zu machen. Wenn er merkte, dass Aljoscha mich zu sehr nervte, zog er ihn in sein Zimmer und bot ihm an, Legotürme umzustoßen. Aljoschas Absencen waren wieder seltener geworden, dafür schlug sein alter Freiheitsdrang durch, und er büxte ständig aus.

Einmal planten wir eine Fahrradtour. Wie immer, wenn wir etwas zusammen unternehmen wollten, entwickelte sich alles anders, als wir es uns wünschten. Wir waren keine zehn Minuten unterwegs, da kamen unsere Jungs auf die Idee, eine Abkürzung durch den Wald zu nehmen. Helmut und ich hatten nichts dagegen. Wir Alten radelten gemütlich auf der kleinen geteerten Straße. Im Wald hörten wir das Lachen unserer Kinder und hin und wieder Joshuas Richtungsangaben: rechts, links, geradeaus, Brösel, geradeaus, nein, geradeaus! Auf einmal ein gellender Schrei. Joshua! Vor Schreck fiel ich fast vom Rad – da kamen unsere Buben schon aus dem Wald gerannt, mit Händen und Füßen um sich schlagend, inmitten eines wilden Schwarms Wespen. Ich schnappte mir Joshua, Helmut zog Aljoscha hinter sich her. Wir verscheuchten die Biester und zählten Beulen: Joshua hatte acht, Aljoscha vier Stiche. Joshua weinte, Aljoscha nicht. Als wir uns einigermaßen beruhigt hatten, fiel uns auf, dass die Fahrräder fehlten. Das war der richtige Zeitpunkt für George Clooney. Heldenhaft schlug er sich durch das Dickicht und rettete todesmutig die Räder – sie lagen auf dem Wespennest. Damit war unser Familienausflug beendet. Kurz darauf bekam Joshua am ganzen Körper rote Quaddeln. Ich verbrachte die Nacht mit ihm im Krankenhaus. Aljoscha hatte seine Stiche da schon längst vergessen.

Ein paar Tage später, ich war mit den Kindern allein, rannte Aljoscha aufgeregt ins Haus. Er gebärdete mir hektisch, ich solle mitkommen. Schnell! Seinen Gesten entnahm ich, dass am Carport eine Schlange sei. Ich glaubte ihm kein Wort, doch er war so aufgebracht, dass ich lieber mal nachsehen wollte. Aljoscha zeigte mir die Stelle, wo er die Schlange gesehen haben wollte. Da war nichts. Ob er sich das ausgedacht hatte? Zweifelnd schaute ich ihn an. Da streckte mir Aljoscha seinen Zeigefinger entgegen. Der Finger war etwas gerötet, und an der Kuppe entdeckte ich ein kleines Loch. Mir wurde schwindlig. War das ein ... Schlangenbiss? Und wie war es dazu gekommen? Was hatte er gemacht? Mit der Schlange *gespielt?* Ich hatte von Nachbarn gehört, dass es oben im Wald Schlangen gab, aber hier bei uns? Während ich auf Aljoschas Finger starrte, wurde er dicker und dicker. Panik packte mich. Ich lief ins Haus, sagte Joshua Bescheid und fuhr zum Kinderarzt.

»Es hört sich vielleicht komisch an«, erklärte ich der Sprechstundenhilfe, »aber ich glaube, Aljoscha ist von einer Schlange gebissen worden.«

Die Sprechstundenhilfe war gar nicht überrascht. Ich erfuhr, dass so etwas hin und wieder vorkomme.

Der Arzt war jedoch genauso unsicher wie ich. Man erkannte einen Zahnabdruck am Finger, ja – aber ob der von einer Schlange stammte? Aljoschas Finger schwoll immer stärker an, wie ein Ballon sah das oberste Fingerglied aus. Der Kinderarzt bat die Sprechstundenhilfe, einen Krankenwagen zu bestellen, und sie richtete mir einen schönen Gruß von der Leitstelle aus. Leider waren wir dort gut bekannt. Aljoschas

Hand färbte sich lila. Als wir im Krankenhaus ankamen, hatte sie sich in einen lila Sack verwandelt. Aljoscha war gut drauf. Er zeigte jedem, was ihm passiert war, indem er mit spitzer Zunge und zischelnden Lauten herumlief. Die meisten Menschen zuckten irritiert zurück, wenn Aljoscha sie dergestalt »angriff«. Wer wusste, was passiert war, lachte los. Mogli und die Schlange Ka!
Mehrere Ärzte untersuchten Aljoschas Hand, hielten Rücksprache, telefonierten – und kamen zu der Ansicht, dass er wohl von einer Kreuzotter gebissen worden war. Nach einer Beratung mit Dr. Wolff in Tübingen entschied man sich gegen das Serum, da niemand wusste, wie es bei Aljoscha wirken würde. Man verabreichte ihm ein Antibiotikum. Ich hatte in der Zwischenzeit Andrea angerufen und gebeten, Joshua zu sich zu holen, da Helmut unabkömmlich war. Abends brachte er mir eine Tasche mit dem Nötigsten. Erst nach zwei Tagen wirkte das Antibiotikum, und der Sack, der einmal die Hand meines Sohnes gewesen war, wurde kleiner. Doch heim konnten wir noch nicht. Wir blieben. Und warteten. Urlaub im Krankenhaus. Was für eine tolle Abwechslung.

Wenigstens versäumten wir keinen Sommer. Es regnete ohne Unterlass. Die Pegel der Flüsse stiegen. Eine Hochwasserwarnung wurde ausgegeben. Von alldem bekamen wir nicht viel mit, ich hörte kein Radio und sah nicht fern, Helmut erzählte es mir am Telefon oder Besucher in der Klinik. Aljoscha war in Hochform. Er fand Krankenhaus nach wie vor toll. In unserer vierten Nacht wachte ich irgendwann auf. Es war sehr dunkel im Zimmer, nur die grüne Leuchte über der Tür verbreitete einen fahlen Schimmer, und der Regen prasselte an die Scheiben. Da hörte ich es. Sirenen heulten in der Ferne. Feuerwehren rasten durch die Stadt. Die Martinshörner klangen gedämpft durch die dicken Mauern des Krankenhauses zu mir. Hier war alles wie in Watte gebettet. Draußen ging anscheinend die Welt unter. Von der Nachtschwester erfuhr ich, dass man befürchte, die Altstadt Kemptens würde überflutet. An mehreren Stellen war die Iller über die Ufer getreten. Katastrophenalarm wurde ausgelöst.

Am nächsten Morgen rief Helmut mich aufgeregt an. »Kuffi! Wir haben Wasser im Haus!«
Ich konnte unmöglich länger im Krankenhaus bleiben. Ich packte unsere Sachen und sagte den Ärzten Bescheid ... Würde ich es überhaupt bis nach Hause schaffen? Viele Straßen waren gesperrt, ich fuhr vorbei an überfluteten Wiesen, einer Seenlandschaft. Es regnete ohne Unterlass. Schon vom Carport aus sah ich, dass unser Garten unter Wasser stand. Und nicht nur der Garten, die gesamte Wohnung. An Holzböden und Möbeln zog die Feuchtigkeit herauf. Die Teppiche waren triefend nass; als ich darüberlief, saugten sich meine Schuhe schmatzend fest. Es fühlte sich an, als würde ich durch eine matschige Wiese voller Pfützen waten. An den Wänden wuchsen dunkle Flecken. Helmut hatte die wichtigsten Sachen höher gestellt, doch wirklich geholfen hatte das nicht. Er war nach einer mit Räumen verbrachten Nacht fix und fertig. Fassungslos stand ich in unserem ehemals so gemütlichen Wohnzimmer.
Wir versuchten zu retten, was zu retten war – nicht so leicht in einem Bungalow. Nachdem wir bis zum Nachmittag geputzt und alles Wertvolle auf dem Dachboden und in die Garage gewuchtet hatten, fuhren wir in einer Regenpause mit den Fahrrädern los, um uns einen Überblick zu verschaffen und die Jungs zu beschäftigen. Wir erkannten unsere Heimat kaum mehr. Die Wiesen waren bis zu fünfzig Zentimeter hoch überschwemmt. Joshua und Aljoscha fanden das toll. Mit Vollgas fetzten sie durch die Pfützen. Weit spritzten die Fontänen. Teilweise stand ihnen das Wasser bis zum Bauch. Kind wäre ich jetzt auch gern gewesen. Da ist das Hochwasser ein Aben-

teuer. Für uns war es der blanke Horror. Erst bei der Ankunft zu Hause realisierten wir den beträchtlichen Schaden. Hier würden wir nicht bleiben können. Wir würden uns für die nächsten Wochen oder Monate eine Unterkunft suchen müssen. Das Haus musste trockengelegt und saniert werden.

Helmut telefonierte zum wiederholten Mal mit unserem Vermieter, dann arbeiteten wir weiter, um unsere Sachen zu retten, zu trocknen und alles Nötige zu organisieren. Die Versicherungen, die Handwerker – es nahm kein Ende. Über einen Fahrschüler bekam Helmut am nächsten Tag Geräte, die Feuchtigkeit aufsaugen sollten. Sie waren laut und zeigten mir bei jedem Blick, dass dies nicht mehr mein Daheim war. Als die Böden und Wände äußerlich getrocknet waren, begann es modrig zu riechen. Aus mir unverständlichen Gründen – wir sind doch wirklich eine nette Familie –, hatten viele Vermieter Bedenken. Sie wollten keinen Hund, schon gar keinen Kampfhund, auch nicht in Mini und auch nicht, wenn er Emma hieß und Weltmeisterin im Wedeln war, sie vermieteten nicht im Winter oder nur langfristig, oder die Wohnungen waren zu klein oder zu teuer und zu weit weg von den Schulen der Jungs.

In der letzten Woche der Sommerferien war Aljoscha wieder einmal verschwunden. Auch sein Fahrrad fehlte. Er konnte also ziemlich weit weg sein. Wie immer strömten wir in alle Richtungen aus. Wie immer suchten wir am Anfang ruhig und gelassen, und nach einer halben Stunde brach die Panik durch. Helmut war mit dem Fahrrad unterwegs, ich mit dem Auto. Nachdem ich bereits zwei Runden gefahren war, starrte ich unser Haus an, um kurz bei Joshua vorbeizuschauen, ich war nervös, wenn ich ihn allein lassen musste, da sah ich, dass Helmut den Berg bei unserem Haus herunterlief. Er trug etwas im Arm. Erst als er näher kam, erkannte ich, dass es

Aljoscha war, von oben bis unten mit Dreck beschmiert. Er zitterte am ganzen Körper, stank ekelhaft nach Mist, und seine Lippen waren blau. Er war nicht ansprechbar – als habe er einen Schock.

Wir steckten ihn zuerst einmal in die Badewanne und wickelten ihn dann in Decken. Immer wieder zeigte er auf seinen Bauch. Dann gebärdete er, ein Pferd habe ihn getreten. Das Pferd zeigte er uns, indem er imaginäre Zügel hielt und sich in den Bauch boxte. Von außen konnte man nichts sehen. Doch er jammerte. Kein gutes Zeichen bei Aljoscha.

»Und wenn er innere Verletzungen hat?«, fragte Helmut.

Wir starrten uns erschrocken an. Dann packte ich eine Tasche mit dem Nötigsten – darin hatte ich mittlerweile Übung – und wir fuhren … wohin wohl – ins Krankenhaus. Auf dem Weg dorthin übergab sich Aljoscha mehrmals. Die Ultraschalluntersuchung beruhigte uns zum Glück. Kein Grund zur Besorgnis. Also durften wir wieder nach Hause. Am liebsten hätte ich mich in eine Ecke verkrochen. Ich wollte nichts sehen, nichts hören, nichts tun müssen.

Doch wir mussten packen für den Umzug in die Ferienwohnung, die wir schließlich gefunden hatten. Sie lag im nächsten Dorf und war genau richtig für uns. Wir waren nicht zu weit weg von zu Hause und den Schulen der Kinder – Aljoscha wurde in diesem Jahr eingeschult. Er kam in die Schule für Gehörlose in Ursberg. Wie sehr hatte ich mich darauf gefreut. Das war ein großer Fortschritt – und nun ging er unter in den Folgen des Hochwassers.

Morgens wurde Aljoscha mit dem Bus abgeholt, und mittags kam er gegen 13.30 Uhr zurück. An den ersten beiden Tagen fuhr ich mit ihm. Aljoscha fühlte sich wohl in der Schule. Die Klasse bestand aus fünf Kindern, allerdings fand hier kein Wettlernen statt, eher das Gegenteil. Die Lehrer mussten achtsam sein und die richtigen Momente abpassen, wann sie ihren Schülern etwas beibringen konnten. Eine neue Gebärde oder was auch immer. Normaler Unterricht, wie man ihn landläufig mit Schule verbindet, fand nicht statt. Die Kinder mussten auch nicht auf ihren Stühlen sitzen bleiben; Aljoscha, so hörte ich, zog sich immer wieder mal zurück auf eine Matte, und man ließ ihn gewähren.

Am Anfang seiner Schulzeit machte Aljoscha überhaupt keine Fortschritte. Wegen seiner Absencen war er nicht aufnahmefähig. Sehr schmerzlich verabschiedete ich mich von dem Traum, dass er bald sprechen würde. Bevor er sprechen und lernen konnte, musste in seinem Kopf Klarheit herrschen. Er musste begreifen, was ihm das Lernen bringen würde – und bis dahin hatten wir noch eine weite Strecke zurückzulegen.

Für Aljoscha war unsere Ferienwohnung auf einem Bauernhof das Paradies. Die Vermieter nahmen uns freundlich auf, und Aljoscha durfte nach Herzenslust auf jedem Traktor thronen, was bedeutete: Er war ständig unterwegs, mähte Gras, wendete es und fuhr Mist aus. Wir klaubten Äpfel und Birnen und bekamen für unsere Hilfe wunderbaren Saft. Einmal lagen zwei Ferkelchen in meinem Bett, nein, nicht meine Jungs, echte Ferkel, zum Knuddeln süß! So gelang es uns manchmal für ein paar Augenblicke, den Stress zu vergessen. Wir spielten Urlaub. Leider gab es auf dem Bauernhof ein sehr großes Silo. Das machte mir Sorgen – Aljoscha könnte hineinfallen. Und natürlich war das Leben in dieser provisorischen Bleibe unangenehm und anstrengend. Die Wohnung war mit ihren achtzig Quadratmetern zwar groß genug, doch wir waren eben nicht zu Hause, wir vermissten unsere vertraute Umgebung. Ständig fehlte etwas, und wir fuhren zu unserem Haus, um es zu suchen. Manchmal machte das Spaß, öfter nervte es. Meine Haut war dünn geworden in diesem Jahr der enttäuschten Hoffnungen. Ich verlor schnell die Fassung. Ich fühlte mich ausgelaugt und leer und wollte nur noch meine Ruhe. Und ich wollte nicht mehr auf Helmut warten. Ich wollte klare Verhältnisse. Ich wollte nicht länger mutmaßen, ob er wohl nach Hause kommen würde und wann, ob er dann noch eine Fahrstunde hätte oder eine spontane Nachtfahrt oder den Wagen waschen müsste, ob er dabliebe und auf die Jungs aufpasste, ob er am Wochenende mit uns einen Ausflug machen würde oder doch nicht. Ich wollte kein schlechtes Gewissen mehr haben, weil ich zu wenig Zeit für ihn und keine Lust mehr auf seine Geschichten hatte. Ich wollte kein schlechtes Gewissen haben, wenn ich abends müde war. Ich wollte keine drei Kinder, mir reichten zwei. Die Erkenntnis, dass Helmut mir keine Kraft schenkte, sondern mir den letzten Rest raubte, war traurig, doch so war es nun mal.

»Einfacher wäre es«, sagte ich zu Andrea, »Helmut würde gar nicht mehr nach Hause kommen.«

»Was?« Entgeistert starrte sie mich an.

»Also nicht mehr jeden Tag. Ich hätte gern meine Ruhe. Meinen Rhythmus. Er bringt immer alles durcheinander.«

»Du glaubst doch wohl nicht, dass es ohne ihn einfacher wäre. In deiner Situation!«

»Vielleicht doch«, sagt ich, denn das überlegte ich mir tatsächlich immer öfter. Vormittags, die Kinder waren in der Schule, und ich war allein zu Hause: ein tiefes Aufatmen. Ruhe. Endlich Ruhe. Ich hörte kein Radio, und nur selten legte ich eine CD ein. Ich genoss die Stille. Kein schreiender Aljoscha. Niemand, der mich ständig am Arm zog. Ich musste nicht zuhören. Ich konnte einfach da sein in dieser Ruhe und ungestört das tun, was eben gerade anstand. Bis 13.30 Uhr.

Dann hatte Helmut wieder weniger zu tun und war am Vormittag gelegentlich bei mir. Ich merkte, dass mir das nicht guttat. Dass ich nicht zur Ruhe kam in seiner Gegenwart, weil er ständig etwas von mir erwartete. Das war sein gutes Recht, wir waren verheiratet, und er wollte meine Aufmerksamkeit und mir etwas erzählen. Ich aber wollte nichts hören. Und ich wollte keine Nickmaschine sein. Ja, das hast du toll gemacht. Ja, das hast du super hingekriegt. Ja, ohne dich wäre der bestimmt durchgefallen. Die Quelle meiner Bewunderung war versiegt.

»Aber, Manuela!«, rief Andrea am Telefon. »Wenn Helmut weg wäre, hättest du noch weniger Hilfe!«
»Aber auch weniger Stress.«
»Und wenn was mit Aljoscha ist?«
»Ich weiß, dass Helmut immer für mich da sein wird, wenn ich ihn brauche. Ich will nicht, dass er nach Australien zieht. Ich will einfach nur meine Ruhe!«
»Jetzt warte mal ab, bis ihr zurück in eurem Haus seid, dann wird das schon wieder. Ihr seid ein Traumpaar! Ihr gehört zusammen!«
»Ja, das weiß ich«, erwiderte ich. »Deshalb tut es so weh.«
Hin- und hergerissen, überlegte ich, was ich tun sollte. Ich hatte panische Angst vor dem Leben einer alleinerziehenden Mutter. Wie sollte ich das schaffen – mit Aljoscha! Ich spürte aber auch deutlich, dass ich so wie bisher nicht weitermachen konnte.
»Aber wenn du Helmut brauchst!«, sagte Lola am Telefon. »Es ist doch schon so viel mit Aljoscha passiert, wo es gut war, dass du Helmut an deiner Seite hattest. Denk nur an den Pferdetritt! Helmut hat Brösel gefunden.«
»Ich hätte ihn auch irgendwann gefunden, früher oder später, ich habe ihn immer gefunden, und meistens war ich dabei allein.«
»Ist es nicht einfacher für dich, wenn Helmut da ist?«
»Er ist zu oft nicht da«, erinnerte ich sie. »Das ist das Problem.«
Und mich selbst fragte ich, was mir eigentlich fehlen würde. Denn der Mann, den ich herbeisehnte, dieser Mann war Hel-

mut nicht mehr. Ein unkomplizierter, fröhlicher Kerl, der mich zum Lachen brachte. *Bei uns wird nicht mehr gelacht.* Helmut hatte recht. Aber er hatte mir schon lange keine Blumen mehr mitgebracht. Und ich … Ich war auch nicht mehr diejenige, in die er sich verliebt hatte. Wir beide hatten uns durch Aljoschas Krankheit sehr verändert. Wie gern hätte ich das alles auf die Seite geschoben und noch einmal neu begonnen. Ich wollte nicht, dass wir uns trennten. Doch ich hatte keine Kraft, das alles wegzuschieben. Ich wollte allein in unser Haus zurückziehen. Ohne Helmut. Ja, das wollte ich … Aber wie sollte ich ihm das beibringen, ohne ihn zu verletzen? Ich wollte mich nicht radikal von ihm trennen. Ich wollte bitte nur Ruhe.

Ich verbrachte einige Vormittage damit, das Gespräch zu proben. Stundenlang suchte ich einen Anfang. Abends brachte Helmut mir einen riesigen Blumenstrauß. Fast wurde ich schwach. Doch am nächsten Abend wollte er um fünf kommen und rief um sieben an, dass es wohl acht werden würde. Um neun war er da. Die übliche Geschichte. Irgendeine Fahrstunde und dann noch jemanden mit Problemen getroffen, der sich dringend mal ausquatschen musste. »Stell dir vor, der hat …«

»Es interessiert mich nicht, was der hat!«

Helmut starrte mich an.

»Alle anderen sind wichtiger als ich!«

»Aber nein, Kuffi! Es tut mir leid, dass ich zu spät gekommen bin. Ich habe doch angerufen.«

»Ja. Auch zu spät!«

»Kuffi, das kommt nicht mehr vor.«

»Ich will nicht mehr!«

»Was?«

»Ich will nicht mehr, Helmut!«

»Was willst du nicht mehr?«

»Gar nichts will ich mehr.«
»Was redest du da?«
»Ich will nicht mehr warten. Ich will nicht mehr mit dir zusammenleben. Ich will allein in unser Haus ziehen, wenn es im Januar fertig ist. Ich will, dass du dir eine Wohnung in der Nähe nimmst. Dann kannst du dein eigenes Leben leben und musst nicht anrufen und kannst heimkommen, wann du willst, und kannst Händchen halten bei deinen Fahrschülern und dein Auto so lang waschen, bis es Neurodermitis hat, und ich habe meine Ruhe.«
»Kuffi! Ist was Schlimmes passiert? Hat Aljoscha einen Anfall gehabt?«
»Nein. Er schläft. Ich habe einen Anfall.«
»Kuffi! Jetzt hör doch mal. Es tut mir wirklich leid, dass ich zu spät gekommen bin. Weißt du …«
»Es ist nicht nur wegen heute, Helmut. Mir reicht's. Ich kann nicht mehr! Ich will nicht mehr. Es ist aus.«
Helmut begann auf und ab zu laufen. Ich schaute ihm dabei zu. Zählte seine Schritte. Überlegte, wie viele Schritte es in unserem Wohnzimmer zu Hause wären.
»Du meinst also, ich nehme mir eine Wohnung?«
Ich nickte.
»Und dann?«
»Ich hoffe, dass du dich weiterhin um deine Kinder kümmerst und da bist, wenn ich dich brauche.«
»Kuffi …«, Helmut kam auf mich zu, blieb stehen. Er räusperte sich. »Natürlich«, sagte er. Dann grinste er. Es sah ein bisschen schief aus. »Sag mal … kann ich heute Nacht hier bleiben, oder muss ich mir draußen ein Iglu bauen?«

Es war seltsam, in der Stunde unserer Trennung kamen wir uns so nah, wie schon lange nicht mehr. Trotzdem blieb ich bei meiner Entscheidung. Es war richtig so. Ich fühlte mich sehr erleichtert, als ich es Helmut gesagt hatte. Helmut wäre nicht Helmut gewesen, wenn er in den nächsten Tagen nicht versucht hätte, mich umzustimmen. Klangen seine Versuche zuerst noch überzeugend, wurden sie nach und nach schwächer – so, als zeigte er mir nur noch pro forma seine gute Absicht. Der Gedanke, allein zu wohnen, das merkte ich, gefiel ihm. Trotzdem versicherte er sich immer wieder, ob es nicht doch noch einen Ausweg gäbe. »Vierzehn Jahre, Kuffi, das wirft man nicht so einfach weg.«

»Wir werfen es nicht weg. Wir bleiben Freunde.«

»Vielleicht brauchen wir einfach eine Pause, Kuffi. Wir haben eine schwierige Phase und gehen mal eine Weile getrennte Wege und sehen dann weiter.«

»Ja«, sagte ich einfach.

Zwei Tage später stand er abends in der Tür; ich hatte schon Zähne geputzt und war auf dem Weg ins Bett.

»Dann geh ich mal«, sagte er.

»Wohin?«, fragte ich automatisch.

Wie er da so vor mir stand. Gut sah er aus. Begehrenswert. Dies war wieder einer der Momente, in denen ich am liebsten alles rückgängig gemacht hätte.

»Bis bald«, sagte Helmut, und weg war er.

Zweifel quälten mich. War meine Entscheidung richtig? In wenigen Wochen würden wir wirklich getrennte Wege gehen, Helmut hatte bereits mehrere Wohnungen besichtigt.

Vom Fenster aus schaute ich ihm nach. Als würde er meine Blicke spüren, drehte er sich kurz um. Er winkte nicht. Er ging weiter … in sein Leben. In dieser Nacht kam er zum ersten Mal nicht nach Hause.

»Wo ist Papa?«, fragte Joshua am nächsten Morgen.

»Papa ist heute schon früh los. Er wird jetzt öfter nicht da sein.«

»Warum denn?«

»Papa sucht sich eine Wohnung.«
»Wieso? Wir können doch bald wieder heim.«
»Ja. Aber Papa wird in einer eigenen Wohnung wohnen.«
»Toll! Und wo ist die?«
Kinder! Da überlegt sich Mutter tagelang, wie sie es ihm beibringen soll, und dann findet er es toll.
»Weiß ich noch nicht.«
»Darf ich dann bei ihm schlafen.«
»Klar.«
»Ohne Aljoscha?«
Aha, daher wehte der Wind. »Klar. Auch ohne Aljoscha!«
»Super! Und wann kann ich beim Papa schlafen.«
»Bald.«
»Und wo ist das?«
»Joshua, ich weiß es noch nicht.«

Ich erfuhr es am Abend. Helmuts Ein-Zimmer-Apartement in Türkheim lag eine halbe Stunde Fahrzeit von unserem Haus entfernt. Ein angemessener Abstand für den Anfang.

2006

Es ging mir gut. Richtig gut. Ich richtete unser Haus so ein, wie es mir gefiel. Ich putzte und schrubbte, und es war meins. Ich hörte Musik oder nicht und war nie einsam. Der Tag war zu Ende, wenn ich das wollte, und das gefiel den Kindern. Ihre Mama war ausgeglichener. Hin und wieder wollte Joshua vom Papa ins Bett gebracht werden; wenn ich Helmut anrief, kam er gelegentlich vorbei und erfüllte seinem Ältesten diesen Wunsch. Auch für Joshua überwogen – wie für jeden von uns – die Vorteile. Joshua fühlte sich oft von seinem quengelnden und lauten Bruder gestört. Bei seinem Vater hatte er Ruhe vor Aljoscha. Er erlebte wunderschöne Wochenenden mit ihm. Auch Aljoscha genoss es, seinen Papa ganz für sich zu haben, und das tat mir und Joshua gut, weil wir schöne Sachen zu zweit unternahmen. So entspannte sich die Situation für alle. Natürlich fragte auch Aljoscha hin und wieder nach seinem Vater, doch ich vermute, es wäre schlimmer gewesen, sein Fendt-Traktorenbuch wäre verschwunden. Das gilt übrigens auch für den Fall, ich wäre ausgezogen.

»Das ist wirklich verrückt«, stellte Andrea fest. »Die räumliche Trennung bringt euch wieder näher zusammen.«
»Ja«, bestätigte ich sehr zufrieden.
Selbst wenn wir zu viert etwas unternahmen, waren wir nun entspannter. Helmut und ich wussten, dass wir danach unsere eigenen Wege gehen konnten. Normalerweise waren beide Jungs von Montag bis Freitag bei mir, am Wochenende holte Helmut sie, entweder beide oder Samstag Joshua, Sonn-

tag Aljoscha. Dann erlebte Helmut oft die ganze Bandbreite des Lebens mit Aljoscha: An einem eiskalten Februarmorgen kam Helmut morgens aus dem Bad – und Aljoscha war weg. Spurlos verschwunden. Nachdem er in seiner Wohnung, im Haus, Keller und in der Garage gesucht hatte, rannte er auf die Straße. Wo konnte Brösel sein? Er war noch nicht so oft bei Helmut gewesen, dass er Lieblingsplätze in Türkheim haben konnte. Es war eiskalt, Aljoscha trug nur einen dünnen Pulli und seine Jogginghose – keine Schuhe! Mit zunehmender Verzweiflung lief Helmut in der Umgebung seines Hauses herum. Wenn Aljoscha einen Anfall hatte und irgendwo im Schnee lag! Nach zwanzig Minuten rief er bei der Polizei an. Da war Aljoscha gerade von einer Frau abgegeben worden, die ihn zwei Kilometer von Helmuts Wohnung entfernt barfuß auf der Straße hüpfen sah. Sie lud ihn ein mitzukommen, er stieg brav in ihr Auto und ließ sich bei der Polizei abliefern.

»Danke, dass du mir das erzählt hast«, sagte ich zu Helmut, als er mir Aljoscha am Abend brachte. »Aber bitte, sag mir so was nie mehr. Hauptsache, du bringst ihn mir gesund zurück. Was alles im Detail passiert ist, will ich gar nicht wissen, bitte.«

»Aber ich muss es doch jemandem erzählen! Das ist Wahnsinn!«

»Vielleicht kannst du es deinen Fahrschülern erzählen. Bitte!«

Dafür hatte Helmut kein Verständnis. Wir stritten. Das musste auch mal sein. Wir waren viel zu lang viel zu nett zueinander gewesen, und jetzt krachte es manchmal. Eine neue Erfahrung, die ich mit Spannung beobachtete.

Vier Tage später brachte mir der Postbote ein kleines Päckchen mit einem schwarzen T-Shirt für Aljoscha. Helmut hatte es anfertigen lassen: *Ich bin Brösel. Wenn niemand in mei-*

ner Nähe sein sollte, bin ich wieder einmal ausgerissen. Dann ruft bitte unter Telefon … an. Ansonsten macht sich meine Mutter schlimme Sorgen. Danke!

In Helmuts Wohnung fühlte ich mich nicht wohl. Es war eine typische Junggesellenwohnung, und das kam mir komisch vor, weil wir doch verheiratet waren. Doch es war nicht wichtig, wie ich mich dort fühlte. Helmut gefiel es und den Jungs, das war die Hauptsache. Staunend erlebte ich, wie leicht nun alles war. Ich war stolz auf mich, dass ich das durchgesetzt hatte. Und ich plante weitere Veränderungen. Ich beschloss, mir nun endlich Hilfe zu suchen. Besonders Lola, die mir dies seit Jahren vorschlug, freute sich darüber. Leider war der Etat knapp. Rund 1300 Euro stellte die Pflegeversicherung pro Jahr als *Verhinderungspflegegeld* zur Verfügung. Aber vielleicht genügte das für drei Stunden pro Woche. Einen halben freien Nachmittag! So wendete ich mich an das Rote Kreuz und bat um die Vermittlung von jemandem, der »schnell, freundlich, kinderlieb und flexibel« war. Man wollte einen Zivi schicken. Das hielt ich für eine gute Idee. Ein junger Mann war hoffentlich fit genug, um Aljoscha einzufangen. Er konnte mit ihm Fußball spielen. Perfekt!

Der erste Zivi war ein 19jähriges schüchternes Milchgesicht, das die Hände nicht aus den Hosentaschen nahm und verlegen von einem Bein aufs andere trat, wobei es nur auf den Boden starrte. Ich hatte kein gutes Gefühl, Aljoscha mit diesem Jüngling allein zu lassen, doch ich zwang mich dazu. Zwei Stunden trieb ich mich nervös mit Joshua in Kempten herum, er brauchte eine neue Jeans, dann fuhr ich nach Hause, wo sich das Milchgesicht in ein Nervenbündel verwandelt hatte. »Bin ich froh, dass Sie wieder da sind!«

Der zweite Zivi rannte drei Stunden lang hinter Aljoscha her. Er war aschfahl und in Schweiß gebadet, als ich mit Joshua von unserem Ausflug ins Schwimmbad zurückkehrte.

Der dritte Zivi rief mich auf dem Handy an. »I back des id. Komman S' bitte heum, i weiß id, wos i mit dem Bua macha soll. Der hockt auf'm Baum und kommt id runter.«

Bei allen drei Versuchen hatte ich mich nicht entspannt. Ich wäre am liebsten gar nicht weggefahren, doch ich wollte Joshua eine Freude machen. Ich wollte etwas nur mit ihm unternehmen. Die Zivis waren bestimmt bemüht, doch sie waren total überfordert.
Die Vermittlerin beim Roten Kreuz war nun nicht mehr so freundlich wie zu Beginn unseres Kontaktes.
»Ich habe Ihnen drei sehr sympathische, zuverlässige junge Männer geschickt.«
»Ja, das waren sie. Alle drei.«
»Und was wollen Sie dann?«
»Einmal in der Woche drei freie Stunden am Nachmittag, damit ich etwas mit meinem ältesten Sohn unternehmen kann«, erwiderte ich.
»Dann geben Sie doch ein Inserat auf und suchen nach einer Fachkraft, wenn Ihr Sohn eine Extrawurst braucht.«

»Du hast dreimal Pech gehabt«, richtete Lola mich am Telefon wieder auf, »aber das heißt nicht, dass es nirgends auf der Welt Hilfe für dich gibt.«
»In Afrika nutzt sie mir wenig.«
»Auch bei dir in der Gegend gibt es jemanden, da bin ich ganz sicher.«
»Und wie finde ich diesen Jemand?«
»Gib ein Inserat auf.«
»Eine Fachkraft kann ich mir nicht leisten. Das ist doch das Problem! Woher soll ich das Geld nehmen?«
»Schreib einfach«, diktierte Lola, »›Suche Frau, die gern mit Kindern zusammen ist.‹ Und dann wartest du ab.«

Ich musste nicht lange warten. Nach zwei Wochen lernten wir Manuela kennen. Sie hieß tatsächlich Manuela wie ich, war sechsundzwanzig Jahre alt, ruhig, lieb, ausgeglichen und freundlich und – der Hit: gelernte Kinderpflegerin! Aljoscha und sie hatten sofort einen guten Draht zueinander. Leider währte unser Glück nur ein Jahr, dann zog Manuela mit ihrem Mann nach Dubai, und ich fand keine Nachfolgerin für sie, obwohl ich eine Reihe von Annoncen aufgab.

»Vielleicht sollte ich gleich eine Manuela suchen«, sagte ich zu Lola, »vielleicht geht es nicht anders. Vielleicht kommen nur Manuelas mit Brösel zurecht.«

»Ja, das inserierst du«, grinste Lola: »›Suche eine Manuela, für Brösel.‹«

Leider fanden wir nie wieder eine Manuela, und so blieb das eine Jahr mit dieser fröhlichen und liebevollen Frau ein großes Geschenk für mich. Wenn ich Aljoscha einmal in der Woche für drei Stunden in Manuelas Obhut wusste, konnte ich mich wirklich entspannen. Sie würde auch bei einer Absence umsichtig und souverän handeln. So spielte ich mit Joshua Minigolf, wir unternahmen Radtouren oder aßen Eis in der Stadt. Drei Stunden in der Woche, die uns beiden gehörten.

»Mama, schön, dass wir den Aljoscha daheim lassen können«, freute sich Joshua manchmal.

»Ja, mein Großer. Das finde ich auch.«

»Das mag ich gerne, wenn wir was miteinander machen.«

»Ich auch, Joshua.«

»Und beim Minigolf, Mama, da gewinne ich heute alle Nummern.«

»Das werden wir ja sehen!«

In der ersten Zeit mit Manuela fragte ich mich, warum ich nicht früher nach einer Entlastung gesucht hatte. Ich tat mich halt schwer damit, Hilfe anzunehmen. Ich war es gewohnt, meinen Kram alleine auf die Reihe zu bekommen. Das war mein Fehler, genauso wie das unterlassene Jammern. Ich hätte viel mehr jammern müssen, und ich hätte mir öfter helfen lassen sollen. Doch wer kann schon raus aus seiner Haut!

An einem der ersten schönen Frühlingstage planten wir wieder einmal einen Familienausflug. Endlich war der Schnee geschmolzen, doch der Boden war noch kalt und aufgeweicht. Trotzdem strahlte die Sonne mit kribbelnder Kraft, und wir streckten ihr unsere wintermüden Gesichter entgegen. An einem munter sprudelnden Bächlein mit glasklarem Wasser und großen und kleinen Steinen wie Miniaturfindlingen spazierten Helmut und ich gemächlich entlang, während die Jungs Steine hineinwarfen und sich darin übten, flache Kiesel springen zu lassen.

»Das Wasser ist zu unruhig«, rief Helmut ihnen immer wieder zu – vergebens. Ich hörte Vöglein zwitschern und sah zartgrüne Triebe sprießen – das Leben konnte schön sein, so schön wie an diesem Sonntagnachmittag. Aljoscha watete mit seinen Gummistiefeln durch das Wasser. Es störte ihn nicht, dass Wasser oben hineinlief. Da zog er halt die Schuhe aus. Die hinderten ihn ohnehin. Und wenn er schon dabei war: Weg mit der Hose.

»Nein!«, rief ich, zu spät.

Während Helmut losspurtete, um die Hose aus dem Bach zu retten, zog Brösel sich splitternackt aus und rannte dann einfach los. Sprang über Stock und Stein und den Bach und mitten hinein, fetzte über das Moos und an Bäumen vorbei. Helmut, mit einem Bündel klatschnasser Klamotten auf dem Arm, stellte sich neben mich. Ohne Worte versicherten wir uns mit einem Blick, dass wir ihm die Freude lassen wollten.

»Da ist er wieder, unser Mogli«, sagte Helmut heiser.

Ich nickte.

Seite an Seite beobachteten wir den wilden Waldmenschen,

der ganz eins war mit der Natur. Irgendwie war es erschreckend. Genauso aber auch faszinierend – und schön. Dieser kleine Körper im Sonnenlicht, dünn und zerbrechlich – und doch so hart im Nehmen.

»Jetzt entfernt er sich aber zu weit!«, stellte Helmut fest.

Wir liefen los. Joshua trottete hinter uns her. Er wollte lieber bleiben und einen Staudamm bauen. Wie so oft musste er zurückstecken. Ich nahm mir vor, das Staudammspiel an unserem nächsten Nachmittag zu zweit nachzuholen. Wir fanden Aljoscha inmitten eines riesigen Drecklochs. Fröhlich saß er drin und ließ den Matsch durch seine Finger auf die Beine rinnen. Er sah uns nicht kommen. Er war weit weg und ganz da. Im Augenblick. In der Erde.

»Er muss da raus«, beschloss ich, »das ist eiskalt.«

Helmut watete durch den Matsch und hob den protestierenden Aljoscha aus dem Dreckloch. Nachdem wir ihn notdürftig gesäubert hatten, überzeugten wir ihn mit großer Anstrengung davon, wenigstens meinen zweiten Pullover, den ich um die Hüfte geknotet trug, anzuziehen. Wir beschlossen wieder einmal, vorzeitig den Heimweg anzutreten. Helmut mit dem Bündel klatschnasser Aljoscha-Klamotten, ich mit seinen Gummistiefeln, die er sich anzuziehen weigerte. Kaum zu Hause angelangt, Helmut stand unter der Dusche, er hatte ziemlich viel Dreck abbekommen, schnappte sich Aljoscha seinen Roller und raste – in meinem regenbogenfarbenen Pullover mit der Aufschrift *Peace,* der wie ein Minikleid um seine Schenkel flatterte – Richtung Hauptstraße. Sein Ziel war klar: Theo. Ich raste hinterher, schaffte es jedoch nicht, ihn einzuholen. Sein Schutzengel patrouillierte an der Straße. Sie war frei, als Aljoscha sie überquerte. Keuchend folgte ich ihm und fand ihn in der guten Stube bei Theo, wo er sich aus einem Stapel Landwirtschaftszeitungen die interessantesten herauspickte. Dass er keine Unterhose trug, war ihm egal. Theo und seine Familie begrüßten mich herzlich und waren dann sehr besorgt, als ich von der Straße erzählte. Alle versuchten, Aljoscha die Gefahr zu erklären, rissen die Augen auf und fuchtelten wild. Hätte jemand zum Fenster hereingeschaut, der Fall wäre klar gewesen. Aljoscha klemmte sich ein paar Zeitschriften unter den Arm und machte sich aus dem Staub. Zu viele Irre hier in der guten Stube. Schnell verabschiedete ich mich mit einem Dank und einer Entschuldigung für diesen Überfall am Sonntag und hetzte Aljoscha hinterher. Obwohl er gerade eine Standpauke erhalten hatte, überquerte er die Straße, ohne nach rechts und links zu schauen. Zufrieden fuhr er mit seinem Roller nach Hause und breitete die Beute in seinem Zimmer aus, wo er sie – nachdem Helmut ihn wiederum unter die Dusche befohlen hatte – genüsslich betrachtete, Stunde um Stunde. Verschnaufpause für den Rest der Familie. Helmut, Joshua und ich aßen auf der Terrasse Kuchen. Aljoscha hatte sich im Vorübergehen zwei Stück geschnappt und bröselte in seinem Zimmer. Wir hinderten ihn nicht, wir wünschten es uns gemütlich. Helmut hatte sich gerade erst verabschiedet, als Aljoschas dritter Streich an diesem Sonntag folgte. Diesmal mit Joshua als Partner. Die beiden Jungs warfen einen Ball über das Hausdach. Besonders lustig fanden sie es, wenn der Ball auf dem Kaffeetisch landete.

»Schluss!«, rief und gebärdete ich.

Aljoscha verschwand hinter dem Haus. Das kam mir verdächtig vor. Da hörte ich Schritte auf dem Dach. Panisch suchte ich eine Leiter. Aljoscha, belustigt über die Aufregung, sprang, als sei es das Normalste auf der Welt, über das Dach davon. Er kam nicht herunter. Ich wollte nicht hinauf. Da half nur Erpressung. Ich schnappte mir einen seiner Spielzeugtraktoren und drohte, ihn kaputt zu machen. Außer sich vor Empörung, kletterte Aljoscha die Leiter hinab.

Ich reichte ihm den Traktor und schickte ihn in sein Zimmer. Das Abschließen erübrigte sich, er würde eh durchs Fenster ausbüxen, wenn er wollte. Ich lehnte die Tür seines Zimmers an und spitzte die Ohren. Nach einer Weile machte mich die Ruhe misstrauisch. Durch den Türspalt sah ich meinen Sohn am Boden sitzend sein Traktorbuch Nummer elf zerschneiden. Na, wenn es weiter nichts war.

So friedlich wie dieser Tag ausklang, zeigte sich der ganze April. Das Wetter war schön, und Aljoscha schenkte uns viel Zeit, um Luft zu schöpfen, um uns zu erholen. Es war eine große Erleichterung für mich, dass er gerne in die Schule ging. Seine Lehrerin lobte ihn, er sei lieb und freundlich. Das war er zu Hause auch oft. War das jetzt mein Sohn? Der echte? Jeden Mittag, wenn ich ihn am Bus abholte, war ich gespannt: Wer würde mich heute begrüßen? Würde er mir seine Bücher entgegenschleudern, mich anschreien wie ein Irrer? Oder würde er mir mit einer Absence entgegenfallen?
Jeden Tag dieselbe Spannung. Eines Mittags Ende April begrüßten mich zwei lustige dunkelbraune Augen am Busausstieg, die aufleuchteten, als sie mich sahen. Ich küsste Brösel auf die Backe, und er umschlang mich mit seinen dünnen Ärmchen. Ich hielt ihn an der Schulter fest, und so gingen wir nach Hause, Arm in Arm, voller Glück. Auch der Nachmittag und Abend verliefen friedlich, ich las beiden Buben eine lange Geschichte vor, und dann schliefen wir alle drei ein – in meinem Bett. Es war noch dunkel draußen, als jemand an mir rüttelte. Der Wecker zeigt fünf Uhr.
»Aljoscha, ich will nicht, lass mich!«
Er gab keine Ruhe, bis ich die Augen öffnete, das Licht anknipste und ihn anschaute.
»Was willst du?«
»Babababababa!«, machte er und gebärdete Buch und Papa.
Ich gähnte. »Ja. Heute kommt der Papa, und er hat versprochen, dir ein Buch zu kaufen.«
Aljoscha deutete ungeduldig auf den Wecker.

Ich schüttelte den Kopf, »jetzt noch nicht«, und gebärdete ihm, wie lang es dauern würde. Das war eindeutig zu lang für Aljoscha, deshalb erzählte er mir, vielleicht um die Zeit zu überbrücken, immer wieder von dem Buch, das er heute mit dem Papa kaufen würde.
»Weißt du was?«, fragte ich eher mich als ihn. »Am besten, das erzählst du ihm selbst.« Ich holte das Telefon und rief um fünf Uhr fünfundvierzig bei meinem geliebten, getrennt lebenden Ehemann an.
»Babababababababa!«
»Ich wollte dich teilhaben lassen an der Vorfreude deines Sohnes«, erklärte ich.
»Ekel!«, klang es verschlafen zurück.

Leider hielt Aljoschas gute Laune nie lange an. Den Fortschritten folgten häufig schwierige Phasen, in denen er allen aggressiv begegnete, nicht lernte oder von einer Absence in die nächste stürzte. Kurz vor den Pfingstferien begann eine Zeit, in der Aljoscha immer wieder umkippte. Wie ein Sack fiel er in sich zusammen, ungebremst mit dem Kopf auf den Boden. Immer mit dem Kopf auf den Boden. Ich hatte mich nur kurz weggedreht, da war es schon wieder passiert. Ich konnte dieses Geräusch nicht mehr hören. Mich friert, wenn ich heute daran zurückdenke. Es ist das entsetzlichste Geräusch, das ich in meinem ganzen Leben ertragen musste. Bei jedem Laut im Haus zuckte ich zusammen und sah Blut spritzen. Ich war wieder einmal mit den Nerven fertig. Dr. Wolff schlug eine neue Kombination von Medikamenten vor.
Aljoscha vertrug die Medikamente nicht. Er übergab sich tagelang, und die Absencen blieben gleich stark. Dabei war er so erschöpft, dass er die Couch nur selten verließ. Kaum rappelte er sich hoch, fiel er schon wieder um. Seine Umwelt nahm er nicht mehr wahr. Das war fürchterlich für mich.

Nach diesem schönen, vielversprechenden Frühling! Und dass ich nichts tun konnte, überhaupt nichts, nur danebenstehen und zuschauen, wie er litt. Nach Rücksprache mit Dr. Wolff setzte ich das neue Medikament ab und dosierte das alte höher. Es dauerte zwei Tage, ehe Aljoschas ständiger Brechreiz verschwand. Er war nur noch Haut und Knochen, ein Häufchen Elend, das sich kaum aufrecht halten konnte. Er kniete neben dem Eimer am Boden, weil es ihn ständig würgte, bekam währenddessen eine Absence, kippte vornüber und landete mit dem Kopf im Eimer. Bis ich an seiner Seite war, hing sein Kopf im Wasser, mit dem der Eimer ein paar Zentimeter hoch gefüllt war. Das Wasser tropfte aus seinen Haaren und lief ihm übers Gesicht. Er schaute mich entgeistert an, wusste nicht, was mit ihm geschehen war. Ich hätte schreien können vor Verzweiflung.
Als der Brechreiz endlich verschwunden war, dauerte es zwei Wochen, bis Brösel sich von diesen Strapazen erholt hatte. Das war sehr lang für seine Verhältnisse. Ich war nervös. Brösel hingegen war ruhig, verdächtig ruhig. Mein Springinsfeld war nur mehr ein Schatten seiner selbst. Acht Wochen lang konnte er nicht zur Schule, und ich betreute ihn rund um die Uhr. Schwere Zeiten. Besonders Joshua litt darunter – er hatte sich so auf die Ferien gefreut. Nun langweilte er sich, weil wir nichts unternehmen konnten. Zum Glück durfte er oft zu Andrea und seinem Freund Lukas. Trotzdem war es eine traurige Zeit, ich hatte mir die Ferien zum ersten Mal schön vorgestellt mit diesem neuen, freundlichen, lieben Aljoscha. Joshua freute sich riesig, als Brösel endlich wieder zu spielen anfing und Hunger hatte. Natürlich nur auf gesunde Nahrung wie Wurst, Nutella, Gummibärchen und vielleicht noch einen Happen Milchschnitte dazwischen. Er saß auf seinem Bett und schaute Videos an – immer nur solche, die er als kleiner Junge gesehen hatte, als er noch verstehen konnte, worum es ging. So wurde er täglich munterer, während er

sich alles durcheinander in den Mund stopfte. Eine delikate Kombination schienen Wienerle mit Gummibärchen zu sein. Schnell noch Emma eine Handvoll hingeworfen, sie wollte schließlich nicht leben wie ein Hund! Brösel wurde langsam wieder ganz der Alte, und ein echter Brösel hat immer Hunger. Er wollte Müsli und schleppte Schokoladenflakes, Kakao und Milch zum Tisch. Die Mengenverteilung übernahm lieber ich, sonst würden fünfhundert Gramm Kakao auf einhundert Milliliter Milch treffen. Ich rührte um, fertig: Bitte schön. Aljoscha schnappte sich die Schüssel und verschwand. Kurz darauf wollte er ein Honigbrot. Sein großer Appetit freute mich, er hatte viel nachzuholen: Bitte schön, hier das Honigbrot.
Während ich die Wäsche von der Maschine in den Trockner füllte, wollte Aljoscha noch ein Honigbrot. Ich gebärdete ihm, er solle einen Moment warten. Als ich in die Küche kam, traf mich fast der Schlag. Aljoscha hatte sich sein Honigbrot selbst geschmiert. Als Teller diente ihm eine CD, und er war im Begriff, das Brot in der Mitte durchzuschneiden. Drei Stunden später hatte er erneut Hunger und kochte sich Nudeln. Das konnte er selbst, und er vergaß nie, den Herd auszuschalten. Weil es zu lang dauerte, belegte er sich noch geschwind eine Semmel mit Wurst. Sein Mund ging gar nicht so weit auf, wie die Semmel dick war. Aber das machte nichts. Emma half gern. Aljoscha warf, Emma schnappte, weg war eine Semmelhälfte. Die Wurst behielt Aljoscha für sich. Ich schätzte, dass ein Viertel meiner Einkäufe in Emma landete. Kein Wunder, dass sie Figurprobleme hatte.

Nach der Phase des großen Appetits begann eine Phase großer Aggression – als hätte Aljoscha sich dafür Kraft angefuttert. Diese Aggression färbte sofort auf das Verhältnis zwischen Helmut und mir ab. Es war schwierig für uns, gelassen zu bleiben, wenn Aljoscha schlecht drauf war, und er war nur noch schlecht drauf. Seitdem Helmut nicht mehr bei uns wohnte, zeigte er weniger Geduld im Umgang mit Aljoscha. Wenn man Tag für Tag mit Brösel zusammen ist, legt man sich eine dicke Haut zu, man gewöhnt sich an den alltäglichen Wahnsinn. Führt man hingegen ein normales Leben, sind Aljoschas Ausbrüche kaum zu ertragen, und man reagiert entsprechend dünnhäutig. Helmut schimpfte, ich beschwichtigte ihn, das brachte ihn erst recht in Rage, und zum Schluss schrien wir uns an, Joshua weinte, und Aljoscha brüllte. Kein guter Start für einen Familienausflug am Sonntag. Immer war Aljoscha der Auslöser. Er wollte nicht ins Auto einsteigen oder bemerkte, als wir losgefahren waren, dass ein wichtiges Traktorbild fehlte. Da konnte man nicht weiterfahren. Da musste man umdrehen. Sofort. Sonst brüllte Aljoscha los. Seine Stimmbänder waren aus Titan.

»Ich halte das nicht mehr aus!«, rief Helmut.

»Bitte, reiß dich zusammen!«

»Das ist unmenschlich hier, das ist der Wahnsinn!«

»Ja, und ich habe diesen Wahnsinn die ganze Woche. Von Montag bis Freitag und vielleicht noch am Samstag, also wirst du jetzt wenigstens einen dreistündigen Ausflug mit deiner Familie durchhalten können!«

»Wieso brüllt er denn so?«

»Warum fragst du mich das?«

»Weil du doch immer alles weißt! Du kümmerst dich doch rund um die Uhr nur um ihn.«

»Glaubst du, das hab ich mir ausgesucht?«

»Dann hättest du mich nicht rauswerfen dürfen!«

»Das hab ich nicht getan!«

»Ach nein?«

»Nein, ich habe vorgeschlagen, dass wir …«

»Ja, schon gut«, lenkte Helmut ein.

»Und deshalb bist du auch erholt«, setzte ich nach.

»Wie?«

»Weil du eben werktags nicht mit Aljoscha zusammen bist …«

»Ich habe die ganze Woche gearbeitet, und am Wochenende will ich auch mal meine Ruhe!«

»Was soll ich da sagen – ich habe nie Ruhe, nie, nie …«

… Und so holten wir bei dieser Gelegenheit ein paar dreckige Wäschestücke aus der Kiste. Zum Glück kriegten wir uns immer wieder schnell in Griff. Aber manchmal eskalierte die Situation auch. Einmal sagte ich:

»Na, dann steig doch aus!«

»Wenn du anhältst!«

Ich hielt an, und er stieg tatsächlich aus. Mitten in der Pampa. Das war mir nicht recht. Ich hätte gern einen Familienausflug unternommen. Ich wollte wenigstens für ein paar Stunden die Verantwortung teilen. Es war mir auch peinlich, dass es so weit gekommen war und ich ihn nicht am Aussteigen gehindert hatte, aber vor allem war ich wütend, weil er sich wieder einmal den einfachsten Part herausgepickt hatte. Stinksauer auf mich selbst, zog ich mit den Jungs und Emma los. Manchmal war ich so wütend auf mich, dass ich gar keine Lust mehr hatte und nach Hause fuhr. Gelegentlich erwartete Helmut uns nach einer Meinungsverschiedenheit dort, und es wurde doch noch schön. Oder schlimmer. Manchmal nahm er mich fest in den Arm und entschuldigte sich. Dann entschuldigte ich mich. Ich wusste immer, dass ich mich auf Helmut verlassen kann. Bei Kleinigkeiten glänzte er häufig durch Abwesenheit, aber wenn ich ihm sagte, dass ich ihn brauchte, war er sofort da. Diese Sicherheit hat mein Leben enorm erleichtert.

Ich glaube, Helmut war zu Beginn unserer Trennung heilfroh, dem ganzen Wahnsinn entronnen zu sein. Ich glaube, er hat seine eigene Wohnung und sein freies Leben sehr genossen, und bestimmt auch die Ruhe, nach der ich mich so gesehnt habe. Nach einer Weile jedoch vermisste er uns und kam öfter auf einen Sprung vorbei. Wir tranken Kaffee zusammen, ratschten ein bisschen, oder er brachte die Kinder ins Bett. Und dann ging er wieder. So fühlten wir uns beide wohl. Wenn wir schöne Stunden miteinander verbracht hatten, schaute ich ihm manchmal sehnsüchtig hinterher – vielleicht auch mal neidisch. Er ging in die Freiheit. Ich blieb zurück. Hatten wir gestritten, war ich froh, dass er weg war. Ich schätze, es ging ihm genauso. Joshua litt schrecklich, wenn Helmut und ich stritten. Aljoscha interessierte sich nicht dafür.

Im Sommer geriet Aljoscha außer Rand und Band. Es ging ihm von Tag zu Tag schlechter – obwohl seine Absencen kaum sichtbar waren – er stand völlig neben sich und wusste nichts mit sich anzufangen, außer zu zerstören. Er machte alles kaputt. Seine Bücher, Spielsachen, meine Blumen, Haushaltsgegenstände. Jeder Tag war ein zäher Kampf, und ich verlor immer. Er schrie ständig herum, führte sich auf wie ein Berserker und brachte alle zur Verzweiflung. Joshua wurde immer stiller und beschäftigte sich nur noch mit seiner Playstation und dem Computer, wobei er stets Kopfhörer trug, um sich abzuschotten. Wie ein Außerirdischer sah er aus. Das also waren meine Jungs. Ein Monster und ein Außerirdischer.

An einem Nachmittag kam Helmut überraschend vorbei, um Aljoscha mitzunehmen. »Mach was Schönes mit Joshua«, bat er mich, »fahr mit ihm Rad oder so, sonst hat er bald viereckige Augen!«

Joshua und ich freuten uns sehr über dieses Angebot und packten die Badesachen ein. Kaum waren wir unterwegs zu einem See in der Nähe, rief Helmut mich das erste von acht Malen an. Aljoscha hatte im Fahrschulauto einen Anfall. Helmut musste die Fahrstunde abbrechen und Aljoscha auf der

Autobahn-Standspur Erste Hilfe leisten. Eine Stunde später wurde Aljoscha übel, und er spuckte das Fahrschulauto voll. Helmut brach auch diese Fahrstunde ab, zog Aljoschas vollgespuckte Kleidung aus, reinigte ihn notdürftig und war auf dem Weg zu mir – den See, zu dem wir radeln wollten, hatten Joshua und ich gerade erst erreicht – »Schnell, Joshua, hüpf einmal ins Wasser, wir müssen gleich wieder heim!« –, als Aljoscha, nur noch mit der Unterhose bekleidet, wässrigen Durchfall bekam. Helmut steuerte die nächste Tankstelle an, um das Schlimmste zu beseitigen, da fing Aljoscha wieder zu spucken an. Während Helmut Wasser und einen Lappen organisierte, spazierte Aljoscha zielstrebig, aber nackig durch den Laden. Eine Bifi-Salami, Orangensaft und eine Milchschnitte nahm er aus den Regalen. Als Helmut mich zum achten Mal anrief, schrie er nur noch. Zum Schluss bekamen wir beide einen nervösen Lachkrampf. Und Helmut sagte: »Kuffi, ich kann nicht anders. Ich liebe ihn trotzdem. Über alles.«

Joshua war nun schon so groß, dass ich ihn allein mit dem Fahrrad ins Freibad fahren ließ. Es stimmte mich traurig, doch es war leider so: Ich war froh, wenn er weg war und ich ihm unser Irrenhaus ersparen konnte. Das sagte ich ihm auch manchmal. »Joshua, es tut mir so unendlich leid, dass du das immer alles miterleben musst.«
»Ach, Mama, weißt du«, tröstete mich mein Großer, »bei uns rührt sich wenigstens was.«
Mit Freude, weil er so selbständig war, und Sehnsucht, weil ich am liebsten mitgeradelt wäre, schaute ich ihm nach. Ach, wäre das herrlich, wenn ich mit beiden Jungs im Freibad sitzen könnte, wie andere Mütter auch. Ich würde mich auf der Liegewiese sonnen und hin und wieder einen Blick zu meinen Buben werfen, die mit anderen Kindern vom Beckenrand ins Wasser springen würden. Wenn sie zur Toi-

lette müssten, wüssten beide, wie das geht, und sie würden mich mal nass spritzen und sich hungrig über die mitgebrachte Brotzeit hermachen und ständig Eis und Pommes wollen. Wie weit war ich davon entfernt ... wie weit ... Während ich auf der Terrasse sitzend ein wenig im Selbstmitleid versank, kam Aljoscha mit einem Teller Nudeln aus dem Haus. Der Teller war so voll, dass ständig Nudeln herunterglitschten, die Emma, stets diensteifrig wedelnd hinter ihm, sofort wegschlabberte. Dass Brösel eine halbe Flasche Ketchup über die Nudeln gekippt hatte, störte sie nicht. Ihr Maul sah aus, als hätte sie einen Igel mit einem Ball verwechselt. Brösel hatte unterwegs wohl schon einige Nudeln verloren. An der Türschwelle erlitt Aljoscha eine Absence. Der Teller fiel zu Boden. Ich sprang hoch und bekam meinen Sohn gerade noch am Arm zu fassen, so dass ich seinen Sturz abfangen konnte.

Ich war beim Putzen, der Ketchup war bis zu den Fenstern hochgespritzt, als Lola zehn Minuten später anrief und mir voller Vorfreude erzählte, dass ihre Kinder bei Oma und Opa seien und sie mit Peter übers Wochenende in einem gemieteten Cabrio in den Schwarzwald führe.

Ich hätte heulen können. Die Sonne schien, der Himmel strahlte blau, und mir war zum Heulen zumute. War das mein Leben? Sah so meine Zukunft aus? Der Ehemann ausgezogen, der große Junge allein unterwegs und ich mit meinem Nesthaken ans Haus gefesselt. Für immer? Aljoscha forever?

Am Spätnachmittag warf Aljoscha im Zorn Joshuas Spielesammlung an die Wand und sämtliche Puzzlespiele hinterher, bestehend aus zirka hunderttausend Einzelteilen. Ich atmete tief durch und schwor mir, konsequent zu bleiben. Zehnmal forderte ich ihn auf, die beiden Kinderzimmer aufzuräumen. Aljoscha drehte den Kopf weg. Mit vor der Brust verschränkten Armen saß er auf dem Boden. Rührte sich keinen Millimeter. So ging es über eine Stunde. Dann gab ich auf – Joshua zuliebe, dem ich diesen Anblick seines Zimmers ersparen wollte. Ich kniete mich vor Aljoscha und bat ihn wenigstens um Mithilfe. Mit seinen großen braunen Augen schaute er mich an, dann kippte er wie ein Sack nach hinten. Auf den Kopf. Als er Sekunden später wieder zu sich kam, blickte er mich vorwurfsvoll an, als hätte ich ihn geschubst. Dann fing er zu weinen an und rieb sich den Kopf. Ich nahm ihn fest in die Arme, drückte ihn, wiegte ihn wie ein Baby und weinte mit ihm. Eine kurze Erholungspause, eher er in den Garten rannte, sich die Schere schnappte und Blumenköpfe und Kräuter abknipste. Er wartete, bis ich ihn ansah, und knipste die nächste Rose ab. Sobald ich einen Schritt auf ihn zu machte, ergriff er die Flucht und schnitt wieder etwas ab, was mir weh tat. So hetzten wir durch den Garten, und mein Herz blutete wie all die Blumen, die er verwüstete. Sein provozierender Blick war mir unerträglich. Aljoscha handelte mit Absicht. Das war kein Versehen, das war Vorsatz; nein, er konnte nicht anders, es war sein Kopf, in seinem Kopf schlummerte die Bestie mit den schwarzen zuckenden Balken, die nun erwacht war. Aljoscha war nicht böse. Sein Innerstes war lieb und gut. Es war die Krankheit, die sich darüberlegte, die ihn in ihren Krallen hatte und mir ihre Fratze zeigte, indem sie meine geliebten Blumen köpfte.

»Ich glaube«, sagte ich am Telefon zu Dr. Wolff, »er ist verzweifelt, und das lässt er mit diesen Wutanfällen raus, aber es ist schwer auszuhalten für mich, eigentlich gar nicht mehr. Dass immer ich seine Aggressionen abbekomme, gerade ich!«

Dr. Wolff hörte mir einfach nur zu, und das tat mir sehr gut. Am Ende des Telefonats erzählte er etwas von einem neuen

Medikament aus Frankreich. Vielleicht sollte man das einmal ausprobieren. Mir war nach Heulen und Lachen gleichzeitig. Ja, stopft ihn doch voll damit, es bringt doch alles nichts, nichts hilft, und ich bin allein, völlig allein.

Im Winter würde ich fünfundvierzig Jahre alt werden. Wenn ich mir im Spiegel begegnete, sah mich eine alte, griesgrämige faltige Schachtel an. Diese Alte dachte sich schreckliche Quälereien für Aljoscha aus. Sie würde urururalt werden und ihn dann als Urururalte in seiner Wohnung aufsuchen, wo er als junger oder mittelalter Mann glücklich mit seiner Frau und seinen Kindern lebte, und sie würde jeden Tag kommen und keine Ruhe geben und alles aus den Regalen und Schränken reißen und an die Wände werfen, auch Ketchupflaschen, und sich breit auf das Sofa setzen und bedient werden wollen, und wenn nicht alles so klappte, wie sie es sich vorstellte, würde diese alte Schachtel zu schreien anfangen, das ganze Haus würde sie zusammenschreien – Indianerehrenwort, Brösel, ich werde kommen!
Oder .... vielleicht auch nicht. Vielleicht würde ich auch weit, weit wegziehen. An ein Meer im Süden. Und ich würde gern an ihn denken, denn ich wüsste, er führte sein Leben selbständig und glücklich.

Abends kam Joshua zurück, sah das Chaos in seinem Zimmer, für das ich zu wenig Zeit gehabt hatte, stülpte sich den Kopfhörer über und schaltete seinen Computer ein. Es brach mir das Herz, dass mir mein Großer nun auch noch entglitt. Ich wollte so gern etwas mit ihm unternehmen, aber wann, wann?
Am nächsten Morgen hatte er sein Zimmer allein aufgeräumt. Ohne einen Ton der Klage. Die Puzzlestücke und so manches andere zerbrochene Spielzeug fand ich im Müll. Joshua verlor kein Wort darüber. Stumm saß er beim Frühstück. Aljoscha

war dafür um so lauter. Quietschfidel hatte er nur Unsinn im Kopf. Ich sah keine Möglichkeit, ihn daran zu hindern, weil er mich nicht verstand. Ich kam nicht an ihn heran. Joshua hätte ich es erklären können, warum er keine Blumenköpfe abreißen sollte, warum er keine Honigbrote am Computer essen durfte, warum er den Wasserhahn zudrehen musste ... aber Aljoscha konnte ich es nicht vermitteln. Alles, was ich tun konnte, erschöpfte sich in Schadensbegrenzung. Das Schreckliche in diesem Sommer war, dass mein Sohn mir kaum eine Erholung gönnte in seiner extremen Aggressivität. Und dass er mich oft beobachtete, wenn er etwas anstellte. Was war das für eine Art der Kommunikation? Es war manchmal sehr schwer für mich zu glauben, er tue etwas nicht mit Absicht, denn ganz sicher wollte er mich ärgern – aber was steckte dahinter, was steckte in seinem Kopf? Diese zur Schau getragene Absicht gehörte nicht zu ihm, sie war Teil der Krankheit. Wo aber war mein eigentliches Kind? Für wen hatte ich mein eigenes Leben weggeworfen?

Ich spürte Aljoscha nicht. Er war feindlich gegen mich. Es fand kein Kuscheln mehr statt. Das fehlte mir entsetzlich, weil gerade diese seltenen Momente mir die Kraft gaben durchzuhalten. Ich wusste nicht mehr, wie er sich anfühlte, wie er roch, wie es war, mein Kind im Arm zu halten. Er schlug um sich, wenn ich ihm zu nahe kam. Er lachte nicht mehr und blieb nie ruhig sitzen. Ständig war er in zorniger Bewegung. Manchmal nachts, wenn er schlief, steckte ich meine Nase tief in sein Haar und schnupperte Bröselduft. Kaum wachte er morgens auf, provozierte er mich. Ich versuchte ihn zu ignorieren. Er schleuderte ein Kissen an die Wand. Ich ging in den Garten, er folgte mir und warf mir Emmas Wassernapf an die Wade. Ich ignorierte auch das. Er brüllte los. Ich holte den Staubsauger. Er zog den Stecker raus. Ich steckte ihn wieder ein und machte das Radio an. Er drehte es aus. Ich drehte es an. Er drehte es aus. Ich räumte die Spülmaschine aus, er sprang im Wohnzim-

mer brüllend auf und ab. Einmal stellt ich mich neben ihn und brüllte genauso und sprang auf und ab. Das iritierte ihn dann doch.
Zwischendurch versuchte ich immer wieder, ihn zu beschwichtigen, ihn zu locken, mit mir ein Traktorbuch anzuschauen, um sein aufgewühltes Seelenleben zu beruhigen. Doch ich erreichte ihn nicht. Aljoscha gab nie nach. Seine Kombination aus Dickkopf und Krankheit war unbezähmbar. Einmal sah ich im Fernsehen eine Dokumentation über Exorzismus. Wenn Aljoscha früher zur Welt gekommen wäre, hätten sich meine Fragen erübrigt. Der Fall wäre klar gewesen: Dieses Kind ist besessen.

Gelegentlich begegneten mir Menschen, die mir einen Geheimtipp nannten, eine Adresse, wo uns ganz bestimmt weitergeholfen würde, ob schulmedizinisch oder spirituell, und so war ich in den letzten Jahren zu einer Reihe von alternativen Ärzten, chinesischen Medizinern, Heilpraktikern, Energiearbeitern, Engelmedien, Gesundbetern und auch Homöopathen und Osteopathen gepilgert. Aljoschas Krankheit zeigte sich immun gegen alle Bemühungen. Die Helfer kosteten viel Geld, das mir im Alltag fehlte, und bis auf kleine Erfolge bei akuten Nebenproblemen, wie zum Beispiel dem ständigen Beißen auf die Unterlippe, bis sie lila wurde, brachten sie keine grundsätzliche Besserung.

Wenn ich kurz vorm Zusammenbruch stand, verabredete ich einen Termin bei unserem Kinderarzt. Er hatte immer ein offenes Ohr für mich und gab mir stets gute Ratschläge.
»Frau Kuffner, vielleicht sollten Sie es mal mit seelischem Beistand versuchen – vielleicht täte Ihnen das Gespräch mit einem Psychologen gut.«
»Das habe ich schon probiert. Meine Freundin Lola hat mir dazu geraten. Doch die Wartezeiten sind lang, und es ist zu-

dem schwierig, weil ich wegen Aljoscha keine Termine einhalten kann. Und außerdem habe ich selbst eigentlich keine Probleme. Aljoscha ist das Problem.«

Der Kinderarzt, er war ein wenig jünger als ich, nickte. Ich konnte ihn gut leiden, weil er immer sehr freundlich und geduldig war und ich mich nie gehetzt fühlte bei ihm. Er schien alle Zeit der Welt für uns zu haben.

»Wenn ich jemanden brauche, dann brauche ich jetzt sofort jemanden, nicht in einem halben Jahr.«

»Das kann ich gut verstehen.«

»Also fahre ich lieber zu Ihnen. Sie sind jetzt da. Es geht mir auch schon wieder besser.«

»Aber ich habe doch gar nichts gemacht.«

»Doch, Sie haben mir zugehört. Und wenn Sie mir jetzt noch einen Tipp verraten, wie ich mit Aljoscha umgehen soll, wenn er total ausrastet?«

»Sie wollen ihm keine zusätzlichen Medikamente zur Beruhigung geben?«

»Nein.«

»Sicher nicht?«

»Nein. Eigentlich nicht. Also, manchmal bin ich an der Grenze, aber wenn ich ihm noch mehr Medikamente gebe – dann ist seine eigene Persönlichkeit doch ganz verschwunden. Aljoscha war immer ein Treibauf. Schon als kleiner Junge. Das erkenne ich noch an ihm, in schrecklicher, übertriebener Maßlosigkeit. Aber das ist die Krankheit?« Ich hörte den Zweifel in meiner Stimme und schämte mich.

Der Arzt nickte.

»Was also kann ich tun? Was raten Sie mir?«

»Frau Kuffner, ich bin sicher, Sie machen alles richtig und gut. Wenn er wieder einmal total ausrastet, sperren Sie ihn in einen Raum, wo er nicht ausbüxen kann.«

»Bei uns sind überall Fenster … nur im Klo nicht …«

»Dann sperren Sie ihn dort ein, bis er sich wieder beruhigt.«

»Ich dachte schon mal daran, dass wir uns bei Super Nanny bewerben ...«
Der Kinderarzt schüttelte den Kopf. »An Aljoscha würde sich auch Super Nanny die Zähne ausbeißen. Er ist nicht mit herkömmlichen Maßstäben zu messen. Ihr Sohn ist krank, nicht schwer erziehbar oder verwöhnt oder vernachlässigt ...«
Ich lehnte mich zurück. Es mag sonderbar klingen, doch in so einer Verfassung beruhigte mich das. Es tat mir gut, es von einem Fachmann zu hören. Aljoscha war nicht so »böse«, wie er sich mir zeigte, er konnte nichts dafür.
»... Bei Ihrem Sohn kann man nicht mit zehn Regeln für ein faires Miteinander arbeiten oder wie das in dieser Sendung gehandhabt wird. Das greift bei Aljoscha nicht. Die Episode mit Aljoscha würde nie ausgestrahlt werden, denn die Super Nanny würde kapitulieren und ihren Titel verlieren.«

Beim nächsten extremen Ausraster Aljoschas folgte ich dem Rat des Kinderarztes und sperrte ihn ins Klo. Zuerst hämmerte Aljoscha gegen die Tür, so dass ich vermutete, er würde sie durchschlagen oder durchtreten, dann sprang er auf dem Waschbecken herum, und ich befürchtete, er würde es aus der Wand reißen, und zum Schluss stopfte er zwei Rollen Klopapier in die Toilette und überschwemmte das Bad. Als das Wasser in den Flur lief, musste ich die Tür öffnen.
Und nun?
In diesem Sommer war ich kurz davor, Dr. Wolff um ein Beruhigungsmittel zu bitten. Doch dann gab es zwei, drei einigermaßen entspannte Tage, und ich vergaß es wieder – bis zur nächsten Katastrophe. Aljoscha zeigte keine äußerlich sichtbaren Absencen, doch es war mir klar, dass diese Ausraster das Gewitter in seinem Kopf spiegelten. Er musste sich irgendwie abreagieren – Joshua und ich hatten das Pech, Hagel, Blitz und Donner abzukriegen.

Mit Aljoscha besuchte ich Joshuas Schulfest kurz vor den Sommerferien. Aljoscha war sehr neugierig und rannte im Schulhof herum. Einige Mütter schienen eine Art Backwettbewerb ausgerufen zu haben, so tolle Kuchen, wie sie anboten. Ich gehörte natürlich wieder mal nicht dazu. Ich hatte keine Zeit für Kuchenbacken. Davon abgesehen, backe ich nicht besonders gerne, aber ich hätte mit Begeisterung gebacken, wenn ich dafür einen friedlichen Brösel an meiner Seite gewusst hätte. »Babababababababa«, gab Aljoscha von sich und wieselte flink durch die Gegend. Alle starrten ihn an. Ich kannte diesen Blick von vielen anderen Gelegenheiten. Ich selbst würde so schauen, wenn ich einem aus dem Zoo entlaufenen Tier begegnete. Nun, das war Aljoscha wohl auch für einige, und er bewies ihnen sogar, dass sie recht hatten: Er kletterte auf einen etwa fünf Meter hohen Kastanienbaum.

Ein Lehrer eilte herbei und rief: »He, du da oben, komm runter, sonst brechen die Äste ab!«

Ich stand ein Stück weit weg und beobachtete das Geschehen. Was hätte ich tun sollen? Ich hatte Erfahrung mit solchen Situationen. Wenn ich auftauchte, würde mein Sohn erst recht nicht runterkommen.

Aljoscha reagierte nicht. Der Lehrer forderte ihn erneut auf herunterzukommen, schon etwas strenger im Ton. Immer mehr Kinder versammelten sich um den Baum. Aufgebracht fragte der Lehrer in die Runde: »Kann der da oben kein Deutsch? Wer ist das überhaupt?« Aus den Augenwinkeln sah ich Joshua. Er hockte irgendwo am Rand mit dem Rücken zu Aljoscha und knotete sein Schuhband neu. Ein Stich in mein Herz. Ich stellte mich neben den Lehrer. »Nein, er kann kein Deutsch«, sagte ich, »und Englisch kann er auch nicht.«

»Ist das Ihr Kind?«

»Ja.«

»Der Junge soll runterkommen. Das ist gefährlich! Ist Ihnen

das nicht klar? Er könnte stürzen. Er muss jetzt auf der Stelle runtersteigen. Sagen Sie ihm das!«

»Das kann ich schon machen, aber es wird nichts nutzen.«

»Wie? Was soll das heißen?«

»Er kann uns nicht hören.«

»Und was machen wir jetzt?«

»Vielleicht schauen Sie mit Ihrem allerbösesten Lehrerblick nach oben. Vielleicht wirkt das, und er kommt freiwillig runter.«

Der Lehrer bewies mir auf der Stelle, dass er dazu imstande war. Doch er probierte den Blick an mir aus.

Ich wusste nicht, wie ich die Sommerferien überstehen sollte. Sechs Wochen mit einem rabiaten Aljoscha! Mir war zum Heulen, wenn ich mir das ausmalte. In Aljoschas Schule hörte ich von der Möglichkeit der Ferienbetreuung im Ursberger Heim. Dort könnte ich meinen Sohn unterbringen. Fünf Tage, dachte ich bei mir. Nur fünf Tage. Allein die Vorstellung, »bröselfrei« zu sein, machte mich froh. Fünf Tage Ruhe! Das würde ich machen. Das musste ich machen!

Ich redete mit niemandem darüber, außer mit Helmut, der fand die Idee super. Ich hatte Angst, darüber zu sprechen. Ich wollte nicht umkippen. Ich war fest entschlossen, mir diese fünf Tage zu gönnen. So vereinbarte ich einen Termin mit der Heimleitung der Schule. Mit Joshua und Aljoscha fuhr ich nach Ursberg zur Besichtigung. Ein freundlicher Mann begrüßte uns und führte uns durch das Haus. Die Räume waren hell und gemütlich, je zwei Kinder schliefen in einem Zimmer. Wir lernten auch eine der sehr netten Erzieherinnen kennen.

»Wie gefällt es Ihnen?«, fragte sie mich.

»Ganz gut«, sagte ich zögernd.

Sie lächelte.

»Es ist nur … also die Kinder hier, die sind alle älter als Aljoscha …«

»Ja, das stimmt. Aber erfahrungsgemäß macht das nichts aus.«

»Und«, ich räusperte mich, »also aus seiner Schulklasse ist auch kein Kind da.«

»Ja, das ist wahr.«

»Also wäre er, er wäre«, ich stockte, »ganz allein.«

»Ganz allein wäre er nicht. Er hätte ständig Kinder um sich.«

»Ja, schon. Aber eben ältere.«

Ein Mädchen kam angerannt und wollte etwas von der Erzieherin wissen. Ich ging ein paar Schritte weiter. Ja, alle waren sehr freundlich hier und die Räume einladend gestaltet, aber ich fühlte mich traurig. Und schrecklich zerrissen. Ich bestand aus zwei Hälften. Die eine Hälfte wollte diese fünf freien Tage mit Joshua unbedingt. Die andere Hälfte konnte Aljoscha das nicht antun. Er hatte ohne seine Eltern noch nirgends übernachtet.

»Frau Kuffner? Haben Sie sich entschieden?«, wollte die Erzieherin wissen.

»Einen Moment noch«, bat ich und fragte Joshua. »Sag mal, würdest du hier bleiben wollen?«

»Ja«, log Joshua und senkte den Blick.

Ich strich ihm über den Kopf. Meine Hand zitterte und war eiskalt. Großer kleiner Joshua. Meine Liebe zu dir ist grenzenlos.

Ich gebärdete Aljoscha, ob er hier bleiben wollen würde. Hier schlafen und mit den anderen Kindern spielen. Aljoscha ließ den Kopf hängen.

Die Erzieherin machte es mir leicht. »Vielleicht ein anderes Mal, Frau Kuffner. Vielleicht in den Herbstferien.«

»Ja«, sagte ich und verabschiedet mich schnell und wusste, dass ich es nie schaffen würde, nicht jetzt, nicht in den Herbstferien, niemals, ich war an Aljoscha gekettet, und Joshua schleiften wir mit.

»Kommt, Jungs«, sagte ich und streckte meine Hände aus. Rechts und links schlüpften flugs die kleinen warmen Bubenfinger hinein.

Niemand verstand mich. Weder Helmut noch meine Mutter oder Lola, und sogar Andrea, die strikt gegen Heimunterbringung war, wankte. Nur ich konnte es verstehen. Und stand allein auf verlorenem Posten. Ich war Aljoschas Mutter. Er gehörte zu mir. Es ging mir besser mit ihm an meiner Seite als mit einem schlechten Gewissen ohne ihn. Wie hätte ich unbeschwert mit Joshua die Ferien genießen können, wenn ich ständig an Aljoscha hätte denken müssen. Zum Glück gab es da noch meine liebe Mutter, der ich theoretisch alles sagen konnte, was ich praktisch niemals getan hätte. In unseren täglichen Telefonaten rutschte mir manchmal etwas heraus wie:
»Jetzt reicht's! Jetzt kommt er ins Heim!« Ich sagte auch: »I könnt ihn an die Wand schmeißen!« Oder: »I erschlag ihn!« Danach ging es mir wieder besser.

Joshua büßte in diesen Sommerferien doppelt. Während Aljoschas Lieblingsopfer bis dahin Emma gewesen war, die er ständig ärgerte, sie am Schwanz zog, kniff und boxte, konzentrierte er sich nun auf Joshua. Grundlos piesackte er seinen großen Bruder. Schlug nach ihm, nahm seine Spielsachen, machte sie kaputt und ärgerte Joshua, wo er nur konnte. Ich war verzweifelt, denn bislang hatte ich mich glücklich geschätzt, dass sich meine Kinder so gut vertrugen. Joshua schlichtete lieber Streit, als ihn anzuzetteln, und litt sehr unter den aggressiven Angriffen seines Bruders. Eines Mittags warf Aljoscha Joshua seinen Teller mit Nudeln ins Gesicht. Einfach so beim Essen. Ohne Vorwarnung, ohne vorhergehende Kabbelei. Entsetzt packte ich Aljoscha und zerrte ihn in sein Zimmer. Ich war mir sicher, er hatte eine Absence –

nicht indem er äußerlich umkippte, er war innerlich umgekippt. Das Gewitter in seinem Kopf braute sich zusammen – und brach abends aus, meistens in der Einschlafphase. Da hörte ich ihn schwer atmen und fand ihn dann mit unkontrollierten Zuckungen in seinem Bett liegen. Er gab laute schmatzende Geräusche von sich und verschluckte sich immer wieder. Das hörte sich unheimlich und sehr beängstigend an. Ich fürchtete, er könnte ersticken, und legte ihn auf die Seite. So bewachte ich seinen Schlaf, bis sein Atem sich beruhigte. Ich brauchte kein EEG, um seine Gehirnaktivitäten zu beobachten.

Ich versuchte Joshua zu erklären, dass sein Bruder es nicht so meine.

»Weiß schon, Mama«, sagte Joshua und stülpte sich seine Kopfhörer über. Kurz darauf baute er die Rennbahn für seine Autos auf. Ich freute mich, dass er mal wieder etwas anderes spielte als Computer und Gameboy. Da kam Aljoscha aus dem Nichts von hinten an und boxte Joshua in den Rücken. Mit den Füßen fegte er Joshuas Autos über den Teppich. Nun platzte Joshua der Kragen. Wutentbrannt sprang er auf und schlug Aljoscha mit der Faust auf die Nase. Ein Schwall Blut schoss aus Aljoschas Nase. Weinend lief er zu mir. Erschrocken folgte Joshua ihm. Ich konnte ihn gut verstehen. Er war zu Recht wütend. Doch die Verteidigung war zu heftig ausgefallen. Ich erklärte Joshua, dass er niemandem so fest ins Gesicht schlagen dürfe.

»Aber Mama, der Brösel ...«

»Ja, ich weiß. Ich weiß, dass er dich ständig ärgert und provoziert. Trotzdem Joshua, das war zu viel!«

Andrea meinte, dass Joshua mit seinem Schlag eine gesunde Reaktion gezeigt habe. Trotzdem konnte ich das nicht dulden. War dies nun der Anfang zu einer weiteren Katastrophe unseres Zusammenlebens? Würden die beiden Brüder bald ständig streiten und raufen? Ich durfte es mir nicht ausmalen.

In der Nacht nach dem Faustschlag erlitt Aljoscha einen mittelschweren Anfall. Konnte ich sein Verhalten damit erklären, oder hatte es nichts mit seiner Krankheit zu tun? Ich wollte Aljoscha nicht ständig entschuldigen, ich wollte ihm aber auch kein Unrecht tun. In der folgenden Woche wiederholten sich die Anfälle, immer nachts zwischen drei und fünf Uhr. Ich informierte Dr. Wolff über diese Veränderung im Krankheitsbild. War das ein gutes Zeichen? Immerhin war Aljoscha nun schon neun Jahre alt und näherte sich der Pubertät.

»Wir werden sehen, Frau Kuffner«, sagte Dr. Wolff.

Ich fragte mich oft, was in Aljoschas Kopf los war, wenn es ihm nicht gutging. Um mich in ihn einzufühlen, las ich viel über Absencen und Anfälle. Manche Menschen leiden vor einem Anfall an Kopfschmerzen, Übelkeit, innerer Unruhe. Aljoscha war oft kreidebleich. Manchmal diente mir auch der Wetterbericht als Prognose. Die Ankündigung von stürmischem Wetter ließ meine Alarmglocken schrillen. In solchen Nächten schlief ich nur mit einem Ohr. Das andere war im Kinderzimmer. Um zwei Uhr nachts ging es dann auch los – wie der Wetterbericht es angekündigt hatte. Sturm in Aljoschas Kopf. Schlagartig war er hellwach, baute seine Legobahn auf, schleppte sämtliche Traktoren ins Wohnzimmer und verwüstete den Raum in kürzester Zeit. Kissen auf Boden, Teppich in die Ecke geschoben, Stühle umgeworfen, Tisch leer gefegt und so weiter. Nebenbei zerschnitt er ein Buch in tausend kleine Teile und klebte die Bilder mangels Prittstift mit Tesafilm in ein Märchenbuch. Um drei Uhr begann es fürchterlich zu regnen und stürmen. Aljoscha sprang immer wieder von der Couch auf den Sessel und zurück. Er kletterte in seinen Schrank und warf alle Klamotten auf den

Boden. Aus Erfahrung wusste ich, dass ich ihn toben lassen musste. Anders konnte ich ihm nicht helfen. Er musste den Sturm in seinem Kopf ausagieren, sonst würde er wahrscheinlich verrückt. Ich vergrößerte sein Leid, wenn ich ihn festzuhalten versuchte. Erst um vier Uhr holte ich ihn zu mir ins Bett. Eng kuschelte er sich an mich und hielt meine Hände fest. Seine Beine umklammerten meinen Körper. Wir schmiegten unsere Köpfe aneinander, ich streichelte ihm übers Gesicht. Irgendwann schliefen wir ein.

Ich erwachte von einem altbekannten Gefühl. Es überkam mich seit Wochen, wenn sich ein Anfall näherte. Ein Gefühl, als würden Tausende von Ameisen durch meinen Kopf sausen. Es war ein scheußliches Gefühl, und ich wollte am liebsten wegrennen, am besten laut schreiend, und ich hätte gern auf irgendetwas eingedroschen. Was war das? Fühlte ich, was Aljoscha fühlte? War das die Krankheit, die nun auf mich überging? Ach, könnte ich sie doch ganz zu mir nehmen und meinen Brösel befreien. Ich hasste dieses Gefühl. Und ich mochte es, denn ich konnte nachempfinden, was in ihm vorging. Aufgewühlt lag ich neben meinem Kind. Ob Brösel mir irgendetwas mitteilen wollte? Oder fing ich jetzt zu spinnen an?

Pünktlich um fünf Uhr erlitt Aljoscha einen Anfall. Sein ganzer Körper zuckte, seine Arme krampften. Und wieder dieses entsetzliche Schmatzen. Wie jedes Mal fürchtete ich, er würde zu atmen aufhören. Ich gab ihm 5 mg Diazepam, er entspannte sich und schlief weiter. Ich blieb wach. Und dann war es Zeit, Joshua aufzuwecken. Aljoscha schickte ich an diesem Tag lieber nicht in die Schule.

Meine beiden Jungs gingen nun schon in die vierte und zweite Klasse. Während Joshua große Fortschritte machte, beschäftigte sich Aljoscha noch immer mit dem Zahlenraum von eins bis zehn. Immerhin gelang es ihm, längere Zeit auf seinem Platz sitzen zu bleiben. Von seinen Lehrern hatte ich erfahren, dass er zu Beginn seiner Schulzeit ständig durch das Zimmer getigert war. Aljoscha ging noch immer gern zur Schule. Hausaufgaben allerdings hasste er und machte keine. Kaum war er zu Hause, pfefferte er seinen Schulranzen in die Ecke, und wenn ich das Hausaufgabenblatt herausnahm und vor ihn auf den Tisch legte, zerriss er es. Die Lehrer sagten mir, Aljoscha sei sehr impulsiv und füge sich schlecht ein, doch es klang, als hätten sie es im Griff, und das war für mich in diesem Moment das Wichtigste. Später habe ich manchmal gedacht, dass sie es nicht im Griff hatten, aber diesen Gedanken konnte ich mir damals nicht erlauben – es gab keine Alternative zu dieser Schule, deshalb musste ich sie gut finden.

Im Herbst konnte ich mich ein wenig erholen. Erstens war ich vormittags allein zu Hause, und zweitens war Aljoscha ein, zwei Wochen richtig gut gelaunt. In der Schule wurde er sogar gelobt, was mich mit Stolz erfüllte. Er ließ auch wieder Nähe zu, und ich hätte ihn den ganzen Tag knutschen können, so lieb hatte ich ihn. Und er mich, wie er mir gebärdete, indem er seine Zeigefinger ineinander hakte und dann eine Hand auf sein Herz legte. Ich dich auch, Brösel.

In unserer Nähe gibt es für unsere Verhältnisse ein großes Einkaufszentrum mit Buchhandlung und Spielzeugladen – ideale Voraussetzungen, um mit Aljoscha einkaufen zu gehen beziehungsweise ein Einkaufswettrennen zu veranstalten. Raus aus dem Parkhaus, rein ins Gewühl. Wir hetzten auf der Rolltreppe nach oben, als wären wir auf der Flucht. Klar, wer wen verfolgte. Irritierte Blicke musterten uns. Andere flanierten gemütlich durch die Flure, wir absolvierten einen Hindernislauf mit ausgefallenen Zwischenprüfungen – kurz mal übers Geländer lehnen und aus dem dritten Stock runterspucken. Und weiter ging die Jagd. Wohin zuerst? Zu den Büchern oder den Traktoren? Heute gewannen die Bücher. Aljoscha rannte in die Abteilung *Landwirtschaftliche Fahrzeuge.* Ich wollte eigentlich ein Buch für Andrea aussuchen, sie ist anspruchsvoll, ich würde Zeit brauchen, Zeit, die Brösel mir nicht gönnte. Raus aus dem Laden, rein ins Spielzeugparadies. Ich hinterher. In Sekundenschnelle verschaffte er sich einen Überblick über die Neuheiten auf dem Traktorenmarkt. Aha, sehr aufschlussreich, aber nichts wirklich Interessantes, also zurück in die Buchhandlung. Er schnappte sich einen Bildband mit den üblichen Modellen und raste zur Kasse. Mutter hinterher. Da fiel Aljoscha ein, dass Joshua auch etwas zu lesen brauchte. Fragend schaute er sich um, hielt die Kassenschlange auf, zupfte die Kassiererin schließlich am Ärmel und gebärdete Buch und Bruder. Entgeistert starrte sie ihn an. Buch und Bruder, wiederholte Aljoscha genervt. Manno, waren die hier langsam und schwer von Begriff! Joshua brauchte ein Buch, das war doch logisch, wo lag das Problem?

Ich entschuldigte mich, schob ihn beiseite und zeigte ihm das Regal mit Abenteuerbüchern. Aljoscha zog jedes einzelne Buch heraus und musterte die Bilder. Er wusste genau, was Joshua kannte – und was nicht. In Windeseile fand er ein Buch, das Joshua noch nicht gelesen hatte. Schnell zurück zur Kasse, ich bezahlte, da war er schon am Ausgang, raste noch mal kurz zum Spielzeugladen – es könnte ja sein, dass sich dort zwischenzeitlich etwas verändert hatte. Ja, es hatte sich etwas verändert. Aljoscha drückte mir einen Traktor für fünfunddreißig Euro in den Bauch. Entschieden gebärdete ich: »Nein!«

Er griff nach einem Mähwerk für zehn Euro.

Ich überlegte, dass ich mir mit zwei Geschenken – ein Buch hatte er ja schon – wahrscheinlich die Ruhe für eine Tasse Kaffee erkaufen konnte. Vielleicht sogar im Sitzen. Ich nickte. Zufrieden rannte Aljoscha mit seiner Beute zur Kasse. Wir waren gleich dran, da er sich durchrempelte. Kurz darauf saß er glücklich neben mir im Café und erzählte den Nachbartischen, was in seinem Buch alles zu sehen war. »Babababababa!« Leider interessierte sich niemand für die tollen Traktoren. Also musste Mutter herhalten. Bis Aljoscha aufsprang. »Hunger!« gebärdete er.

Die Jagd ging weiter. Ich schüttete den letzten Rest Kaffee in mich hinein und spurtete drei Etagen hinter ihm her zum Pizzastand.

»Babababababa!«, machte Aljoscha und deutete auf die Salamipizza. Wofür andere Menschen zwei Stunden brauchten, das schafften wir locker in zwanzig Minuten!

Mit meinem Sohn machte das Einkaufen richtig Spaß! Und so eine günstige Freude. Ein Buch, ein Mähwerk – das war doch ein spottbilliger Preis für eine heruntergestürzte Tasse Kaffee ohne nennenswerte Katastrophen! Aljoscha wurde allmählich richtig umgänglich! ... Bis wir zu Hause waren. Ich wollte noch einen kurzen Spaziergang mit Emma machen, die brav zu Hause geblieben war, als Aljoscha übers Feld sprang in Richtung eines alten Stadels. Die Holzhütte stand windschief in der Gegend. Das Dach war löchrig, manche Ziegel fehlten ganz, andere hingen zerbrochen am Rand des Daches. Aljoscha verschwand hinter der Hütte. Ich hatte ein ungutes Gefühl, aber was sollte schon passieren ... Aljoscha auf dem Dach sollte passieren! Fröhlich winkend erschien er dort oben. Mein Herz blieb für einen Moment stehen. Ich rannte zu der Hütte, er konnte jeden Augenblick durchs Dach einbrechen. Es waren mindestens sieben Meter bis zum Boden. Was sollte ich machen? Raufsteigen? Wo und wie? Ich schrie und gebärdete, er solle sofort runterkommen. *Bitte, lieber Gott, lass ihn nicht abstürzen, bitte!* Die Dachziegel begannen zu knacksen, einige fielen klirrend ins Innere der Hütte. Aljoscha sprang auf die andere Seite und rutschte auf seinem Hintern am Dach hinab, stieg auf einen Baum, kletterte sicher hinunter und rannte über die Wiese davon. Am ganzen Körper zitternd ließ ich mich auf die Knie fallen. Solche Aktionen kosteten mich bestimmt hundert braune Haare. Ich ahnte nicht, dass dies erst der Beginn von Aljoschas neuem Hobby war.

Am 6. Dezember kam der Nikolaus auch in unser Dorf, stilecht in einer Pferdekutsche. Viele Menschen versammelten sich wie jedes Jahr vor dem Schloss und warteten. Aljoscha war aufgeregt und blätterte immer wieder in seinem Traktorprospekt. Er wollte dem Nikolaus seine Favoriten zeigen. Endlich stieg der Nikolaus aus seiner Kutsche und schritt würdevoll zum Rednerpult. Sein Weg führte ihn dicht an uns vorbei. Aljoscha streckte ihm seine Hand hin. Der Nikolaus ignorierte sie. Eltern und Kinder stellten sich in einen Halbkreis um den Nikolaus. Aljoscha ließ den Geschenkelieferanten nicht aus den Augen und hielt ihm den Prospekt entgegen. Der Nikolaus ignorierte ihn nach wie vor.
»Babababababa« begann Aljoscha, was bedeutete, er sei ganz lieb gewesen.
Keine Reaktion.
»Babababababa!« Aljoscha wurde lauter und deutete nachdrücklich auf seinen Wunschtraktor, den er sich seiner Meinung nach verdient hatte mit seinem ausgesprochen braven und lobenswerten Verhalten im letzten Jahr.
Da mischte sich der katholische Dorfpfarrer ein. »Jetzt geh doch mal weg da!«, zischte er Aljoscha zu und blickte suchend über seinen Brillenrand. Da musste doch irgendjemand verantwortlich sein für dieses ungezogene Kind! Ich beugte mich den hiesigen Gepflogenheiten und ignorierte ihn, wie mein Sohn vom Nikolaus ignoriert wurde. Aljoscha stand nun frontal vor dem Nikolaus und streckte seine Hand zur Begrüßung noch einmal aus. Im Publikum wurde es unruhig.

Der Nikolaus ließ sich von Aljoscha nicht aus der Ruhe bringen, sondern las weiter aus seinem goldenen Buch vor, was im Dorf alles so passiert sei.
»Wenn du jetzt nicht gleich weggehst«, drohte der Pfarrer, »haut dir der Knecht Rupprecht eins über die Rübe.«
Ich konnte mir nicht verkneifen, den Pfarrer an seinen Job zu erinnern: »Der liebe Gott hat diesem Kind das Sprechen und Hören genommen. Er kann Sie leider nicht verstehen, aber Sie könnten ja für ihn beten!«
Der Nikolaus hatte seine Ansprache beendet, und alle Kinder strömten nach vorne, und das ersparte dem Pfarrer die Antwort, auf die ich wirklich neugierig gewesen wäre.

So neigte sich das Jahr dem Ende zu. Ich hatte Angst vor dem ersten Schnee. Angst davor, dass es Aljoscha so schlecht gehen würde wie im letzten Winter. Meine Geduld ließ mich immer öfter im Stich. Ich wusste nicht, wie ich ein weiteres Jahr überstehen sollte, und durfte es mir nicht vorstellen, dass mein Leben nur noch aus Überstehen bestand, Wochen, Tage, manchmal sogar Stunden überstehen oder Minuten – wenn Aljoscha einen Anfall hatte. Ich schob diese Gedanken beiseite. Ich würde niemals aufgeben. Ich würde immer weiterkämpfen für mein Kind, meine beiden Kinder. Deshalb war ich doch da. Und eines Tages, davon war ich nach wie vor überzeugt, würde der Tag kommen, an dem wir alles geschafft hätten. Aljoscha würde wieder am Leben teilhaben. Er würde mit Freude lernen, die Schule abschließen und einen Beruf wählen. Er würde sich eine eigene Wohnung nehmen und sein Leben genießen.
Und ich?
Ich würde nach Italien ziehen und Trauben und Oliven ernten in einer sehr ruhigen Gegend. Wenn mich meine Freunde besuchten, würde ich sie fragen: »Wisst ihr noch, damals, als Aljoscha so krank war?«

»Ja«, würden sie antworten. »Was für eine schreckliche Zeit.«
»Und heute geht es ihm so gut«, würde ich erzählen und dann vielleicht ein paar Fotos herauskramen von meinem Brösel ohne Gewitter im Kopf.

2007

Seit einem Jahr lebte ich nun allein. Rund fünf Jahre waren vergangen seit der Diagnose Landau-Kleffner-Syndrom. Fünf Jahre! Wie viel Hoffnung und wie viele Katastrophen lagen hinter mir. Und was lag vor mir?
»Mama, wenn i mir vorstell, es geht noch mal fünf Jahr so weiter, dann …«, mir fehlten die Worte.
Meine Mutter hakte sich bei mir unter. Schweigend spazierten wir durch den schweren nassen Schnee. Joshua und Aljoscha lieferten sich vor uns, neben und hinter uns eine Schneeballschlacht. Wir dienten als Deckung.
»Viele Kinda geht's no viel schlechter als wie'm Aljoscha«, versuchte meine Mutter mich zu trösten.
»Wie bitte?«, fragte ich, denn Aljoscha brüllte vor Begeisterung jedem Schneeball hinterher.
Meine Mutter wiederholte ihren Satz.
»I woiß«, sagte ich. Während meiner Krankenhausaufenthalte mit Aljoscha hatte ich oft genug gesehen, dass es noch viel schlimmer kommen konnte. Es gab Kinder, die konnten von Schneeballschlachten nur träumen, weil sie gelähmt und künstlich ernährt Tag und Nacht in ihren Betten lagen.
»I will mi id nach unten orientieren, Mama. I will id dankbar sei, dass es noch schlimmer sein könnt. I will, dass es mit uns endlich aufwärtsgeht!«
»Des duads doch au, Meisle. Der Bua isch viel ruhiga gworda und freindlicha, finscht id?«
Sie hatte recht. Aljoscha war häufig gut gelaunt in diesem neuen Jahr, und er hatte keine Absencen. Doch ich war zu oft enttäuscht worden, als dass ich irgendetwas zu hoffen wagte.

Ich hoffte natürlich trotzdem. Ein bisschen. Leise, still und heimlich.
Auch Helmut fiel die Veränderung auf. An einem Sonntag, nach einem sehr schönen Familienausflug, sagte er beim Abschied zu mir. »Kuffi! Heute haben wir gelacht. Alle miteinander. Richtig gelacht.«
»Ja«, erwiderte ich wie benommen. Es war mir gar nicht aufgefallen. Bei uns wurde wieder gelacht! Aljoscha hatte den Deckel gelupft, unter dessen Bedrückung wir lebten. Seine Fröhlichkeit machte alles heller und leichter. Auch Aljoschas Lehrer bemerkten die Veränderung und Andrea – alle freuten sich. Er lief nicht mehr weg und fügte sich in unseren Alltag ein. Er setzte sich zum Essen und blieb sitzen, statt ständig hin und her zu rennen. Wenn ich ihm etwas auftrug, erledigte er es oft. Er räumte sein Zimmer auf und den Tisch ab. Ein Wunder!!! Nach fünf Wochen Beobachtung gab ich meine Habtachtstellung auf und begann mich vorsichtig zu entspannen. Das hätte ich vielleicht nicht tun dürfen. In der sechsten Woche kehrte das Ekel in Aljoscha zurück, und alles war schrecklich wie immer und noch schrecklicher, weil meine Hoffnungen wieder einmal zerbrachen. Warum? Niemand konnte mir das beantworten. Die schwarzen Zacken in seinem Gehirn tanzten Tango.

Leider war Aljoscha auch in den Osterferien schlecht gelaunt, und das warf alle meine Pläne für viele Ausflüge mit meinen Jungs durcheinander. Zudem hatte Joshuas Lehrerin mich zu einem Gespräch gebeten und mir mitgeteilt, dass Joshua den Unterricht störe und sich zu seinem Nachteil verändert habe. Er würde nicht mehr so gut mitarbeiten wie früher.
Sehr nachdenklich fuhr ich zu Andrea. Offensichtlich ließ Joshua in der Schule Dampf ab. Und ich hatte keine Ahnung davon. Ich fragte ihn jeden Tag: »Na, wie war es heute in der Schule?«

»Wie immer, Mama.«
Zu Hause war er freundlich und lieb – und sonst?

»Ja, das ist mir auch schon aufgefallen«, sagte Andrea. »Er ist ziemlich aufmüpfig.«
»Wenn er bei dir ist?«, fragte ich.
»Nein, bei mir nicht. Aber in der Schule. Lukas hat mir das erzählt. Und ich habe ihn mal im Pausenhof gesehen. Du hättest ihn nicht wiedererkannt. Er benahm sich wie ein Verrückter, raste schreiend durch die anderen Kinder …«
»Nein!«, rief ich.
»Ich habe es mit eigenen Augen gesehen.«
»Warum hast du mir nichts davon gesagt?«
»Ich habe geglaubt, er spielt irgendetwas. Ich wusste ja nicht, dass er sich öfter so benimmt und im Unterricht stört. So was erzählt Lukas mir bestimmt nicht.«
Mir war flau.
Andrea legte ihre Hand auf meine. »Das wird schon wieder.«
»Es muss wieder werden«, sagte ich. »Sonst drehe ich durch!«
Ja, meine Mutter hatte recht, es konnte noch schlimmer kommen. Ein zweites Sorgenkind hatte mir gerade noch gefehlt. Fast hatte ich damit gerechnet in all den Jahren, denn Joshua war immer so unkompliziert. Wie oft hatte ich zu Helmut gesagt: »Hoffentlich schlägt das nicht mal ins Gegenteil um, gerade weil er wegen Aljoscha auf so viel verzichten und immer zurückstecken muss.«
»Das kann doch noch keine Pubertät sein?«, fragte ich Andrea.
»Vielleicht ein Vorbote?«, vermutete sie – und hatte recht, denn kurz darauf verliebte Joshua sich. Unsterblich. Er war elf, sie achtzehn, blond und sehr hübsch: eine Fahrschülerin von Helmut, die er zwei, drei Mal bei Helmut gesehen hatte, der mittlerweile am Ammersee lebte. Da war es viel toller als

bei uns. Der See und die Leute und überhaupt. Auch München war so nah. Und *sie* wohnte dort. Der erste Schwarm meines Sohnes.

»Mama, ich will ausziehen«, erklärte mir mein Elfjähriger.

»Wie bitte?«

»Ich will zu Papa ziehen! Ich will nicht mehr hierbleiben.«

»Joshua, das geht nicht, das ist …«

»Warum nicht? Es gibt viele Kinder, die wohnen bei ihrem Vater, und für Jungs ist das total wichtig.«

»Wo hast du das denn aufgeschnappt?«

»Das weiß man eben.«

»Du siehst Papa jedes Wochenende!«

»Ich will bei Papa wohnen.«

»Du meinst wohl in der Nähe von … wie heißt sie noch mal?«

Er verwandelte sich in eine Tomate, rannte in sein Zimmer und knallte die Tür zu. Ich rief Helmut an. Er versprach, am Abend vorbeizukommen. Gemeinsam versuchten wir, Joshua zu erklären, dass Helmut arbeiten musste und keine Zeit für ihn hatte.

»Ich kann gut alleine sein. Das bin ich hier auch dauernd. Mama rennt ja ständig hinter Brösel her.«

»Aber Papa ist auch abends oft unterwegs!«

»Dann mache ich Hausaufgaben und lerne. Bei Papa habe ich Ruhe zum Lernen. Hier kommt man ja nicht zum Lernen, weil Brösel dauernd rumschreit.«

»Du kennst dort niemanden und …«

»Ich lern schnell Leute kennen, und ich will auch endlich mal andere Leute kennenlernen, nicht immer solche, die wissen, dass der Komische mein Bruder ist. Alle anderen haben einen normalen Bruder, nur ich hab so einen doofen, saublöden Scheißbruder!«

Helmut und ich waren sehr betroffen. Doch wir ließen ihn reden. Es erleichterte mich, dass er vieles von dem, was ich

seit Jahren vermutete, nun einmal selbst aussprach, nicht bloß beschwichtigte: Mama, das macht nichts. Mama, das ist egal. Mama, das verstehe ich. Mein bestes Pferd im Stall begann zu bocken. Gut so. Trotzdem mussten wir eine Lösung finden. Irgendwie gelang es uns, ihn auf das nächste Wochenende zu vertrösten, doch dann musste Helmut dringend zu seinem Bruder nach Tübingen. Das Wochenende am Ammersee fiel für Joshua ins Wasser. Er war untröstlich. »Ich komme vor lauter Kummer gerade so durch die Woche, und jetzt sagt Papa, ich darf nicht zu ihm. Ich halte es hier keine vier Sekunden mehr aus, ich fühle mich wie auf einer Wolke eingesperrt.«
Ich starrte ihn an. Kummer? Vier Sekunden? Wolke? Meinen Sohn schien es wirklich erwischt zu haben. Und so blieb es noch ein paar Wochen, in denen er immer wieder bettelte, bei Papa wohnen zu dürfen. Das war keine leichte Zeit für mich. Dann entschwand die Angebetete für ein Jahr nach Amerika, und Joshua beruhigte sich wieder. Ich brauchte ein wenig länger. Wenn das ein Vorbote der Pubertät gewesen sein sollte, dann konnte ich mich auf etwas gefasst machen!

Auch Helmut kam ein bisschen in die Pubertät, brachte mir oft Blumen mit und zeigte mir nicht nur durch die Blume, dass ich in seinen Augen seine Frau war. Die Blumen nahm ich gern. Mehr konnte ich mir im Moment nicht vorstellen. Unser Abstand tat mir gut, und ich wollte ihn nicht verlieren. Ich war wahnsinnig stolz auf uns. Trotz unserer Trennung schafften wir es meistens, fair miteinander umzugehen. Unser Nichtzusammenleben war genauso rücksichtsvoll wie früher unser Zusammenleben. Einmal traf ich beim Kinderarzt eine Frau mit Zwillingen, die auch von ihrem Mann getrennt lebte und, ohne gefragt zu werden, das Wartezimmer damit unterhielt, was für ein Idiot ihr Exmann sei. So ein Verhalten ist mir unverständlich. Wie sollen Kinder ein gesundes Selbstbewusstsein entwickeln, wenn ein Elternteil den anderen beleidigt und herabsetzt? Ein Kind entsteht aus zwei Hälften wer seinen Ehepartner herabsetzt, setzt auch sein Kind herab. Außerdem hat man sich doch einmal geliebt und eine schöne Zeit miteinander verbracht. Kinder sind Zeugen dieser Zeit. So ist es bei mir. Ich liebe meine Kinder, und Helmut habe ich einmal als meinen Mann geliebt, im Moment liebte ich ihn als Freund. Wir haben beide Fehler gemacht; unsere Liebesgeschichte war beendet, aber unsere Elternschaft nicht. Unsere Kinder brauchen uns. Es ist unsere Pflicht – und Freude –, für sie da zu sein. Als Eltern. Und auf der Elternebene waren Helmut und ich nach wie vor ein Traumpaar. Ich weiß nicht, warum manche Menschen so große Schwierigkeiten mit der Trennung zwischen Eltern- und Paarebene haben. Vielleicht fällt es mir aber auch leicht, weil ich ohnehin daran gewöhnt bin, meine eigenen Bedürfnisse zurückzustellen. Jeder weiß, dass Kinder einen Vater brauchen, auch wenn die Mutter den Vater nicht mehr will, brauchen Kinder einen Vater an ihrer Seite. Wenn Helmut manchmal kurz zögerte, vielleicht weil er mal ein Wochenende mit seinen Freunden verbringen wollte, erinnerte ich ihn: »Du wolltest uns, jetzt hast du uns und behältst uns auch!« Und dann setzten wir uns zusammen und überlegten, wie wir es schaffen konnten, alle Wünsche unter einen Hut zu bringen.

Aljoscha, der mich während der Osterferien auf Trab gehalten hatte und oft sehr unleidlich war, ließ mich auch danach nicht zur Ruhe kommen. Kaum hatte ich ihn am Schulbus abgeholt, begann das Wettrennen. Da das Wetter schön war, versuchte ich, ihn beim Wandern müde zu machen. Einmal waren wir drei Stunden unterwegs, ich war fix und fertig, als wir zu Hause ankamen. Aljoscha schnappte sich einen Traktor und rannte den Berg hoch. Genervt lief ich ihm nach. Ich war müde, ich hatte Hunger, und meine Füße schmerzten. Aljoscha protzte wie immer mit Energie für fünf. Oben am Berg entdeckte ich ein Ehepaar aus der Nachbarschaft mit ihrer angeleinten Katze. Der Ärger war vorprogrammiert. Aljoscha spurtete zu der Katze. Es kam ihm nicht in den Sinn, dass niemand von seinem Auftauchen begeistert wäre. Die Katze wollte fliehen, das Ehepaar sprang schreiend auf und fuchtelte herum, als hätte Aljoscha ein Maschinengewehr im Anschlag; die Katze schlüpfte durch das Halsband und hetzte in Panik nach Hause.

Alle Leute, die hier wohnen, kennen Aljoscha. Wieso reagierte dieses Ehepaar nicht angemessen? Warum nahmen sie die Katze nicht auf den Arm und führten Aljoscha langsam zu ihr, damit er sie streicheln konnte? Nein, sie mussten wie viele andere auch ihre Vorurteile bestätigen, damit sie ihre netten Sätze loswurden. Diesmal war es: »Dieser widerliche Balg ist doch nur bösartig!«

Ich habe sehr viel Schreckliches hören müssen, wenn ich mit Aljoscha »draußen« unterwegs war. Manchmal fühlte ich mich zu schwach und blieb lieber zu Hause. Es kostet viel Kraft, einer ungerechten und gelegentlich sogar hasserfüllten Umgebung zu begegnen, sehr viel Kraft. Es passierte mir nur selten, dass ich selbst ausfallend wurde. Ich bin überzeugt davon, dass nur unzufriedene Menschen so reagieren. Insofern gebührt ihnen eher mein Mitleid.

Der Frühling war mit aller Pracht eingezogen, und die zwei Aljoschas hatten wieder getauscht. Nach sechs Wochen war der Ekel-Aljoscha eines Morgens wie von einem Frühlingssturm weggeblasen, und ein freundlicher, gutgelaunter Brösel lag im Bett, der mich mit einem »Mama, ich hab dich lieb«, begrüßte, indem er seine Zeigefinger ineinander verhakte und die Hand auf das Herz legte, ja er ließ sogar ein Handbussi folgen. Das war kein Versehen – es blieb dabei. Wochenlang.

Und keine Absence. Keine einzige Absence! Ich hätte tanzen können vor Glück.
Schon am Schulbus begrüßte Brösel mich freudestrahlend, und nachmittags unternahmen wir Wanderungen zu zweit oder zu dritt – Joshua war meistens lieber bei seinen Freunden. Einmal liefen wir an einem Bach entlang, und wie immer sammelte ich Aljoschas Klamotten ein, weil er nackt durch die Gegend fetzte. Neugierig schaute er unter Steine und in Erdlöcher, watete durch das kalte Wasser und zog sich schließlich an einem dicken Ast, der über den Bach hing, nach oben. Ich setzte mich ins Moos, lehnte mich an einen sonnenbeschienenen Baumstamm und beobachtete, wie mein Mogli, ganz in seinem Element, mit der Natur verschmolz. Er schleppte Steine auf den Baum und ließ sie lachend ins Wasser plumpsen. Ich war bis zum Platzen stolz auf ihn. Hin und wieder trafen sich unsere Blicke. Wärme und Liebe las ich in seinen Augen. Ich spürte, dass ich – so nah am Bach – heute nah am Wasser gebaut war. Ein paar Tränen mussten fließen. Tränen der Dankbarkeit und der Freude. Dass ich Aljoscha so sehen durfte. Dass ich ihn spüren konnte. Mein wunderbares Kind, für das sich jede Stunde Kampf gelohnt hatte.

Auch Helmut erlebte solche glücklichen Momente, in denen Aljoscha uns zeigte, dass er zu uns gehörte, mit uns kommunizierte. Eines Nachmittags trafen wir Helmut in der Stadt, um einkaufen zu gehen. In einem Kaufhaus suchte Aljoscha eine Walze für seinen Traktor aus.
»Nein«, sagten Helmut und ich mehrmals. »Wir sind hier, um Lebensmittel einzukaufen!«
Aljoscha stellte sich mit der Walze vor seinen Papa und sah ihn mit zusammengepressten Lippen an, was bedeutete: Bitte Papa, ich bin auch ganz lieb!
Helmut beugte sich zu Aljoscha und gebärdete ihm, dass er die Walze nicht bekommen würde. Da umschlang Aljoscha

Helmuts Hals und drückte ein fettes Bussi auf seine Backe. Helmut kippte fast um. Solche Zärtlichkeitsbekundungen waren wir nicht gewöhnt, vor allem nicht, da ihnen ja eine klare Absicht zugrunde lag. Früher hatte Aljoscha sich nie um unsere Meinung geschert. Er hätte nie versucht, uns um den Finger zu wickeln. Er hätte sich auf den Boden geworfen und gebrüllt. Nun probierte er eine neue Taktik aus, mit der er durchschlagende Erfolge feiern konnte. Er walzte uns platt!

Am Muttertag – Aljoscha war bei Helmut – deckte Joshua morgens den Frühstückstisch, er hatte auch Blumen gepflückt und kündigte eine Überraschung an. Joshua überredete mich, die beiden am Nachmittag zu besuchen. Kaum am Ammersee angelangt, erklärte er mir, das sei ein Trick gewesen, er wolle mich am See zum Kaffee einladen, er habe sein Taschengeld gespart, und danach würden wir Minigolf spielen, er wisse genau, wo, Helmut hatte es ihm aufgezeichnet. Mein Großer war mir fast ein bisschen unheimlich mit seiner Selbständigkeit. Wir ließen uns den Kuchen mit Blick auf den Ammersee schmecken, und beim Minigolf musste ich mir keine Mühe geben zu verlieren. So weit reichte Joshuas Muttertagsgroßzügigkeit dann doch nicht, dass er mich hätte gewinnen lassen. Richtig so!
Wenn ich ihn manchmal betrachtete, stellte ich mir vor, wie er als junger Mann aussehen würde. Ich schätzte, an Verehrerinnen würde es ihm nicht mangeln mit seinem gleichmäßig geschnittenen Gesicht, den großen braunen Augen und dichten dunklen Haaren und seinem offenen und kontaktfreudigen Wesen. Ich war sehr stolz auf ihn. Und gleichzeitig traurig. Ich hatte viel zu wenig von seinem Leben mitbekommen. Das war nie wiedergutzumachen. Nie wieder nachzuholen. Umso kostbarer waren diese Momente zu zweit.
Am Spätnachmittag trafen wir uns mit Helmut und Aljoscha.

Wie immer, wenn ich eine Weile von ihm getrennt war, freute ich mich sehr auf Brösel. Doch kaum war er in meiner Nähe, spürte ich, wie meine innere Anspannung wuchs. Der Friede war verflogen. Helmut und ich tauschten die Kinder. Joshua würde bis abends beim Papa bleiben. Mit Aljoscha machte ich mich auf den Heimweg. Nach fünf Minuten zeigte er mir die erste Abfahrt zu einer Tankstelle. Ich schüttelte den Kopf. Ein paar Kilometer später gebärdet er, ich solle abbiegen zu einem Traktorhändler. »Der hat heute nicht geöffnet.« Ich hob die Hand zum Auge und kniff Daumen und Zeigefinger zu einem Ring zusammen, was geschlossen bedeutet.

Aljoscha glaubte mir nicht.

Ich bewies es ihm, indem ich vor dem Geschäft hielt. Aljoscha stieg aus und hämmerte gegen die verschlossene Eingangstür. Grantig stieg er ins Auto und zeigte mir bald wieder eine Tankstelle, wo ich halten sollte, er habe Durst. Ich reichte ihm eine Literflasche Apfelsaft. Ohne abzusetzen, leerte er die Flasche. Ich bekam Schluckauf allein beim Zusehen. Aljoscha warf die leere Flasche auf den Rücksitz und gebärdete mir, er habe Durst. Ich solle bei einer Tankstelle halten. Dahinter steckte natürlich sein Wunsch nach einer Bifi-Salami und einer Traktor-Zeitschrift.

Ich schüttelte den Kopf.

Aljoscha schimpfte ein wenig vor sich hin und gab dann klein bei.

Ich erkannte ihn kaum wieder. Früher hätte er jetzt wütend um sich geschlagen und gebrüllt, bis wir zu Hause wären. Am liebsten hätte ich ihm eine Bifi und ein Traktor-Heft gekauft. Ich unterließ es natürlich. Schweren Herzens!

Auch in der Schule veränderte sich Aljoscha. Er arbeitete mit und lernte neue Gebärden. Hin und wieder füllte er sogar sein Hausaufgabenblatt aus. Mit jeder Gebärde mehr erweiterten sich unsere Kommunikationsmöglichkeiten. Zum Beispiel beim Einkaufen. Vom Lesen war Aljoscha noch weit entfernt, doch er erkannte immer mehr Wörter. Er »fotografierte« sie wohl in sein Gedächtnis und verband sie mit bestimmten Erlebnissen. Auch beim Schreiben machte Aljoscha Fortschritte. Eines Nachmittags, nach einem Spaziergang im Wald, drückte er mir einen Zettel in die Hand. Ich fiel fast in Ohmacht, als ich Aljoschas krakelige Schrift entzifferte: Fahrbarer Hochsitz Jäger. Es dauerte eine Weile, bis ich begriff, was er damit meinte: dass ein bestimmter Hochsitz – vom Jäger? – an einen anderen Ort gefahren worden war, wie wir zuvor beim Spazierengehen entdeckt hatten. Mochten andere Kinder zuerst Mama und Papa schreiben – Aljoscha, unser liebenswerter Agrarminister, wie wir ihn nun manchmal nannten, setzte andere Prioritäten.

Ich wurde Tag für Tag zuversichtlicher. Brösel hatte noch keine Absencen erlitten in diesem Jahr, und so wurde ich übermütig und meldete mich im Fitnessstudio an. Ein weiterer Schritt in die Normalität!

Joshua hatte seine erste Liebe gänzlich vergessen und war wieder ein süßer Junge geworden, dem Mädchen schnurzegal waren. Er war gern daheim und freute sich, wenn wir Ausflüge unternahmen. An einem Bilderbuchsommertag schlug ich meinen Jungs beim Aufwachen eine Radtour vor. Zwei Minuten darauf stand Aljoscha mit Helm und Schlafanzug an seinem Fahrrad. Vom Frühstück ließ er sich dann aber doch noch locken. Eine halbe Stunde später waren wir startklar. Aljoscha radelte vorneweg, Joshua hinterher und zum Schluss ich. Ich war ja auch schon ein bisschen älter. Nach hundert Metern flog Aljoschas Helm in hohem Bogen durch die Luft. Das kostete mich Zeit, ich musste ihn einsammeln und hatte Schwierigkeiten, meinen Jungs zu folgen, die über

Stock und Stein rasten. Auch der steile Schotterweg störte sie nicht. Der machte so richtig Spaß. Mit Karacho runter! Jetzt war es wirklich so weit: Ich musste mir eingestehen, dass ich ihnen nicht mehr nachkam. Mir war wohler, das Rad zu schieben. Noch wohler wäre mir gewesen, Aljoscha hätte seinen Helm getragen. Die beiden Buben hatten einen Heidenspaß mit ihrer lahmen Mutter, die jedes Schlagloch umfuhr, anstatt es als Sprungschanze zu nutzen. Glücklich radelte ich ihnen nach. Genauso hatte ich es mir früher immer vorgestellt, wenn ich von zwei wilden Jungs geträumt hatte. Genau so!

Nach einer Rast an einem Bach und der üblichen Flitzereinlage von Aljoscha machten wir uns auf den Heimweg. Ich freute mich schon auf meine Hängematte, da entdeckte Aljoscha in weiter Ferne einen Traktor und trat in die Pedale.
»Brösel! Komm zurück!«, rief ich – natürlich völlig überflüssig. »Wir wollen nicht zum Traktor!« O doch, genau dorthin wollten wir. Aljoscha warf sein Rad einfach vor den Traktor. Der Landwirt musste anhalten, wenn er es nicht überfahren wollte. Aljoscha schleuderte es beiseite, riss die Fahrertür auf und stieg ein. Joshua und ich prusteten laut heraus, als wir uns den Blick des Landwirts vorstellten, der nicht wusste, was ihm da passierte. Wer ihm da passierte. Der Mann fuhr wieder los – mit einem überglücklichen und wahrscheinlich vor Freude jauchzenden Brösel neben sich. Endlich kamen auch wir am Traktor an. Der Fahrer stellte sich als mindestens achtzigjähriger Bauer heraus. Einen Stumpen im Mund, das faltige Gesicht dunkelbraun mit einem leichten Gelbstich und sehr hellen, wässrig blauen Augen.
»Entschuldigung«, sagte ich. »Mein Sohn fährt für sein Leben gerne Traktor.«
»Des hab i gmerkt. Bloß gredet hat er ned mit mir. Red der ned gern?«

»Er kann nicht reden.«
»Des isch id unbedingt schlecht. Do wär i a manchmal froh, wenn mei Frau ned soviel redn däd.«

Die Sommerferien standen vor der Tür. Mit Helmut überlegte ich, wie wir Aljoscha sinnvoll beschäftigen könnten. Er lebte noch immer in seinem Agrarstaat, andere Dinge zählten für ihn nicht. Ich wollte Aljoscha fordern ... und fördern – jetzt, wo er endlich aufnahmefähig war ohne Anfälle und Absencen. In der Schule beschäftigte er sich noch immer mit dem Zahlenraum von eins bis zehn. Außerdem sollte er Texte von der Tafel in schöner Schrift abschreiben. Texte, die er nicht verstand. Die Schrift hatte sich ihm ja nicht erschlossen, er malte also für ihn unverständliche Schlingen und Bögen. Den Stift hielt er wie ein Erstklässler. Dementsprechend sahen seine Finger aus. Manchmal waren beide Hände voller Farbe.
Kurz vor den Sommerferien führte ich ein Gespräch mit Aljoschas Lehrer. Ich teilte ihm mit, dass ich es nicht wichtig fände, dass Aljoscha schön schreibe. Mir sei daran gelegen, dass er Wörter lerne. Viele tausend Wörter, damit er sich endlich verständigen könne. Leider zeigte sich der Lehrer wenig angetan von meinen Ansichten. Das ordentliche und saubere Schreiben sei eine wichtige Übung.

Ich beschloss, Aljoscha noch einmal zu einer Logopädin zu bringen. Der letzte Versuch lag drei Jahre zurück. Aljoscha fand sofort einen guten Draht zu der Therapeutin. Sie war in meinem Alter, farbenfroh gekleidet, attraktiv und sehr energievoll – und direkt. Schon bei unserem ersten Termin konfrontierte sie mich mit ihrer Einschätzung. Ich erzählte ihr, dass Aljoscha vor seiner Kopfoperation verschiedene Buchstaben lautieren konnte, zum Beispiel A, B, S, F. Nun tönte er gar nichts mehr – als wären ihm diese Buchstaben mit aus

dem Kopf geschnitten worden –, außer »Babababa« und »Ähähähäh«.
»Das bringt ihn nicht weiter. Damit wird er sich nie im Leben verständigen können«, urteilte die Logopädin knapp.
Empört starrte ich sie an. Wie konnte sie so etwas behaupten! Doch als ich darüber nachdachte, erkannte ich, dass sie recht hatte. Mit Bababa und Ähähäh konnte er kein einziges Wort bilden. Die Logopädin ließ mich nicht allein mit ihrer Prognose, sie schlug eine Alternative vor: einen Sprachcomputer, ein so genannter Talker, der mit Bildern und Schrift arbeitet und es nichtsprechenden Menschen ermöglicht, sich auch ohne Gebärden zu unterhalten.
»Und was kostet so etwas?«, fragte ich skeptisch.
»Billig ist das Gerät nicht – an die viertausend Euro. Doch in der Regel übernehmen die Krankenkassen die Kosten.«
»Aber ob Aljoscha damit zurecht kommt?«, zweifelte ich weiter.
»Der Talker ist eine wirklich tolle Sache!« Die Logopädin pries das Gerät geradezu an. »Es kann Ihrem Sohn eine ganz andere Welt eröffnen. Leider verstehen die meisten hörenden Menschen die Gebärdensprache nicht, oder sie schämen sich mitzumachen oder finden sie albern. Der Talker ist die Brücke zwischen sprechenden und nichtsprechenden Menschen. Geben Sie Ihrem Buben die Chance.«
»Wir tun alles, was ihm helfen kann.«
Mit der Logopädin vereinbarte ich, dass sie Aljoscha im Gebrauch des Talkers unterweisen würde. Ich war sehr gespannt, wie sie sein Interesse wecken wollte – und dann verblüfft. Schnell fand sie heraus, dass Aljoscha am liebsten Pizza aß. Also buk sie vor unserem Termin eine Pizza, die Aljoscha erst essen durfte, als er die Zutaten auf dem Talker gedrückt hatte. Ich war beeindruckt. Und Aljoscha auch. Der Talker ist ungefähr so groß wie ein Buch. Man kann ihn überallhin mitnehmen. Es gibt viele verschiedene Ausführungen

solcher Sprachcomputer. Bekannte Menschen und wichtige Dinge können als Foto zusätzlich zu den bestehenden Begriffen eingescannt werden. Wenn Aljoscha mittels Touchscreen auf die Bilder oder Fotos drückt, erscheint das Wort sowohl geschrieben als auch gesprochen – eine Stimme ertönt. So werden Hören, Sehen und Sprechen gleichzeitig angeregt. Schnell war ich ebenso begeistert wie die Logopädin. Helmut zog mich einmal auf: »Du kannst ja als Talker-Vertreterin jobben!« Doch er war auch sehr angetan, besonders als Aljoscha ihm eines Tages den Talker unters Gesicht hielt und eingab: Papa. Liebhaben. Fahrradfahren.
»Ja, dann mal los!«, ließ Helmut ihn nicht lange warten.
Aljoscha setzte den Talker auch außerhalb unserer Familie ein. Einmal unternahm ich mit Andrea und ihren beiden Jungs Lukas und Jakob einen Ausflug an einen Baggersee. Aljoscha war außer sich vor Begeisterung. Besonders die Luftmatratze hatte es ihm angetan, von der man so toll runterspringen konnte. Am nächsten Tag besuchte mich Andrea zum Kaffee. Aljoscha rannte in sein Zimmer, holte den Talker, zupfte Lukas am Ärmel und drückte auf das Bild einer Luftmatratze. Das Wort erschien geschrieben und die Talker-Stimme sagte es auch: »Luftmatratze«.
»Klar machen wir das noch mal. Ich frag gleich meine Mama«, antwortete Lukas und nickte.
Ohne Absencen konnte Aljoscha endlich auch an unserer Welt teilnehmen – und lernen! Ich war der Logopädin sehr dankbar für das kleine Kästchen. Es ist bestimmt ein schreckliches Gefühl, wenn einen niemand versteht. Isoliert, einsam, traurig. Nun, das war vorbei. Leider wollte Aljoschas Schule nicht mit dem Talker arbeiten. So machte ich mich auf die Suche nach einer anderen Schule.

Ein Sommernachmittag neigte sich dem Ende zu, als Brösel auf seine Felder hinausfuhr. Er schob sein Kettcar über die

Wiese den Berg hoch. Oben angekommen, wuchtete er das Gefährt über den Zaun, warf noch schnell einen Blick zurück zum Haus, dann trat er in die Pedale. Gut, dass ich ihn gesehen hatte. Ich kannte diesen Blick. Brösel verspürte Lust auf ein Abenteuer. Seufzend verließ ich meine Hängematte, ja, das Leben war schön, leider immer nur zu kurz, und folgte meinem Sohn. Aljoscha wurde immer schneller auf dem Schotterweg, Richtung Wald. Jetzt musste ich auch Gas geben. Keuchend hetzte ich hinter dem Kettcar her. Hoffentlich sterbe ich nicht mal an Herzversagen auf der Jagd nach meinem Kind, ging es mir durch den Kopf. Was würde Brösel wohl machen? Lieber nicht darüber nachdenken; er würde wahrscheinlich einfach an mir vorbeifahren. »Brösel! Aljoscha!« Er war verschwunden. Wie vom Erdboden verschluckt. Schief geparkt stand das Kettcar am Waldrand. Leise rief ich nach Aljoschas Schutzengel. Vielleicht hörte wenigstens der mich. Nein, er hatte heute seinen freien Tag, wie sich bald herausstellen sollte. Ich rannte am Wald entlang. Von weitem sah ich eine Gestalt, die einen Hochsitz bestieg. Aufatmend wechselte ich von Rennen zu schnellem Gehen. Hochsitze waren Brösels neues Hobby. Er kletterte hoch, blieb kurz sitzen, kletterte runter und rannte zum nächsten. Ein Spiel, das er stundenlang betreiben konnte. Konditionstraining für Triathleten! Da kam mir mein Kind auch schon entgegen … merkwürdig … er lief seltsam und hielt beide Hände fest an den Kopf gepresst. Hatte er sich am Kopf gestoßen? Seine ganze Haltung war sonderbar. Er rieb sich die Augen und fasste sich immer wieder an den Kopf. Als ich bei ihm war, weinte er. Ein ganz schlechtes Zeichen! Ich untersuchte Aljoschas Kopf, konnte aber nichts feststellen.

»Wir gehen nach Hause«, gebärdete ich ihm.

Auf dem Heimweg musste ich zusehen, wie sein Gesicht anschwoll. Ein Insektenstich? Mir war nicht wohl, und ich trieb ihn zur Eile. Aljoscha trödelte. Oder konnte er nicht schneller? Ich wurde nervös und trug ihn. Dreißig Kilo wurden mir bald zu schwer, also musste er selbst gehen beziehungsweise von mir gezogen werden. Da bemerkte ich die roten Pusteln. Sein ganzer Körper war damit übersät. Mein Herz klopfte bis zum Hals. »Schneller Aljoscha, komm!« Der Weg nahm kein Ende, und Aljoscha wollte nicht mehr gehen. Schweißtropfen glänzten auf seiner Stirn, seine Lippen waren dick wie Schlauchbootwülste und seine Augen nur noch Schlitze. Kurz überlegte ich, ob ich ihn am Weg sitzen lassen und das Auto holen sollte. Panisch dachte ich an meinen Erste-Hilfe-Kurs vor einem Jahr. Was tun, wenn der Hals zuschwillt? Ich wusste es nicht.

Endlich kamen wir nach Hause. Ich rief Joshua: »Komm schnell, wir müssen zum Arzt!« Die Praxis des Kinderarztes hatte *wegen Betriebsausflug* geschlossen. Also weiter zum zwölf Kilometer entfernten Krankenhaus! Wieso hatte ich nicht gleich den Notarzt gerufen, hoffentlich war das kein Fehler, lieber Gott, bitte mach, das alles gut wird. In der Notaufnahme des Krankenhauses bekam Aljoscha Kortison und Fenistil gespritzt. Sein ganzer Körper zitterte, Joshua stand genauso zitternd daneben.

»Der auch?«, fragte mich der Arzt.

»Nein!«

»Also nur ein Patient?«

»Ja!«, bestätigte Joshua hastig.

»Und wie heißt mein Patient?«, wandte sich der Arzt an Aljoscha.

»Aljoscha«, sagte ich.

»Oh!«, der Arzt lächelte. »So heiße ich auch!«

Jetzt erst fiel mir sein slawischer Akzent auf. Ich fühlte mich auf einmal ganz zuversichtlich. Doch plötzlich erlitt Aljoscha eine starke Absence. Und dann noch eine. Und noch eine.

»Darauf sind wir hier in Marktoberdorf nicht eingerichtet«, erklärte der große Aljoscha. »Ich würde Ihren Sohn gern nach Kempten verlegen.«

»In Kempten kennen sie uns auch. Ich bin nur hierhergekommen, weil es näher ist.«

»Das haben Sie richtig gemacht.«

Der Arzt forderte einen Krankenwagen an. Kurz darauf kam ein Rückruf von der Leitstelle. Ein Rettungshubschrauber sei auf dem Weg nach Kempten. Dieser Hubschrauber würde Aljoscha gleich mitnehmen. Trotz des Ernstes der Situation musste ich schmunzeln. Seit Jahren schaute Brösel jedem Hubschrauber nach. Nun hatte er sich einen Freiflug organisiert. Ich wünschte ihm sehr, dass seine Absencen nicht zu stark waren, damit er auch etwas von seinem Allgäu-Rundflug mitbekam. Ich rief Helmut an, und dann ließ ich Aljoscha das erste Mal im Leben allein. Ich musste Joshua nach Hause bringen und eine Tasche packen. Ob ich das überhaupt noch konnte? Immerhin war Aljoscha seit zwei Jahren nicht mehr stationär im Krankenhaus gewesen! Er musste auch nur eine Nacht bleiben. Am nächsten Morgen packte Brösel seine Bücher und Traktoren, die ich selbstverständlich mitgebracht hatte, und rannte Richtung Hubschrauberlandeplatz. Er dachte wahrscheinlich: Der hat mich hierhergebracht, der bringt mich auch wieder nach Hause.

Helmut hatte in der Zwischenzeit das Kettcar in die Garage gebracht und den Hochsitz untersucht, wo er ein Hornissennest entdeckte.

Dies blieb der einzige Störfall in den Sommerferien, vor denen ich mich wie immer gefürchtet hatte. Unglaubliches geschah: Ich erholte mich. Entspannt saß ich im Garten und perlte Holunderbeeren für Gelee ab, Aljoscha hockte mir gegenüber im Schneidersitz auf einer Decke und schaute seine Bücher an. Ruhig. Friedlich. Ohne zu zappeln. Er rannte

auch nicht weg. Er blieb einfach da. Joshua spielte mit einem neuen Freund am Computer, Emma machte ein Nickerchen – so sah Glück aus!
Hin und wieder schaute Aljoscha mich an. Seine lustigen dunklen Augen blinzeln mir zu. Ich liebe diesen kleinen Menschen so sehr. Und gebärdete es ihm. Schnell erwiderte er es und schickt mir ein Handbussi hinterher. Wenn jetzt noch die Anfälle verschwinden würden – einmal im Monat erlitt Aljoscha meistens nachts einen leichten Anfall. Das würden wir auch noch schaffen!

Am Ende der Sommerferien verabschiedete sich der liebe, nette Aljoscha, und das Ekel kehrte zurück. Für mich war das kaum auszuhalten. Zum einen fürchtete ich jedes Mal einen totalen Rückschritt in die allerschlimmsten Zeiten. Zum anderen hatte ich mich auch an den lieben und freundlichen Aljoscha gewöhnt. Und außerdem: Ich war mit meiner Kraft am Ende. Seltsam, wenn man mal ausruhen darf, ein klein wenig nur, merkt man erst, wie erschöpft man ist. Ich kam überhaupt nicht damit zurecht, wenn Aljoscha wieder »ganz der Alte« wurde. Ich war sehr ungeduldig mit ihm und wollte dieses zornige schreiende Kind nicht mehr. Doch es half ja nichts. Und so lebten wir wieder einige Wochen im Ausnahmezustand.
Helmut war eine Woche auf einem Lehrgang – ich hatte also überhaupt keine Pause und musste einkaufen. Das Theater fing schon im Auto an. Ich bog nicht, wie von Aljoscha gefordert, links zum Spielzeugladen ab, sondern geradeaus zum Lebensmittelgeschäft. Am Parkplatz ging es lautstark weiter, Brösel wollte nicht aussteigen. Ich schob mein unwilliges Kind durch die Tür, er sprang mit Gebrüll in den Laden. Joshua und ich mussten ihn erst wieder einfangen, bevor der Einkauf losgehen konnte. Böse Blicke trafen mich. Ich zog meinen zeternden Sohn von Regal zu Regal. Eine Frau um die

fünfzig musterte mich mit einem abfälligen Blick, in dem ich deutlich lesen konnte, was sie dachte. Provozierend schaute ich zurück. *Sag was, du blöde Kuh,* dachte ich. Sie schwieg. Besser für sie. Joshua schob den Einkaufswagen und schaute weg. Wir waren ihm entsetzlich unangenehm. Ein alter Mann kam uns entgegen. Mürrisch sah er zu Aljoscha hinunter und begann leise loszuschimpfen. So ein verschriener Balg, dem sollte man den Arsch versohlen und so weiter und so weiter. Nun platzte mir der Kragen. »Warum kümmern Sie sich nicht um Ihren eigenen Kram? Und überhaupt: Was geht Sie mein Kind an!«

Mucksmäuschenstill war es in dem Geschäft. Nur noch das metallische Nachklirren der auslaufenden Wurstschneidemaschine in der Metzgerei war zu hören. Anscheinend standen auch die Förderbänder an der Kasse still. Alle starrten mich an. Mir ging es nun besser. Mit meinem immer noch schreienden Sohn an der Hand stapfte ich in Richtung Kasse. Da zupfte mich Joshua am Ärmel. »Mama, geht ihr schon zum Auto. Ich bezahle.«

2008

Seit fünf Monaten hatte Aljoscha keinen Anfall! Oft dachte ich an die Worte von Dr. Wolff, der einmal zu mir gesagt hatte, wenn Aljoscha ein Jahr lang ohne Anfall sei, könne man davon ausgehen, dass er es überstanden habe. Ich glaubte nun nicht mehr, dass er dann sofort sprechen würde, aber immerhin würde er dann nicht mehr unter den Anfällen leiden müssen. Im Stillen hakte ich Tag für Tag, Woche für Woche ab und fürchtete mich vor dem Schnee. Meistens verschlechterte sich Aljoschas Zustand im Winter. Doch in diesem Jahr begann es zu schneien, und nichts geschah. Brösel war gut drauf und besuchte sogar einen Skikurs. Nun ja, fast. Er war mit der Skilehrerin verwandt: Ronja, die Tochter meines Bruders, gab ihm Privatunterricht, wenn die anderen Kinder aus ihrem Skikurs abgeholt wurden. Aljoscha ließ sich wenig von seiner Cousine sagen, doch irgendwie klappte es doch, und er war mit viel Spaß bei der Sache. Seine gute Laune hielt auch an, als es kräftiger schneite und sogar stürmte. Nun wollte ich es schwarz auf weiß wissen. Ich rief Dr. Wolff an und berichtete von unseren Fortschritten.

»Ich würde gern ein EEG schreiben lassen, zur Bestätigung«, nannte ich den Grund meines Anrufs.

»Sehr gerne, Frau Kuffner! Wann möchten Sie denn kommen?«

»Übermorgen!«

»Ja, das passt. Ich habe Dienst bis sechzehn Uhr, bin aber sicher noch länger in der Klinik.«

Aljoscha freute sich wie immer über die Abwechslung und rannte gleich los, Schwestern und Ärzte und fremde Patienten zu begrüßen. Ich ging langsam hinter ihm her. Wie oft war ich hier gewesen. Wie viele Hoffnungen hatte ich hierher getragen und hier verloren. Heute erschien mir unser Besuch wie ein Abschied. Ich war sicher, dass die wilden Balken in Aljoschas Gehirn sich beruhigt hatten. Trotzdem war ich nervös. Und ich freute mich, Dr. Wolff wieder einmal zu sehen, dem ich gar nicht genug von Aljoschas Fortschritten berichten konnte.
»Er hat den Computer für sich entdeckt«, erzählte ich stolz. »Das hat er sich von Joshua abgeschaut. Joshua hat ihm auch gezeigt, wie er sich zu You Tube durchklickt – und dort schaut er sich jetzt Traktoren und Hochsitze an.«
»Hochsitze?«
»Ja, das ist sein neues Hobby, Hochsitze und Kanzeln.«
»Kanzeln?«, wollte Dr. Wolff wissen, und es gefiel mir, dass ausnahmsweise einmal er derjenige war, der nachfragen musste, das war normalerweise meine Rolle, wenn er mir medizinische Fachbegriffe erläuterte.
»Einen geschlossenen Hochsitz nennt man Kanzel«, klärte ich ihn auf.
»Aha.«
»Mein Vater war Jäger«, schob ich nach, ich wusste gar nicht, warum, vielleicht war es die Aufregung.
»Da wird er ja eine Freude an seinem Enkel haben.«
»Er ist schon lange tot.«
»Das tut mir leid.«
»Aljoscha hilft jetzt sogar im Haushalt mit. Auch das hat er sich von Joshua abgeschaut. Aljoscha ist oft freundlich, nicht mehr so abwesend oder ablehnend wie früher. Er ist richtig da. Das ist ein Unterschied wie Tag und Nacht. Er ist aufmerksam und nimmt am Leben um sich teil. Er ist …«, ich brach ab. Helmut fiel mir ein, wie er mich aufgezogen hatte,

weil ich so begeistert von dem Talker war, jetzt redete ich ebenso über Aljoschas Fortschritte. Trotzdem spürte ich die Angst, das EEG könnte nicht so gut ausfallen, wie ich es erwartete, und ich wollte Dr. Wolff unbedingt so viel Positives von Aljoscha erzählen wie nur möglich – als würde das die Aufzeichnung beeinflussen.

»Wir haben jetzt auch einen Talker.«

»Das ist eine gute Idee.«

»Die Logopädin hat uns dazu geraten. Aljoscha kommt prima damit zurecht. Er bringt mir sogar oft Blumen mit, das heißt, er möchte, dass mein Mann zum Blumenladen fährt, und dann kaufen sie Blumen für Mama oder pflücken welche am Straßenrand.«

»Das ist bestimmt sehr schön für Sie?«, fragte Dr. Wolff einfühlsam.

»Ja. Sehr schön«, seufzte ich, und dann stockte ich. Mein erstes Arztgespräch in München fiel mir ein, und ich schämte mich fast ein wenig, dass ich Aljoscha anpries wie damals, als ich dem Arzt von seinen schönen Sätzen erzählen wollte und mich an keine erinnern konnte. Doch diesmal fiel mir mehr als genug ein, und ich war nicht in München, sondern in Tübingen.

»Dann bin ich ja mal sehr gespannt auf die Auswertung des EEG«, sagte Dr. Wolff. »Nach den vielen guten Neuigkeiten, die Sie mir erzählen, kann es ja nur positiv ausfallen.«

»Ja«, bekräftigte ich.

Am nächsten Tag erhielt ich die Bestätigung von Dr. Wolff im Beisein von zwei Kollegen, einem Arzt und einer Ärztin, die uns ebenfalls lange begleitet hatten. Ihre Gesichter strahlten, als sie den Ausdruck des EEG vor mir auf den Tisch legten und im Vergleich dazu ein verjährtes EEG. Das hätte ich nicht sehen müssen, ich kannte die zuckenden Balken zur Genüge. Auf dem aktuellen EEG waren sie verschwunden.

Dr. Wolff räusperte sich. »Frau Kuffner«, sagte er, und seine

Stimme klang rau, »dies ist das EEG eines fast gesunden Kindes. Aljoscha hat große Fortschritte gemacht!«
Brösel freute sich mit uns, obwohl er nicht wusste, worum es ging. Er gebärdete mir, dass er Durst habe.
»Ja!« bekräftigte die Ärztin, »da hast du recht, Aljoscha, auf diese Nachricht sollten wir anstoßen!«
Überglücklich und mit Tränen in den Augen bedankte ich mich bei den Ärzten und später bei allen Krankenschwestern und -pflegern.
Dr. Wolff schlug vor, Aljoscha noch ein Jahr lang das derzeitige Medikament zu verabreichen.
»Und wie geht es nun weiter?«, fragte ich.
»Leider muss ich Ihnen das sagen, was ich sonst auch immer gesagt habe, Frau Kuffner: Wir sollten abwarten, was in der Zukunft an Fortschritten noch möglich sein wird.«
»Die Pubertät steht vor der Tür!«, erinnerte ich Dr. Wolff.
Er nickte. »Lassen wir uns doch einfach von … wie sagen Sie immer … Brösel überraschen!«
»Für eine Überraschung ist Brösel immer gut!«

Die Osterferien waren eine Wohltat im Vergleich zu allen anderen Ferien davor. Aljoscha den ganzen Tag zu Hause war noch immer kein Zuckerschlecken. Aber seit er den Computer für sich entdeckt hatte, konnte er Stunde um Stunde alle Traktoren dieser Welt bestaunen. Er versuchte kein einziges Mal – womöglich mit der Gartenschere – ein Traktorbild aus dem Computerbildschirm herauszuschneiden; meine Haushaltskasse erholte sich von den Sonderausgaben für die Traktorbücher und Prittstifte.
Einmal hatte Joshua einen Freund über Nacht zu Besuch. Da es in Strömen regnete, wollte ich den Kindern wenigstens Schwimmen im Hallenbad ermöglichen. Ich hasse Hallenbäder. Besonders in Begleitung von Aljoscha, denn das bedeutete für mich einen Marathonlauf: rein ins Wasser, raus

aus dem Wasser, rauf auf die Rutsche, rein ins Wasser, auf der anderen Seite wieder raus aus dem Wasser, dann das Ganze von vorne, unermüdlich. Aljoscha zog sich am Beckenrand hoch, leicht wie eine Feder. Mutter schwerfällig hinterher und keuchend die Stufen hinauf zur Rutsche. Klar stand Aljoscha schon vorne, er drängelte sich prinzipiell durch. »Entschuldigung, darf ich bitte, könnte ich mal kurz vorbei, mein Sohn steht da oben, danke.« Und schon ging es durch die schwarze Röhre nach unten. Mit einem riesigen Reifen hetzte Aljoscha die Treppen nach oben zur nächsten Rutsche.
»Nein, da rutschst du nicht alleine runter!«, gebärdete ich ihm. Beleidigt gab er Gas und verschwand ohne Reifen auf der Bahn. Ich hastete mit dem Reifen hinterher. Nach zehn Metern endete die Rutsche vorerst in einem Auffangbecken mit Strudel. Unter vollem Körpereinsatz zog ich Aljoscha auf den Reifen. Eigentlich hatte ich genug mit mir selbst zu kämpfen, da ging es in eine Steilkurve. Mein Herz schlug bis zum Hals. Ich schrie lauter, als Aljoscha lachte, nein, ich fand das nicht lustig, sondern entsetzlich. So eng. So schnell. So dunkel. So steil! Unten angekommen, quälte ich meinen Hintern aus dem Gummiteil. Meine Beine zitterten. Ich hätte eine Erholungspause gebraucht. Aljoscha spurtete beglückt die Treppen nach oben. Ich stolperte hinterher. Nicht noch mal so ein Höllenritt! Mein Sohn zeigte mir deutlich, dass ich keine dreißig mehr war. Nach eineinhalb Stunden fühlte ich mich wie bei einem Triathlon. Ich sagte Joshua und seinem Freund Bescheid und ging mit Aljoscha zu den Umkleidekabinen, wo ich unsere Sachen aus dem Schließfach holte und die Tasche mit den Kleidungsstücken in eine Kabine stellte. Ich drehte mich um, da knallte es. Aljoscha verriegelte die Kabine von innen. Ich stand draußen. Nackt.
»Aljoscha, mach die Tür auf!«
Keine Reaktion.
Ich klopfte.

Nichts geschah.
Die Nebenkabine wurde frei. Ich tat so, als sei alles in Ordnung, und schlüpfte hinein. Unter Auferbietung aller Kräfte zog ich mich an der Wand hoch und spähte auf der anderen Seite zu Aljoscha hinunter. Feixend grinste er mich an. Am liebsten hätte ich losgeschrien. Doch das wäre mir peinlich gewesen – und es hätte auch nichts genutzt. So fuchtelte ich mit einem Kleiderbügel über dem Kopf meines Sohnes. Ich hätte ihn erschlagen können! Aljoscha ließ mich zappeln. Es dauerte bestimmt fünf Minuten, ehe er sich gnädig entschloss, die Tür zu öffnen. Wortlos zog ich mich an und ignorierte ihn dabei.
Beim Haareföhnen traf ich Joshua. »Wo bleibt ihr denn so lang?«, wollte er wissen.
Ich erzählte ihm von dem Vorfall.
Joshua starrte mich an. »Du bist nackig im Gang gestanden?«
Ich nickte.
Zuerst war es ihm peinlich – Pubertät lässt grüßen –, dann platzte er laut raus. Dieses Lachen half mir, meine Sorgen wegzuschieben. Wieso hatte Aljoscha das getan? War das der Beginn eines neuerlichen Rückschritts oder nur ein kleiner Aussetzer? Durfte so etwas passieren? Würde ein normales Kind so etwas tun? Ich beschloss: ja. Wenn auch vielleicht nicht fünf Minuten lang. Es war mir durchaus bewusst, dass das vielversprechende EEG von Aljoschas Tagesform abhängig war. In Tübingen war er ausnehmend gut gelaunt gewesen – er konnte aber auch mal einen schlechten Tag haben. So wie heute. Wobei das für ihn selbst vermutlich kein schlechter Tag war.
Ich hoffte inbrünstig, dass dies eine Ausnahme bleiben würde. Doch im April breiteten sich die Ausnahmen aus. Aljoscha benahm sich wie ein Verrückter. Ich war mir sicher, dass sein EEG nun nicht mehr so friedlich aussähe. Er drehte auf

wie in seinen schlimmsten Zeiten. Nichts konnte ich ihm recht machen, nicht mal anfassen durfte ich ihn. Das verletzte mich am tiefsten. Wenn er tobte, konnte ich das irgendwie wegstecken, doch wenn er mich wegschubste und ich ihn nicht in die Arme nehmen durfte, war das grässlich. Er wollte nichts mit mir zu tun haben – und ich hatte keine Ahnung, warum.

An einem Freitagmittag wollte Helmut beide Kinder übers Wochenende zu sich nehmen. Eigentlich freute sich Aljoscha jedes Mal riesig, wenn er zu seinem Vater durfte. Heute schleuderte er seine Tasche durchs Zimmer und versteckte seine Schuhe. Gutes Zureden half nicht, er brüllte nur. Joshua war genervt und wütend, weil er das Wochenende offensichtlich mit seinem schreienden Bruder verbringen musste. Er wollte seinen Vater lieber für sich alleine.

Die Stimmung war im Keller, als Helmut ankam. Aljoscha begrüßte ihn nicht, rannte in den Garten und kletterte flink wie ein Äffchen ins Baumhaus. Ich forderte ihn zum Herunterkommen auf. Er bewarf mich mit Zweigen. Helmut rüttelte laut rufend am Baumhaus. Es wackelte und knackste.

»Helmut, hör auf!«

»Dann fahr ich ohne ihn!«

Joshua rannte schon mal vor zum Auto. Bloß weg hier!

Um Gottes willen, nein, das durfte nicht passieren. Ich spurtete ums Haus, holte die Leiter und kämpfte um mein freies Wochenende, indem ich mit Herzklopfen auf rutschigen Sprossen nach oben stieg. Wohl war mir nicht in dieser Höhe, doch irgendwie schaffte ich es, Aljoscha auf die Leiter zu ziehen. Kaum am Boden, grinste er und schlenderte friedlich zum Auto – als ob nichts gewesen wäre. Konnte mir vielleicht mal jemand mein Kind erklären? Am Auto gebärdete er freudestrahlend, er würde heute beim Papa übernachten. Seit Sonntag hatte er mich jeden Tag gefragt, wie oft er noch schlafen müsse, bis der Papa ihn hole. Und dann war der Papa da, und er flüchtete ins Baumhaus. Warum mussten wir uns so oft wütend und erschöpft voneinander trennen? Es war müßig, darüber nachzudenken, Hauptsache, zwei Tage bröselfrei!

Viel zu schnell war es wieder Montag, und der Alltag begann.

Jahrelang war Aljoscha morgens zwischen vier und fünf Uhr aufgestanden. Nun, wo es ihm viel besserging, schlief er auch länger. Zärtlich streichelte ich meinem Kind morgens über das Gesicht. Wie schön er aussah, so weich und warm und samtig. Verschlafen öffnete Brösel die Augen, erkannte mich und zeigte sofort auf die Tür. Ich sollte ihn schlafen lassen. Ich gönnte ihm noch ein paar Minuten. Beim zweiten, ebenso zärtlichen Weckversuch schrie er mich an. Um jeden Handgriff musste ich kämpfen, wenn Aljoscha morgens schlecht gelaunt aufwachte, wie so oft in diesem April. Nach dem Frühstück – das er wie immer mit großem Appetit genoss – der Höhepunkt der Auseinandersetzung: die Entscheidung, ob er Bücher mitnehmen wollte und, wenn ja, welche und wie viele. Das konnte dauern. Es konnte laut werden und lauter, wenn ich ihn zur Eile antrieb. Dann würde er sich auf den Boden werfen und gar nichts mehr machen außer brüllen. Wenn sich hinter ihm zischend die Tür schloss und der Bus anfuhr, atmete ich tief durch.

Am Nachmittag war Aljoscha wider Erwarten gut drauf, und ich beschloss, mit ihm zum Baumarkt zu fahren, ich brauchte Zement für den Gartenweg. Zielstrebig schob Aljoscha den Einkaufswagen auf Anhieb in die richtige Abteilung. Hilfsbereit wie er auch sein kann, kletterte er auf den Stapel Säcke, stellte dann jedoch fest, dass ihm 35 kg vielleicht doch ein wenig zu schwer waren, und gebärdete mir, was ich zu tun hatte. Ich folgte seinen Anweisungen und wuchtete fünf

Säcke auf den Wagen. Aljoscha schwang sich obenauf, und ich schob ihn zur Kasse. Kurz darauf stand ich ein wenig ratlos vor meinem Auto. Ich hatte jetzt schon Rückenschmerzen und fragte mich, wie ich diese fünf Säcke in mein Auto heben sollte. Schwitzend mühte ich mich mit dem ersten Sack ab, da entdeckte Aljoscha zwei Männer, spurtete zu ihnen, hielt einen an der Hand fest und zeigte ihm mit einem energischen »Babababababa«, dass seine Hilfe benötigt wurde, indem er auf mich deutete. Ein Blinder hätte verstanden, was dieses Kind wollte. Die beiden Männer starrten mich böse an. Der »Angegriffene« schüttelte seinen Arm, als wäre Aljoscha ein lästiges Insekt. Dann gingen die Männer weiter. Dieser schwache Auftritt verschaffte mir Bärenkräfte. Mit Aljoschas Hilfe wuchtete ich die Säcke in mein Auto. Ich war sehr gerührt von seiner Tat, die mich wieder mit neuer Hoffnung erfüllte, er hatte mitgedacht und selbstständig reagiert. Vielleicht würden nun wieder bessere Zeiten anbrechen.

Und genau so war es. Aljoscha verwandelte sich erneut in den lieben, freundlichen Jungen, von dem ich gar nicht genug bekommen konnte. Wenn ich ihn so erlebte, war ich überzeugt davon, dass er irgendwann selbständig sein eigenes Leben würde führen können.

Ich beschloss ohne Rücksprache mit Dr. Wolff, Aljoschas Tabletten abzusetzen, denn ich war überzeugt davon, dass er sie nun nicht mehr brauchte. Im letzten Jahr hatte Aljoscha zwischen Januar und Juni dreizehn Anfälle erlitten, diesmal waren es drei. Vielleicht hatten all die Tabletten, die er in seinem kurzen Leben geschluckt hatte, ohnehin keine Wirkung gehabt. Ich wollte lieber nicht darüber nachdenken. Mein Gefühl sagte, nun sei es genug.

Ich merkte keine Verschlechterung ohne die Tabletten, es ging weiter bergauf. Endlich änderten sich auch Aljoschas Essgewohnheiten und -manieren. Er stopfte nicht mehr alles

wahllos in sich hinein, sondern aß langsamer und bewusster, auch wenn er sich in diesem Sommer hauptsächlich von Pizza ernährte. Ich machte mir keine Gedanken darüber, das würde sich schon wieder ändern. Irgendwann zeigte er sicher auch in der Öffentlichkeit salonfähige Manieren.
Eines Nachmittags ging ich mit meiner Mutter und meinen beiden Jungs in eine Bäckerei, um ein paar Stück Kuchen für unseren Kaffee bei der Oma zu kaufen. Aljoscha begrapschte die verpackten Süßigkeiten im Geschäft. Während ich ihn zurechtwies und der Verkäuferin sagte, was wir wollten, spürte ich den Blick einer älteren Frau auf mir. Manchmal wünschte ich mir eine strahlendichte Ritterrüstung, damit all diese Blicke, die sich wie Laserstrahlen in mich bohrten, an mir abprallten. Wie die meisten Menschen sprach auch diese Frau mich nicht an, sondern murmelte in ihren nicht vorhandenen Bart. Es war das Übliche. Meiner Mutter war die Situation sehr peinlich. Joshua schaute aus dem Fenster und beobachtete interessiert die Hausfassade gegenüber. Ich stellte mich direkt vor die Frau und sagte laut und deutlich: »Ich finde es auch nicht toll, dass mein Sohn die Ware berührt. Sie können sich also Ihren Kommentar sparen. Oder, wenn Ihnen daran liegt, dann sagen Sie es mir doch bitte schön ins Gesicht.«
»Manuela!«, flüsterte meine Mutter.
»Seien Sie doch einfach froh, dass Sie gesund sind«, fuhr ich fort, »und lassen Sie uns in Ruhe.«
»Woher wollen Sie wissen, ob ich gesund bin?«, fragte die Frau zurück.
»Wenn Sie krank wären, hätten Sie kein Interesse, keine Zeit und keine Freude daran, sich über andere aufzuregen.«
»Darf es sonst noch etwas sein?«, warf sich die Verkäuferin mit einem hilflosen Lächeln zwischen uns.
»Eine Bombe bitte«, deutete meine Mutter auf das kalorienreichste Stück in der Auslage.

Aljoschas Logopädin riet mir nun dringend zu einem Schulwechsel, um meinen Sohn zu fördern. Aber wohin mit ihm? Er passte nirgendwo dazu. Die Logopädin meinte, dass eine Schule für Körperbehinderte in Kempten vielleicht besser sei als eine für geistig behinderte Kinder, denn dort seien die Anforderungen höher. So besichtigten wir eine Schule in unserer näheren Umgebung. Schon nach ein paar Minuten in einem der Klassenzimmer wurde dem Rektor und mir klar, dass es nicht funktionieren würde. Viele Kinder saßen im Rollstuhl, waren körperlich eingeschränkt, ein etwa achtjähriger Junge lag auf einer Matte am Boden. Aljoscha eroberte das Klassenzimmer wie ein Wirbelsturm, rannte zielstrebig zu den Spielsachen auf einer Fensterbank und warf sie begeistert durch die Luft, wobei er haarscharf neben den Kopf des liegenden Jungen trat.
Also nach Kaufbeuren in eine Schule für körperlich und geistig Behinderte, wo sprechende und hörende Kinder mit verschiedenen geistigen Behinderungen unterrichtet werden. An dieser Schule wirkte Aljoscha bei einem Schnupperbesuch recht verloren. Er konnte der Lehrerin nicht folgen und hatte offensichtlich keine Ahnung, was von ihm erwartete wurde. In der Pause büxte er aus. Ich fand ihn auf dem Spielplatz eines Nachbargrundstücks, wo er im Sandkasten tiefe Löcher aushob.

Niedergeschlagen erzählte ich unserer Logopädin von dem Versuch und meinen Sorgen. »Es würde dort vielleicht niemandem auffallen, wenn er wegläuft. Und außerdem ist er den Anforderungen nicht gewachsen. Er bräuchte eine intensivere Betreuung. Ich bin sicher, er kann jetzt lernen, und er will es auch – aber er benötigt eben besonders viel Aufmerksamkeit.«
»Ich glaube auch, dass Aljoscha bereit dafür ist, Neues aufzunehmen«, bestärkte mich die Logopädin. »Deshalb wäre es

am besten, man würde ihm für den Schulbesuch eine Begleitperson zur Verfügung stellen.«

»Aber ich kann doch nicht jeden Tag mit ihm …«

»Nicht Sie, Frau Kuffner. Eine andere Begleitperson. Die Kosten dafür werden vom Bezirk Schwaben getragen. Ich würde das für die allerbeste Lösung halten. Aljoscha hätte jemanden an seiner Seite, der mit ihm lernt und, na ja, der ihn auch ein bisschen bewacht, ein Auge auf ihn hat. Wenn das klappen würde …« Die Stimme der Logopädin klang verheißungsvoll.

»Ja?«, fragte ich und lehnte mich vor.

»Dann würden Aljoscha ganz neue Perspektiven eröffnet.«

»Und wo kann ich diese Begleitperson beantragen?«

»Es ist nicht leicht, das sage ich Ihnen gleich«, dämpfte die Logopädin meine Erwartung. »Aber meiner Einschätzung nach steht Aljoscha diese Begleitperson zu.«

»Ich mache alles, was nötig ist«, erwiderte ich.

Und so begannen eine schier endlose Telefon- und Formularorgie sowie Rennerei. Als Erstes brauche ich Gutachten von Aljoschas Ärzten, verschiedene Tests mussten durchgeführt werden, um festzustellen, auf welchem Entwicklungsstand mein Sohn sich befand.

Helmut und ich bekamen einen Termin bei einem Sozialpsychologen und wurden von einem sehr dicken Mann Ende fünfzig über Aljoschas Verhalten befragt. Wir beschönigten nichts, erzählten von unserem Leben, Aljoschas guten und schlechten Tagen, seinen Wutausbrüchen, und wie wir als-Eltern oft hilflos neben ihm standen und nicht wussten, wie wir mit ihm Kontakt aufnehmen sollten. Der Sozialpsychologe hörte sich alles an, sagte wenig und bestellte uns zu einem zweiten Termin, bei dem er uns eröffnete, dass wir auf der ganzen Linie versagt hätten. »Wenn Sie nicht wollen, dass Ihr Kind mit zwanzig immer noch mit Traktoren spielt und Ihnen auf dem Kopf herumtanzt, wäre es höchste Zeit, es konsequent zu erziehen.«

Vor Empörung bekam ich keinen Ton heraus. Am liebsten hätte ich losgebrüllt und die Bücher in dem Regal hinter dem Schreibtisch des Sozialpsychologen einzeln an die Wand geschmissen, damit er gleich mal wüsste, woher das Verhalten unseres Sohnes kam, seine Mutter war schuld, die war noch viel schlimmer als er.

Helmut, der merkte, dass ich kurz vor einem Wutanfall stand – und das will bei mir etwas heißen! –, drückte mir die Hand. Ruhig und sachlich erklärte er dem Sozialpsychologen, dass es nicht möglich sei, ein Kind, das weder hört noch spricht und phasenweise von bis zu hundert Absencen am Tag geplagt wird, konsequent zu erziehen. Dann verabschiedeten wir uns.

Dass ich in der Öffentlichkeit für eine unmögliche Mutter gehalten wurde, das war mir klar. Aber dass ich mir das von einem Fachmann anhören musste, der offensichtlich keine Ahnung von Aljoschas Krankheit und meinen Sohn nur kurz kennengelernt hatte – das war zu viel für mich. Helmut hatte Mühe, mich zu beruhigen. Am meisten ärgerte ich mich über den guten Ratschlag, den der Sozialpsychologe – übrigens kinderlos – uns mit auf den Weg gab: »Holen Sie sich schnellstens professionelle Hilfe, sonst ist das Sozialverhalten Ihres Sohnes nicht mehr zu retten – wenn es nicht ohnehin längst zu spät ist.«

»Einmal in all den Jahren bitten wir um Hilfe«, beklagte ich mich bei Helmut, »und dann werden wir so behandelt! Die werfen Aljoscha einfach in einen Topf mit gesunden Kindern. Verhaltensauffällig ist gleich Elternversagen!«

»Es ist halt gerade ein angesagtes Thema«, erwiderte Helmut. »Ich habe in letzter Zeit im Fernsehen eine Reihe von Dokumentationen über Eltern und ihre schwererziehbaren Kinder gesehen. Das scheint gerade in zu sein.«

»Wir haben aber kein schwererziehbares, sondern ein krankes Kind!«

»Kuffi, in der Sache ist noch nicht das letzte Wort gesprochen!«

Für mich war das letzte Wort gesprochen, auch wenn der Sozialpsychologe noch einige Male bei mir anrief, er wolle mich noch einmal sehen, um einen Abschlussbericht zu schreiben. Ich bewies ihm, dass ich verhaltensgestört wie mein Sohn war, und ignorierte seine Einladung zu einem Gespräch.

Ja, sicher hatten wir Fehler gemacht. Aber unser Kind war nicht schwererziehbar, sondern krank. Wir baten um eine Betreuungsperson, weil unser Kind nach vielen Jahren in der Dunkelheit endlich aufgewacht war und lernen wollte. Wir baten um Hilfe, weil wir in all den Jahren allein auf uns gestellt waren. Und jetzt, nachdem wir das Schlimmste überstanden hatten und Aljoscha jeden Tag Fortschritte machte, sollte ich mir anhören, wo ich überall versagt hatte?

»Der meint wahrscheinlich, ihr hättet Aljoscha irgendwie fördern sollen«, überlegte Andrea.

»Ja, wie denn?«

Sie zuckte mit den Schultern. »Keine Ahnung. Maltherapie, Musiktherapie, Spieltherapie, Gesprächstherapie, was es eben so gibt.«

»Schwimmen mit Delphinen«, warf ich ein, und dann lachten wir einfach los. Die Vorstellung, wie Aljoscha früher die Gruppe aufgemischt hätte oder eben wegen seiner Absencen gar nicht verstanden hätte, was er dort sollte, war zu komisch.

»So wärt ihr in die Schlagzeilen gekommen«, grinste Andrea: »Aljoscha erleidet beim Delphinschwimmen eine Absence, und Flipper rettet ihn!«

»Ach, ich wäre schon gern mal nach Florida zu den Delphinen geflogen«, träumte ich laut.

»Da hätte deine Krankenkasse bestimmt nicht mitgespielt. Das hättest du alles selber finanzieren können, insofern erledigt sich die Sache, denn woher hättest du das Geld nehmen sollen?«

»Ich hätte arbeiten können und Aljoscha ins Heim geben.«
»Von unserem Geldesel«, mischte Joshua sich ein und suchte auf Aljoschas Talker nach einem Bild, wie er es seinem Bruder erklären könnte.

»Noch dreimal schlafen«, gebärdete ich Aljoscha, »dann hast du Geburtstag.« Seine dunklen Augen leuchteten. Er rannte an den PC und klickte sich zu Amazon, um uns zu zeigen, welche Bücher er sich wünschte. Wir hatten andere Pläne für seinen elften Geburtstag. Kein Buch und keinen Traktor wollten wir ihm schenken, sondern ein riesengroßes Trampolin, auf dem er seine überschüssige Energie loswerden konnte.
An Aljoschas Geburtstag kam Helmut schon um halb sieben Uhr morgens zu uns – wir hatten eine Menge zu erledigen, sobald Brösel in der Schule war. Helmut weckte ihn auf. Aljoscha sprang aus dem Bett und forderte seine Geschenke ein.
»Du musst erst in die Schule. Danach gibt es Geschenke«, gebärdete Helmut.
Enttäuscht und ein wenig quengelig, aber ziemlich flott machte Aljoscha sich für die Schule fertig. Kaum war der Schulbus weg, stellten Helmut und ich das Trampolin im Garten auf. Wir schmückten es mit Luftballons, und es blieben so viele übrig, dass wir gleich noch Sträucher und Äste damit verzierten. Helmut half mir bei allen Vorbereitungen – sogar beim Kuchenbacken – und dann kamen allmählich unsere Gäste: meine Mutter, meine Schwägerin Andrea mit einer ihrer Töchter, Ramona, Andrea, Lukas, Jakob – und schließlich Brösel.
»Wo sind meine Geschenke?«, gebärdete er ungeduldig.
Mit verbundenen Augen führten wir ihn zum Trampolin. Er schaute es kurz an und rannte dann ins Haus, um seine Geschenke zu begutachten. Helmut und ich blickten uns ein wenig enttäuscht an. Aljoscha war noch viel enttäuschter. Keine Bücher! Keine Traktoren! Zum Glück rettete Andrea den Geburtstag. Mit einem Traktor und zwei Anhängern so-

wie jeder Menge Traktorzeitschriften beglückte sie Aljoscha. Während die anderen Kinder sich auf dem Trampolin austobten, saß Aljoscha zufrieden im Gras und blätterte in seinen Zeitschriften. Erst am Spätnachmittag gesellte er sich zu den anderen, kletterte auf einen Baum und sprang mit lautem Lachen auf sein Geschenk herunter. Na, Gott sei Dank, es gefiel ihm doch!

Die Sommerferien standen vor der Tür, und ich freute mich darauf. War ich verrückt? Wahrscheinlich. Und ich war noch viel verrückter. Wir würden nach Italien fahren. Zu fünft: Die verhaltensgestörte Mutter mit ihrem getrennt lebenden Ehemann, einem Kampfhund, einem Pubertierenden und Mogli, dem Herrscher des Waldes. Zwei Wochen ans Meer. Ja, ich hatte mir geschworen, dass ich mir so etwas nie mehr antun würde, doch jetzt war hoffentlich alles anders!

Während ich den ganzen Tag lang packte und den Urlaub vorbereitete, war Aljoscha sehr gesprächig. Ununterbrochen hallte sein »Ähähähäh« durchs Haus. Joshua und ich konnten es nicht mehr hören. Ständig dieses monotone Geräusch, es nervte!

Joshua grinste mich an: »Schau mal auf deine Uhr, Mama, und sag mir, wie lang eine Minute ist, derweil zähle ich Brösels Ähs.«

Es waren dreizehn pro Minute.

Joshua schnappte sich einen Taschenrechner und teilte mir mit: »Wenn man das hochrechnet, Mama, vom Aufstehen bis zum Bettgehen, kommt man auf zwölftausendvierhundertundachtzig Ähs am Tag.«

»So viele? Und du hast dich nicht vertippt?«

»Nö. Und weißt du, was das bedeutet?«

»Was denn, mein Großer?«

»Wir müssen bis zum Ferienende noch über sechshundertfünfzigtausend Ähs über uns ergehen lassen.«

Nein, so viele waren es nicht, denn Aljoscha gab auch recht viele begeisterte »Babababas« während unseres Urlaubs von sich, der mir wie ein kleines Wunder erschien: Er verlief ohne größere Katastrophen, und nun … an die kleineren, daran waren wir gewöhnt. Wir waren hart im Nehmen. Was andere keine Stunde aushalten würden, empfanden wir als Erholung. Zum ersten Mal seit Jahren waren Helmut und ich wieder eine längere Zeit am Stück zusammen – es klappte wunderbar. Von außen betrachtet, waren wir eine fast normale Familie. Nur Emma passte nicht ins Bild.

Es war ein bisschen so wie in unserem Urlaub sieben Jahren zuvor, dem letzten unbeschwerten Familienurlaub. Auch Helmut dachte oft an diese Zeit zurück, wie wir eines Abends auf einem langen Strandspaziergang feststellten. Der runde, volle Mond ließ das Meer glitzern. Träge schwappten Wellen ans Ufer. Es war sogar wie ganz früher, wie vor den Kindern. Und auch daran schien Helmut sich zu erinnern. Er legte seinen Arm um mich.

»Irgendwann einmal, Kuffi«, sagte er, »gehen wir zwei wieder an einem Meer spazieren, und unsere Jungs sind groß, und wir schreiben ihnen von überall in der Welt Ansichtskarten.«

»Wenn es dann noch Ansichtskarten gibt.«

»Die wird es immer geben«, behauptete Helmut, und es klang wie ein Versprechen.

Am Strand sprach mich einmal eine Frau an, die unsere Familie wohl eine Weile beobachtet hatte. Sie war sehr nett und drückte mir ihr Mitgefühl aus für mein schweres Schicksal. Als ich in lautes Lachen ausbrach, starrte sie mich entgeistert an. Nein, ich hatte kein schweres Schicksal mehr. Es war alles wunderbar einfach, auch wenn es für andere Menschen nicht so aussah – sie wussten ja nicht, aus welcher verzweifelten Finsternis wir kamen!

Es blieb friedlich, auch nach dem Urlaub. Im Herbst fuhr ich mit den Jungs an den Ammersee, um Helmuts Geburtstag zu feiern. Ein großer Flohmarkt fand an der Seepromenade statt. Aljoscha wanderte von Stand zu Stand. Nahm ein Auto in die Hand, ließ es Probe rollen, stellte es zurück und wanderte weiter. Ich hätte weinen können vor Glück. Er blätterte in Büchern und räumte sie wieder auf. Er schrie nicht, steckte nichts ein, schlenderte einfach mit uns über den Markt. Rücksichtsvoll blieben wir stehen, wenn einer von uns sich für einen Gegenstand interessierte, auch Aljoscha! Joshua rief: »Mama, schau!«, und ich konnte mich ihm zuwenden, ohne hinter Aljoscha herhetzen zu müssen. Über eine Stunde spazierten wir gut gelaunt zwischen den Ständen umher, ohne Streit, ohne Geschrei, einfach ganz normal. In einem Biergarten aßen wir eine Kleinigkeit, Aljoscha schaufelte das Essen nicht wild in sich hinein und saß nach einem Eis zufrieden neben uns und blätterte in seinen zwei Flohmarktbüchern. Helmut und ich konnten uns nicht sattsehen am Anblick unserer friedlichen Familie und mussten uns immer mal wieder die Hände drücken, als wollten wir uns versichern. Ja, so ist es. So ist es wirklich. Es ist wahr. Das ist kein Traum. Und es wurde noch schöner. Am darauffolgenden Wochenende rief Helmut mich außer sich vor Freude an. Aljoscha hatte das Agrarministerium verlassen und einen Antrittsbesuch im Familienministerium absolviert. Zum ersten Mal in seinem Leben verwendete er das Wort *Wir*. »Wir McDonald« stand auf dem Zettel, den er Helmut nach dem Frühstück reichte.

»Den lass ich rahmen. In Gold!«, verkündete Helmut, und das traute ich ihm glatt zu.

2009

Im Februar erlitt Aljoscha einen leichten Anfall. Er war zwar nur kurz, Aljoscha sackte für einen Moment weg, doch er zählte natürlich auch, und deshalb schafften wir die zwölf anfallfreien Monate nicht und mussten von vorne beginnen. Nächster Herzklopfen-Termin: Februar 2010!

Wie im Jahr davor hatte Aljoscha nun gute und schlechte Phasen, sehr gute und sehr schlechte. Bevor er einschlief, zuckte er oft stark, nicht so wie gesunde Menschen, die sich entspannen, sondern verkrampft.

Eines Morgens reichte mir Aljoscha ein Blatt Papier. Er hatte einen Hochsitz gemalt und in seiner krakeligen Schrift darunter geschrieben, was alles dazugehörte: *Hochsitz, Holz, Schlüssel, Fenster, Türe, 500.* Ich kippte fast um. Meine Hand zitterte, als ich Helmut anrief. So viele Wörter auf einmal! Helmut wusste auf Anhieb, was 500 bedeutete: fünf Meter, also fünfhundert Zentimeter – die Höhenangabe des Hochsitzes.

»Wenn er doch mal was anderes schreiben würde!«, wünschte Helmut sich.

»Hat er doch schon. Wir und McDonald's«, erinnerte ich ihn.

»Ja, aber ich meine was Vernünftiges!«

»Gibt es etwas Vernünftigeres als ›Wir‹?«, zog ich meinen Exmann auf.

»Aha?«, ging er darauf ein.

»Eines Tages hast du einen handgeschriebenen Brief von

deinem Sohn in der Post, wart's nur ab!«, versprach oder drohte ich Helmut.
»Hauptsache, er schreibt mir nichts von Hochsitzen«, stöhnte Helmut. »So wie du damals eine Traktorphobie hattest, leide ich nämlich an einer Hochsitzphobie.«
»Dabei hast du fast nichts damit zu tun!«, erinnerte ich ihn. »Wenn hier jemand das Recht auf eine Hochsitzphobie hat, dann bin ich es. Ich renne doch ständig mit ihm von Kanzel zu Kanzel.«
»Kuffi, das ist gesund. Da hast du viel Bewegung an der frischen Luft.«
»Ekel!«

Mittlerweile bestieg Aljoscha die Hochsitze und Kanzeln nicht nur – er fotografierte sie auch, und zwar von allen Seiten. Mit dem Fotoapparat im Anschlag pirschte er sich an, überlegte und nahm dann Position von allen vier Seiten, ging einen Schritt vor und zurück und vielleicht noch einen zurück und fotografierte, wenn alles passte. Dabei machte er den Eindruck, genau zu wissen, was er tat. Ich kam nie dahinter, worauf es ihm ankam. Dann drückte er mir den Fotoapparat in die Hand und stürmte die Leiter zur Kanzel empor. Er öffnete die meistens nicht abgeschlossene Tür und die Fenster, schaute hinaus, rannte wieder runter, drückte mir den Fotoapparat in die Hand und zeigte mir genau, wo ich stehen sollte, um ihn an einem Fenster zu fotografieren. Er rannte wieder hoch, ich fotografierte. Aljoscha schloss Fenster und Tür ordentlich, rannte wieder runter, nahm mir die Kamera ab und spurtete zum nächsten Hochsitz – und ich brav hinterher. Und das Spiel begann von neuem. Zu Hause druckte er die Bilder aus und betrachtete sie lange. Was er darin entdeckte, blieb mir verborgen. Für mich waren es einfach Hochsitze und Kanzeln, wenn ich auch gerne zugebe, dass manche Fotos wirklich sehr gut gelangen.

Im Frühling wurde endlich die Begleitperson genehmigt, und nach einem Probeunterricht war es sicher: Ab Herbst 2009 würde Aljoscha die Schule für geistig und körperlich Behinderte in Kaufbeuren besuchen. Das war ein großer Fortschritt für uns alle. Endlich würde er mehr lernen, als nur schönschreiben! Und er wollte auch lernen!
Joshua wollte allerdings gerade nicht so gern lernen. Er war nun mitten in der Pubertät und wollte vor allem was erleben.
»Mama, ich hab so viel nachzuholen!«
Ich auch, dachte ich und sagte es nicht. Nach den vielen Jahren unter Hochspannung war ich zutiefst erschöpft und fing erst allmählich an, meine Fühler auszustrecken in das normale Leben einer nun siebenundvierzigjährigen, getrennt lebenden Ehefrau mit zwei Söhnen in und vor der Pubertät. Ich bekam hin und wieder Besuch, ging zum Sport und wagte es manchmal sogar übermütig, mir Gedanken über meine Zukunft zu machen, wenn die Jungs mal beide aus dem Haus wären. Doch meine Phantasie beschränkte sich noch immer auf die Tomaten- oder Weinernte an einem sehr ruhigen Ort. Ich würde wohl noch eine Weile brauchen, bis ich die zurückliegenden Jahre verarbeitet hatte.

An einem Samstag im August besuchte Lola mich mit ihrer ganzen Familie, die Zuwachs bekommen hatte: zu Niklas waren die Zwillingen Jule und Lena gestoßen. Um diese Zeit steckte ich bereits mitten in der Arbeit an diesem Buch. In all den Jahren zuvor hatte ich immer mal wieder ein paar Seiten aus unserem Leben aufgeschrieben. Dieses Manuskript hatte – nicht ohne von Andrea Korrektur gelesen zu werden – den Weg zu einem Verlag gefunden, und in Zusammenarbeit mit einer professionellen Autorin machte ich nun ein richtiges Buch daraus. Diese Arbeit bereitete mir viel Freude und tat mir auch gut, weil ich die zurückliegenden Jahre noch einmal bewusst Revue passieren ließ. Doch an diesem Samstag war ich nicht so ganz bei der Sache, denn um 14 Uhr wollte Lola kommen. Shirley, mein Schreiberling, wie ich sie gern nannte, hatte nichts dagegen, an diesem strahlenden Sommertag etwas früher als gewöhnlich Schluss zu machen. Wir würden uns ja am nächsten Tag sehen; wir arbeiteten oft am Wochenende, wenn die Jungs bei Helmut waren.

Ich ging noch schnell eine Runde mit Emma, als ich zurückkam, war Lola schon da – und sie entführte mich sofort. »Wir fahren nach Kempten«, befahl sie.
»Und Peter?«
»Der ruht sich mit den Kindern aus.«
Peter grinste. Müde sah er nicht aus, aber ich hatte überhaupt nichts dagegen, mit Lola durch Kempten zu bummeln. Es war ein wunderschöner Nachmittag mit ihr – bloß war sie so merkwürdig aufgedreht, noch sprühender als sonst. Und sie wollte unbedingt die Telefonnummer von Shirley.
»Was willst du denn von ihr?«
»Vertrau mir.«
Klar vertraute ich Lola.

Als wir gegen 19 Uhr nach Hause kamen, wäre ich beinahe umgekippt. Die ganze Straße voller Autos. Der Garten geschmückt mit Luftballons, Lampions, es roch nach Grill und Sommer und guter Laune. Und alle waren sie da! Mir schossen die Tränen in die Augen. Ich konnte das zuerst gar nicht begreifen. So was gab es doch nur im Kino! Nein, dies war für mich. Lola und Helmut hatten ein Fest für mich organisiert, weil ich im Winter Geburtstag habe und in den letzten Jahren immer zu kurz gekommen bin. Ich konnte überhaupt nichts sagen, nur stammeln. Wie hatten sie das geschafft! Es gab das leckerste Essen, und ich durfte nichts tun und war umgeben von der Liebe und Zuneigung meiner

Familie und der Freunde, die mir geblieben waren in den Jahren der Öde. Jetzt begriff ich, warum Lola die Nummer von Shirley hatte haben wollen. Sie war natürlich auch eingeladen – und ich wünschte mir, ich könnte so wundervoll reden, wie diese tolle Frau schreibt, dann hätte ich nämlich noch viel schönere und passendere Worte gefunden für all die Menschen, die mich begleitet haben in der schwersten Zeit meines Lebens.

Auf diesem wunderbaren Sommerfest konnten leider nicht alle Menschen teilnehmen, die ich gern um mich gehabt hätte, doch in meinem Herzen waren sie dabei. Mein Bruder und seine Familie, Dr. Wolff und auch Dr. Päzold, unser Kinderarzt.

Bedanken möchte ich mich auch bei vielen anderen Menschen, die mich in all den Jahren unterstützt haben – vielleicht ohne es zu merken. Ob in Krankenhäusern oder irgendwo »auf offener Straße«. Manchmal war es nur ein aufmunternder Blick. Oder ein Lächeln. Oder ein nettes Wort. Dies hatte ich zuweilen bitter nötig, und obwohl es scheinbar nur Kleinigkeiten waren, halfen sie mir manchmal über einen Tag. Denn sie zeigten mir, dass es eben nicht nur verurteilende Menschen gibt, sondern auch mitfühlende – und dieses Mitgefühl hat mich durch die schweren Zeiten meines Lebens getragen.

Am letzten Tag der Sommerferien, einem Montag im September, startete ich mit meinen Jungs zu einer Radtour. Wie immer plante ich sie umsichtig, Aljoscha war nicht verkehrstauglich, ich mied Straßen, was bei den vielen Wanderwegen im Allgäu einfach ist. Aljoscha durchkreuzte meine Pläne wie so oft, fuhr rechts und links und quer und Joshua johlend hinterher – und so verpassten wir den Rundweg und landeten vor einem Weidezaun. Ich hievte unsere drei Fahrräder darüber. Weiter ging es quer über eine Wiese. Kräftig durchgeschüttelt warteten meine Kinder vor dem nächsten Zaun auf ihre lahme Mutter. Als ich unsere drei Räder erneut über den Zaun gehoben hatte, hätte ich gern eine Pause eingelegt – die Jungs hatten dafür kein Verständnis, traten munter in die Pedale und verschwanden in einem Waldstück. Ich schob mehr, als ich fuhr, mir waren die Wurzeln und querliegenden Äste nicht geheuer. Die Jungs fuhren einfach drüber und hatten einen Heidenspaß, wie ich an Aljoshas »Babababa« und »Ähähähäh« hörte. Ich wusste, dass Joshua gut auf seinen Bruder aufpasst, und radelte in meinem Tempo hinterher. An Brösels Stimme konnte ich mich gut orientieren – und gelangte in meterhohes Schilf, wo ich mein Rad über einen schmalen matschigen Weg schob; hin und wieder lagen Bretter in der schwarzen moorigen Erde, und es roch feucht und modrig. Keine Spur von einem Weiher, den es aber sicher geben musste. Keine Spur auch von meinen Kindern. Nur Aljoschas keckerndes »Ähähähäh« drang durch das Schilf zu mir. Weit konnten sie nicht sein: Ich fand sie auf einem Anglersteg an diesem Moorsee, von weißen und rosafarbenen Seerosen umsäumt, die Gesichter dreckverschmiert von ihrer wilden Jagd durch Schlamm und Pfützen.

»Na, ihr zwei, seid ihr vielleicht schon müde?«, rief ich ihnen zu, schwang mich auf mein Rad und schlingerte den rutschigen Pfad entlang. Er wurde breiter und fester und mündete in einen Grasweg, an dessen Ende neben einer Bootshüte ein älteres Pärchen in karierten Wanderhemden picknickte. Und da waren auch meine Junge, die mich johlend und mit »Ähähähähäh« überholten. Ich grüßte das Paar. Beide grüßten freundlich zurück. »Jetzt haben wir die ganze Zeit überlegt, was das für ein Vogel sein könnte«, sagte die Frau. »Man hört ihn im ganzen Wald. Ein seltsames Geräusch.«

»Wir dachten, es sei irgendein Schilfbrüter oder so etwas«, ergänzte der Mann.

»Ja, und dass er klingt wie auf der Balz. Und das konnten wir uns nicht vorstellen – jetzt, im September.«

»Also, wir kamen einfach nicht drauf, welcher Vogel eine solche Stimme hat«, sagte der Mann.

Ich lächelte. »Dieser seltsame Vogel ist mein Sohn.«

EPILOG

Zwei Jahre sind nun vergangen, seitdem die Geschichte meines Sohnes erstmals vielen Menschen bekannt wurde. Es haben mich unzählige Briefe und E-Mails erreicht. Viele Eltern in einer ähnlichen Situation haben mir ihr Schicksal erzählt. Oft haben sie sich wiedererkannt. Es haben mir auch Menschen geschrieben, deren Denken über »auffällige Kinder« sich durch die Lektüre von *Mogli* verändert hat. Das hat mich ganz besonders gefreut. Nicht jedes unangepasste Kind ist schlecht erzogen, und es sind auch nicht immer die Eltern schuld.

Aljoscha ist im Mai 2012 fünfzehn Jahre alt geworden. Seit zwei Jahren besucht er eine Schule für Körper- und geistig Behinderte. Dort fühlt er sich sehr wohl. Der Schulbus wird nie verpasst, und wenn Ferien sind, will er ständig von mir wissen, wann die Schule endlich wieder losgeht.

Mein Brösel ist freundlicher als früher. Und ein bisschen leiser, auch wenn er vielen noch immer zu laut und hektisch sein mag. Manchmal kommt er zu mir und nimmt mich fest in den Arm. Wenn ich ihm eine kleine Überraschung kaufe, freut er sich so, wie nur er es kann. Da ist ein Funkeln und Leuchten um ihn, und seine schönen braunen Augen werden noch größer. Der ganze Kerl ein Strahlen. Ab und zu kriegt die Mama sogar ein Bussi. Das kriegt sie von Joshua zurzeit nicht. Mein großer Sohn hat mit seinen fast sechzehn Jahren seine erste Freundin und strahlt mit seinem Bruder um die Wette, wenn auch aus anderen Gründen. Verliebt sein muss ein Wahnsinn sein, denk ich mir, wenn ich ihn betrachte. Vielleicht passiert mir dieses Wunder ja auch noch mal. Helmut hat schon seit

längerem eine Freundin. Deshalb ist der Kontakt nicht mehr so eng wie früher. Und Joshua hat am Wochenende oft etwas anderes im Sinn als seinen Vater. Er plant sein eigenes Leben. Das macht mich glücklich, und ich wünsche mir inständig, dass auch Aljoscha einmal für sich selbst sorgen kann. Handwerklich ist er ziemlich begabt. Kürzlich hat er einem Jäger beim Bauen eines Hochsitzes geholfen. Ich hoffe sehr, dass er eines Tages einen Beruf findet, der ihm Freude macht. Dass er allein zurechtkommt. Er macht gute Fortschritte, doch er hat noch sehr viel aufzuholen. Zwar kann er nun ein wenig lesen und schreiben, doch er setzt es selten ein, eigentlich nur, wenn er ganz dringend was erzählen muss. Noch immer nicht wissen wir, ob er uns hört und versteht. Kürzlich sagte ich zu Joshua: »Lola kommt am Wochenende.« Da rannte Aljoscha ein Bild von Lola holen. Joshua und ich schauten ihn entgeistert an. Hatte er uns gehört und verstanden, oder war das ein Zufall gewesen? Hatte er mir den Satz von den Lippen abgelesen oder gar meine Gedanken gelesen? Wir wissen es nicht. Aber wir wissen, dass er hört, denn er kann Vogelstimmen unterscheiden. *Das ist die Krähe. Das ist die Amsel. Das ist der Habicht.* Er zeigt es uns mit Gebärden, und manchmal schreibt er es sogar auf.
Und wie geht es mir? Das fragt nach wie vor fast niemand. Daran hab ich mich gewöhnt. Neulich wollte jemand wissen, ob es denn nichts gäbe, was ich mir wünsche, nur für mich. Nicht für meine Kinder. Da fiel mir gleich etwas ein. Ich hätte so gern einen Halbtagsjob. Am liebsten als Verkäuferin in einem Kunstgewerbeladen oder in einer Boutique. Aber wenn ich mich bewerbe, dann bekomme ich nur Absagen. Als alleinerziehende Mutter sei ich zu unflexibel. All die Schulferien! *Wer passt denn dann auf Ihren Sohn auf?* Insofern ist derzeit bei uns alles: ganz normal.

Manuela Kuffner, im Mai 2012

DANKSAGUNG

Zuerst einmal: danke meinen beiden Jungs Joshua und Aljoscha. Es ist wunderbar, eure Mutter sein zu dürfen. Und danke, liebe Mama: Es ist wunderbar, deine Tochter sein zu dürfen! Dann natürlich: danke, Helmut, ohne dich wäre das alles nicht möglich gewesen. Man kann dich nur lieben oder hassen. Dank an die großartige Lola, die das Unmögliche immer wieder möglich machte und mir zeigte, dass das Leben schön ist, wann immer ich das zu vergessen schien: Lola, Peter – ihr seid die besten Freunde, die man im Leben finden kann. Und natürlich das Energiebündel: danke, Andrea, die mich nie im Stich ließ, die immer ein offenes Ohr für mich hatte und mir auch unangenehme Wahrheiten zumutete. Ohne dich wäre Unterthingau ein paar Grad kälter und langweiliger. Danke auch an Georg, Andreas Mann, und ihre Jungs Lukas und Jakob, die viel Sonne in unser Haus gebracht haben. Ich bedanke mich bei Vogel und Toni – heiße Ohren können glücklich machen! Und bei Lisa und Nora, unseren lieben Nachbarinnen, sowie Anita, Uschi und Roswitha und Louis.

Und Shirley Michaela Seul: Sie hat meine Geschichte aufgeschrieben, als wäre sie von Anfang an immer dabei gewesen – danke!